国家卫生健康委员会"十四五"规划教材

全国高等职业教育专科教材

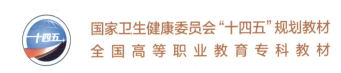

供护理、助产专业用

医用数学

主　编　丰新胜

副主编　石龙富　周亦文

编　者　(以姓氏笔画为序)

丰新胜 (山东医学高等专科学校)

王宏军 (山西医药学院)

石龙富 (大理护理职业学院)

杨　莉 (临汾职业技术学院)

陈　娟 (山东第一医科大学)

周亦文 (赣南卫生健康职业学院)

胡　艳 (重庆医药高等专科学校)

彭　磊 (山东医学高等专科学校)

新形态教材

人民卫生出版社
·北京·

图书在版编目（CIP）数据

医用数学 / 丰新胜主编. -- 北京：人民卫生出版社，2025.6. --（高等职业教育专科护理类专业教材）. ISBN 978-7-117-37468-2

Ⅰ. R311

中国国家版本馆 CIP 数据核字第 2025PG0701 号

| 人卫智网 | www.ipmph.com | 医学教育、学术、考试、健康，购书智慧智能综合服务平台 |
| 人卫官网 | www.pmph.com | 人卫官方资讯发布平台 |

医用数学
Yiyong Shuxue

主　　编：丰新胜
出版发行：人民卫生出版社（中继线 010-59780011）
地　　址：北京市朝阳区潘家园南里 19 号
邮　　编：100021
E - mail：pmph @ pmph.com
购书热线：010-59787592　010-59787584　010-65264830
印　　刷：人卫印务（北京）有限公司
经　　销：新华书店
开　　本：850×1168　1/16　印张：14
字　　数：395 千字
版　　次：2025 年 6 月第 1 版
印　　次：2025 年 7 月第 1 次印刷
标准书号：ISBN 978-7-117-37468-2
定　　价：55.00 元

打击盗版举报电话：010-59787491　E-mail：WQ @ pmph.com
质量问题联系电话：010-59787234　E-mail：zhiliang @ pmph.com
数字融合服务电话：4001118166　E-mail：zengzhi @ pmph.com

高等职业教育专科护理类专业教材是由原卫生部教材办公室依据原国家教育委员会"面向21世纪高等教育教学内容和课程体系改革"课题研究成果规划并组织全国高等医药院校专家编写的"面向21世纪课程教材"。本套教材是我国高等职业教育专科护理类专业的第一套规划教材,于1999年出版后,分别于2005年、2012年和2017年进行了修订。

随着《国家职业教育改革实施方案》《关于深化现代职业教育体系建设改革的意见》《关于加快医学教育创新发展的指导意见》等文件的实施,我国卫生健康职业教育迈入高质量发展的新阶段。为更好地发挥教材作为新时代护理类专业技术技能人才培养的重要支撑作用,在全国卫生健康职业教育教学指导委员会指导下,经广泛调研启动了第五轮修订工作。

第五轮修订以习近平新时代中国特色社会主义思想为指导,全面落实党的二十大精神,紧紧围绕立德树人根本任务,以打造"培根铸魂、启智增慧"的精品教材为目标,满足服务健康中国和积极应对人口老龄化国家战略对高素质护理类专业技术技能人才的培养需求。本轮修订重点:

1. **强化全流程管理。** 履行"尺寸教材、国之大者"职责,成立由行业、院校等参与的第五届教材建设评审委员会,在加强顶层设计的同时,积极协同和发挥多方面力量。严格执行人民卫生出版社关于医学教材修订编写的系列管理规定,加强编写人员资质审核,强化编写人员培训和编写全流程管理。

2. **秉承三基五性。** 本轮修订秉承医学教材编写的优良传统,以专业教学标准等为依据,基于护理类专业学生需要掌握的基本理论、基本知识和基本技能精选素材,体现思想性、科学性、先进性、启发性和适用性,注重理论与实践相结合,适应"三教"改革的需要。各教材传承白求恩精神、红医精神、伟大抗疫精神等,弘扬"敬佑生命、救死扶伤、甘于奉献、大爱无疆"的崇高精神,契合以人的健康为中心的优质护理服务理念,强调团队合作和个性化服务,注重人文关怀。

3. **顺应数字化转型。** 进入数字时代,国家大力推进教育数字化转型,探索智慧教育。近年来,医学技术飞速发展,包括电子病历、远程监护、智能医疗设备等的普及,护理在技术、理念、模式等方面发生了显著的变化。本轮修订整合优质数字资源,形成更多可听、可视、可练、可互动的数字资源,通过教学课件、思维导图、线上练习等引导学生主动学习和思考,提升护理类专业师生的数字化技能和数字素养。

第五轮教材全部为新形态教材,探索开发了活页式教材《助产综合实训》,供高等职业教育专科护理类专业选用。

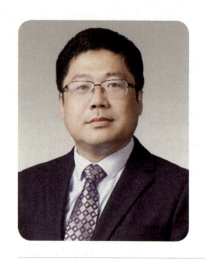

丰新胜

教授

现任山东医学高等专科学校数理教研室主任。从事教育工作 22 年，主要专业方向：高等数学、医用物理、视光学基础、电子学基础。曾担任国家卫生健康委员会"十三五"规划教材《影像电子学基础》《数理基础》教材副主编，参编《医用物理》《眼镜光学技术》等多部规划教材。发表论文 10 余篇，主持或参与省、市级课题 20 余项。

数学能够培养学生的逻辑思维能力、创新能力，提高学生科学素养。作为新时代的大学生，同学们应努力学好数学，能够运用数学方法和思维，分析和解决医药科学中的实际问题，培养热爱科学、树立科学报国的宏伟志愿。

数学是高等职业教育专科护理类专业的基础课程。医用数学是以高中数学知识为基础，注重数学与医学的联系与结合，突出数学在医学领域的应用，培养学生的基本运算能力，使学生能够比较熟练地运用数学方法和思维，分析和解决实际问题。

本教材在编写时按照高素质护理人才培养要求，强化课程思政理念，优化教材的结构及内容。本教材在内容上以"必需、够用"为度，注重实用的原则，增加了多元函数微积分，同时考虑到数学知识的完整性和实用性，增加了二阶常系数齐次线性微分方程、简单有理函数的不定积分及多元函数微积分等。本教材编写坚持"三基""五性"原则，注重数学向医学领域的渗透，以案例导学的形式导入，以提出问题为切入点，引导学生分析问题、总结问题并解决问题，提高学生的学习兴趣，培养学生思维能力。本教材共分7章，包括函数的极限与连续、导数与微分、中值定理与导数的应用、不定积分、定积分及其应用、微分方程、多元函数微积分。

在编写中，编者所在单位给予了大力的支持，在此致以诚挚的感谢！

虽然全体编者工作兢兢业业、认真负责，但书中难免有疏漏不妥之处，恳请读者指正。

教学大纲
（参考）

丰新胜

2025 年 6 月

第一章 | 函数的极限与连续

教学课件

思维导图

情景导入

我国魏晋时代的数学家刘徽为计算圆周率建立了严密的理论和完善的算法，首创"割圆术"。刘徽提出："割之弥细，所失弥少，割之又割，以至于不可割，则与圆周合体而无所失矣."

请思考：

你能指出"割圆术"中所体现的数学思想吗？

第一节 初等函数

初等数学的研究对象基本是不变的量，而高等数学的研究对象则是变动的量. 函数是变量之间相互联系、相互制约关系的抽象表示，是事物运动、变化及相互影响的复杂关系在数量方面的反映. 本节首先学习与函数相关的一些基本概念：集合、映射等，在此基础上进一步探讨函数的概念和特性.

一、函数的概念

（一）集合

1. 集合的概念 集合是数学中的一个基本概念. 一般的，具有某种特定性质的事物的总体叫作**集合**（aggregate），组成这个集合的事物称为该集合的**元素**（简称元）. 例如，某班的全体同学构成一个集合，组成"去痛片"的药物成分（注："去痛片"的药物成分是非那西丁、氨基比林、咖啡因、苯巴比妥）构成一个集合，全体实数构成一个集合等等.

一个集合，通常用大写拉丁字母 A、B、C、$\cdots$ 表示，它的元素用小写拉丁字母 a、b、c、$\cdots$ 表示. 如

果 a 是集合 A 的元素,就说 a 属于集合 A,记作 $a \in A$;如果 a 不是集合 A 的元素,就说 a 不属于集合 A,记作 $a \notin A$.含有有限个元素的集合,称为有限集;不是有限集的集合称为无限集.

表示集合的方法通常有两种:列举法和描述法.把集合中的元素一一列举出来,写在大括号内,这种方法叫作**列举法**.例如,由元素 $a_1, a_2, a_3, \cdots$ 组成的集合 A,可以表示为 $A = \{a_1, a_2, a_3, \cdots\}$.将集合 A 中元素 x 具有的特征性质 P 描述出来,这种表示集合的方法叫作**描述法**,即 $A = \{x \mid x$ 的性质 $P\}$.例如,不等式 $x - 2 > 0$ 的解集 B,可用描述法表示为 $B = \{x \mid x > 2\}$.

由数组成的集合叫作**数集**.

全体非负整数组成的集合叫作自然数集,记作 $\mathbf{N}$,即

$$\mathbf{N} = \{0, 1, 2, \cdots, n, \cdots\};$$

在自然数集内排除 0 的集合叫作正整数集,记作 $\mathbf{N}_+$,即

$$\mathbf{N}_+ = \{1, 2, \cdots, n, \cdots\};$$

全体整数组成的集合叫作整数集,记作 $\mathbf{Z}$,即

$$\mathbf{Z} = \{\cdots, -n, \cdots, -2, -1, 0, 1, 2, \cdots, n, \cdots\};$$

全体有理数组成的集合叫作有理数集,记作 $\mathbf{Q}$,即

$$\mathbf{Q} = \left\{ \frac{p}{q} \;\middle|\; p \in \mathbf{Z}, q \in \mathbf{N}_+ \text{且} p \text{与} q \text{互质} \right\};$$

全体实数组成的集合叫作实数集,记作 $\mathbf{R}$.有时我们在表示数集的字母的右上角标上"*"来表示该数集内排除 0 的集,在表示数集的字母的右下角标上"+"来表示该数集内排除 0 与负数的集.例如,$\mathbf{R}^*$ 为排除 0 的实数集,$\mathbf{R}_+$ 为全体正实数的集.

设 A、B 是两个集合,如果集合 A 的元素都是集合 B 的元素,则称 A 是 B 的子集,记作 $A \subset B$ 或 $B \supset A$.

如果集合 A 与集合 B 互为子集,即 $A \subset B$ 且 $B \subset A$,则称集合 A 与集合 B 相等,记作 $A = B$.

若 $A \subset B$ 且 $A \neq B$,则称集合 A 是集合 B 的真子集,记作 $A \subsetneqq B$ 或 $B \supsetneqq A$.

不含有任何元素的集合叫作**空集**(empty set),记作 ϕ.例如,$\{x \mid x \in \mathbf{R}$ 且 $x^2 + 1 = 0\}$ 是空集,因为没有满足方程 $x^2 + 1 = 0$ 这一条件的实数.规定空集 ϕ 是任何集合 A 的子集,即 $\phi \subset A$.

2. 集合的运算 集合的基本运算有:并、交、差.

设 A、B 是两个集合,由所有属于 A 或者属于 B 的元素组成的集合,叫作 A 与 B 的**并集**(union)(简称并),记作 $A \cup B$,即

$$A \cup B = \{x \mid x \in A \text{或} x \in B\};$$

由既属于 A 又属于 B 的元素组成的集合,叫作 A 与 B 的**交集**(intersection)(简称交),记作 $A \cap B$,即

$$A \cap B = \{x \mid x \in A \text{且} x \in B\};$$

由所有属于 A 而不属于 B 的元素组成的集合,叫作 A 与 B 的**差集**(简称差),记作 $A \backslash B$,即

$$A \backslash B = \{x \mid x \in A \text{且} x \notin B\}.$$

有时,我们研究某个问题限定在一个大集合 I 中进行,所研究的其他集合 A 都是 I 的子集,此时,称集合 I 为全集或基本集,称 $I \backslash A$ 为集合 A 的**补集**或**余集**,记作 A^c.

集合的并、交、补运算满足下列法则.

设 A、B、C 是任意三个集合,有下列法则成立:

交换律:$A \cup B = B \cup A$,$A \cap B = B \cap A$;

结合律:$(A \cup B) \cup C = A \cup (B \cup C)$,

$(A\cap B)\cap C=A\cap(B\cap C)$；

分配律：$(A\cup B)\cap C=(A\cap C)\cup(B\cap C)$，

$(A\cap B)\cup C=(A\cup C)\cap(B\cup C)$；

对偶律：$(A\cup B)^c=A^c\cap B^c$，$(A\cap B)^c=A^c\cup B^c$．

以上法则都可以根据集合相等的定义验证．

在两个集合之间，还可以定义直积或笛卡尔乘积．设 A、B 是任意两个集合，在集合 A 中任意取一个元素 x，在集合 B 中任意取一个元素 y，组成一个有序对 (x,y)，把这样的有序对作为新的元素，它们的全体组成的集合称为集合 A 与集合 B 的**直积**，记为 $A\times B$，即

$$A\times B=\{(x,y)\mid x\in A\text{且}y\in B\}.$$

例如，$\boldsymbol{R}\times\boldsymbol{R}=\{(x,y)\mid x\in\boldsymbol{R},y\in\boldsymbol{R}\}$ 为 xOy 平面上全体点的集合，$\boldsymbol{R}\times\boldsymbol{R}$ 常记作 $\boldsymbol{R}^2$．

3. 区间和邻域 设有两个实数 a、b，且 $a<b$．

数集 $\{x\mid a<x<b\}$ 称为**开区间**，记作 (a,b)，即 $(a,b)=\{x\mid a<x<b\}$．a 和 b 称为开区间的端点，这里 $a\notin(a,b)$，$b\notin(a,b)$．

数集 $\{x\mid a\leqslant x\leqslant b\}$ 称为**闭区间**，记作 $[a,b]$，即 $[a,b]=\{x\mid a\leqslant x\leqslant b\}$．$a$ 和 b 也称为闭区间的端点．

类似地，有 $[a,b)=\{x\mid a\leqslant x<b\}$，$(a,b]=\{x\mid a<x\leqslant b\}$．这两个区间 $[a,b)$ 和 $(a,b]$ 都称为**半开区间**．

以上这些区间都称为有限区间．数 $b-a$ 称为这些区间的长度，在数轴上，这些区间的长度是有限的线段，如图 1-1（a）与（b）所示．

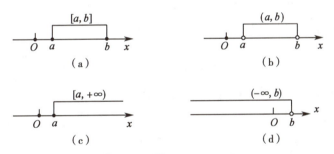

图 1-1

此外，还有无限区间．引进记号"∞"，读作"无穷大"，它不是一个数，只是一个记号，"$+\infty$"读作"正无穷大"，"$-\infty$"读作"负无穷大"，则可以类似地表示无限区间．

数集 $\{x\mid x\geqslant a\}$ 记作 $[a,+\infty)$，数集 $\{x\mid x>a\}$ 记作 $(a,+\infty)$，数集 $\{x\mid x\leqslant b\}$ 记作 $(-\infty,-b]$，数集 $\{x\mid x<b\}$ 记作 $(-\infty,-b)$，如图 1-1（c）与（d）所示．实数集 $\boldsymbol{R}$ 也可以记作 $(-\infty,+\infty)$．

以后在不需要辨明所论区间是否包含端点，以及是有限区间还是无限区间的场合，我们就简单地称为"区间"，常用 I 表示．

邻域是常用概念之一．以点 a 为中心的任何开区间称为点 a 的邻域，记作 $U(a)$．

设 δ 是任一正数，则开区间 $(a-\delta,a+\delta)$ 就是点 a 的一个邻域，这个邻域称为点 a 的 δ 邻域，记作 $U(a,\delta)$，即

$$U(a,\delta)=\{x\mid a-\delta<x<a+\delta\}$$

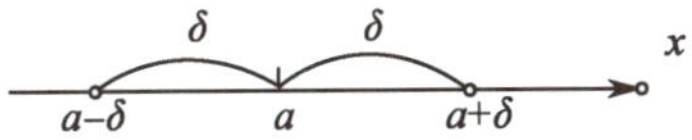

图 1-2

点 a 称为这个邻域的中心，δ 称为邻域的半径，如图 1-2 所示．

由于 $a-\delta<x<a+\delta$ 相当于 $|x-a|<\delta$，因此 $U(a,\delta)=\{x\mid|x-a|<\delta\}$．因为 $|x-a|$ 表示点 x 与点 a 的距离，所以 $U(a,\delta)$ 表示：与点 a 的距离小于 δ 的一切点 x 的全体．

有时用到的邻域需要把邻域中心去掉，点 a 的 δ 邻域去掉中心 a 后，称为点 a 的去心 δ 邻域，

记作 $\overset{\circ}{U}(a,\delta)$，即 $\overset{\circ}{U}(a,\delta)=\{x\mid 0<|x-a|<\delta\}$.

为了方便，有时把开区间 $(a-\delta,a)$ 称为 a 的左 δ 邻域，把开区间 $(a,a+\delta)$ 称为 a 的右 δ 邻域.

两个区间的直积表示 xOy 平面上的矩形区域. 例如

$$[a,b]\times[c,d]=\{(x,y)\mid x\in[a,b],y\in[c,d]\},$$

即为 xOy 平面上一个矩形区域，这个区域在 x 轴与 y 轴上的投影分别是闭区间 $[a,b]$ 和 $[c,d]$.

（二）映射

1. 映射的概念

定义 1-1 设 X,Y 是两个非空集合，如果存在一个法则 f，使得对 X 中的每一个元素 x，按法则 f，在 Y 中有唯一确定的元素 y 与之对应，则称 f 为从 X 到 Y 的**映射**（mapping），记作

$$f:X\to Y,$$

其中 y 称为元素 x（在映射 f 下）的像，并记作 $f(x)$，即

$$y=f(x),$$

而元素 x 称为元素 y（在映射 f 下）的一个原像；集合 X 称为映射 f 的定义域，记作 D_f，即 $D_f=X$；X 中所有元素的像所组成的集合称为映射 f 的值域，记作 R_f 或 $f(X)$，即 $R_f=f(X)=\{f(x)\mid x\in X\}$.

上述映射的定义中，需要注意：

（1）**构成一个映射必须具备三要素**：集合 X，即定义域 $D_f=X$；集合 Y，即值域的范围：$R_f\subset Y$；对应法则 f，使对于每一个 $x\in X$，有唯一确定的 $y=f(x)$ 与之对应.

（2）对于每个 $x\in X$，元素 x 有唯一的像；对于每个 $y\in R_f$，元素 y 的原像不一定是唯一的；映射 f 的值域 R_f 是集合 Y 的一个子集，即 $R_f\subset Y$，不一定 $R_f=Y$.

（3）**单射、满射、双射**：设 f 是从集合 X 到集合 Y 的映射，若对于 X 中任意两个不同元素 $x_1\neq x_2$，它们的像 $f(x_1)\neq f(x_2)$，则称 f 为从集合 X 到集合 Y 的单射；若 $R_f=Y$，即 Y 中任一元素 y 都是 X 中某元素的像，则称 f 为从集合 X 到集合 Y 的满射；若映射 f 既是单射，又是满射，则称为双射（或一一映射）.

2. 逆映射、复合映射 设 f 是从 X 到 Y 的单射，由单射的定义可知，对于每个 $y\in R_f$，有唯一的 $x\in X$，适合 $f(x)=y$. 于是，可以定义一个从 R_f 到 X 的新映射 g，即

$$g:R_f\to X,$$

对于每一个 $y\in R_f$，规定 $g(y)=x$，这 x 满足 $f(x)=y$，这个映射 g 称为 f 的逆映射，记作 f^{-1}，它的定义域 $D_{f^{-1}}=R_f$，值域 $R_{f^{-1}}=X$. 按照上述定义可知，只有单射才存在逆映射.

> **知识链接**
>
> ### 映射的别称
>
> 映射又称为算子. 根据集合 X、Y 的不同情形，在不同的数学分支中，映射又有不同的惯用名称. 例如，从非空集合 X 到数集 Y 的映射又称为 X 上的泛函，从非空集合 X 到它自身的映射又称为 X 上的变换，从实数集（或其子集）X 到实数集 Y 的映射通常称为定义在 X 上的函数.

例 1-1 设 $f:\left[-\dfrac{\pi}{2},\dfrac{\pi}{2}\right]\to[-1,1]$，对于每个 $x\in\left[-\dfrac{\pi}{2},\dfrac{\pi}{2}\right]$，$f(x)=\sin x$. 这是一个映射，其定义域 $D_f=\left[-\dfrac{\pi}{2},\dfrac{\pi}{2}\right]$，值域 $R_f=[-1,1]$. 并且这个映射既是单射，又是满射，所以它是双射，f 存在逆映射 f^{-1}，

$$f^{-1}=\arcsin x,x\in[-1,1],$$

其定义域 $D_{f^{-1}}=[-1,1]$，值域 $R_{f^{-1}}=\left[-\dfrac{\pi}{2},\dfrac{\pi}{2}\right]$.

设有两个映射 $g:X\to Y_1, f:Y_2\to Z$，其中 $Y_1\subset Y_2$，则由映射 g 和 f 可以定义出一个从 X 到 Z 的对应法则，它将每个 $x\in X$ 映成 $f[g(x)]\in Z$，显然，这个对应法则确定了一个从 X 到 Z 的映射，这个映射称为映射 g 和 f 构成的复合映射，记作 $f\circ g$，即

$$f\circ g:X\to Z,$$
$$(f\circ g)(x)=f[g(x)], x\in X.$$

由复合映射的定义可知，映射 g 和 f 构成复合映射的条件是：g 的值域 R_g 必须包含在 f 的定义域内，即 $R_g\subset D_f$，否则，不能构成复合映射. 因此，映射 g 和 f 的复合是有顺序的，$f\circ g$ 有意义并不表示 $g\circ f$ 也有意义. 即使 $f\circ g$ 与 $g\circ f$ 都有意义，复合映射 $f\circ g$ 与 $g\circ f$ 也未必相同.

例 1-2 设有映射 $g:R\to[-1,1]$，对每个 $x\in R, g(x)=\sin x$；映射 $f:[-1,1]\to[-0,1]$，对每个 $u\in[-1,1], f(u)=\sqrt{1-u^2}$，则映射 g 和 f 构成复合映射 $f\circ g:R\to[-0,1]$，对每个 $x\in R$，有

$$(f\circ g)(x)=f[g(x)]=f(\sin x)=\sqrt{1-\sin^2 x}=|\cos x|.$$

（三）函数的概念

定义 1-2 设数集 $D\subset R$，则称映射 $f:D\to R$ 为定义在 D 上的函数(function)，简记为

$$y=f(x), x\in D,$$

其中 x 称为自变量，y 称为因变量，D 称为定义域，记作 D_f，即 $D_f=D$.

在函数的定义中，对于每个 $x\in D$，按照对应法则 f，总有唯一确定的值 y 与之对应，这个值称为函数 f 在 x 处的函数值，记作 $f(x)$，即 $y=f(x)$. 因变量 y 与自变量 x 之间的这种依赖关系，通常称为函数关系. 函数值 $f(x)$ 的全体构成的集合称为函数 f 的值域，记作 R_f 或 $f(D)$，即 $R_f=f(D)=\{y|y=f(x), x\in D\}$.

在上述定义中，记号 f 和 $f(x)$ 是有区别的：前者表示自变量 x 和因变量 y 之间的对应法则，而后者表示与自变量 x 对应的函数值. 但是为了叙述方便，习惯上常用记号"$f(x), x\in D$"或"$y=f(x)$，$x\in D$"来表示定义在 D 上的函数，这时应理解为由它所确定的函数 f.

表示函数的记号是可以任意选取的，除了常用的 f 外，还可以用其他英文字母或者希腊字母，如"g""F""φ"等. 相应地，函数可记作 $y=g(x), y=F(x), y=\varphi(x)$ 等. 有时还可以直接用应变量的符号来表示函数，记作 $y=f(x)$. 在同一个问题中，讨论几个不同函数时，为了表示区别，需要用不同的记号来表示它们.

函数是从实数集到实数集的映射，它的值域总在 R 内，因此构成函数的要素是：定义域 D_f 和对应法则 f. 如果两个函数的定义域相同，对应法则也相同，那么这两个函数也相同，否则就是不同的两个函数.

函数的定义域通常按照以下两种情形来确定：一种是对有实际背景的函数，根据实际背景中变量的实际意义确定. 例如，在自由落体运动中，设物体下落的时间为 t 下落的距离为 s，开始下落的时刻 $t=0$，落地时刻 $t=T$，则 s 与 t 之间的函数关系是 $s=\dfrac{1}{2}gt^2, t\in[0,T]$. 这个函数的定义域是区间 $[0,T]$；另一种是抽象地用算式表达的函数，通常约定这种函数的定义域是使算式有意义的一切实数组成的集合，这种定义域称为函数的自然定义域. 在这种约定之下，一般的用算式表达的函数可以用"$y=f(x)$"，而不必再表示出 D_f. 例如，函数 $y=\sqrt{1-x^2}$ 的定义域是闭区间 $[-1,1]$，函数 $y=\dfrac{1}{\sqrt{1-x^2}}$ 的定义域是开区间 $(-1,1)$.

表示函数的主要方法有：解析法（公式法）、表格法、图形法，其中图形法表示函数是基于函数

图形的概念,即坐标平面上的点集 $\{p(x,y)\,|\,y=f(x),x\in D\}$,称为函数 $y=f(x)$,$x\in D$ 的图形,如图 1-3 所示.

例 1-3 函数 $y=2$ 的定义域 $D=(-\infty,+\infty)$,值域 $W=\{2\}$,它的图形是一条平行于 x 轴的直线,如图 1-4 所示.

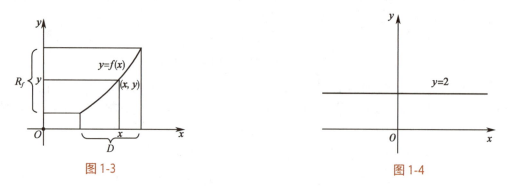

图 1-3   图 1-4

例 1-4 函数 $y=|x|=\begin{cases}-x,x<0,\\x,x\geqslant 0\end{cases}$ 的定义域 $D=(-\infty,+\infty)$,值域 $R_f=[0,+\infty)$,如图 1-5 所示,这个函数称为绝对值函数.

例 1-5 函数 $y=\operatorname{sgn}x=\begin{cases}-1,x<0,\\0,x=0,\\1,x>0\end{cases}$ 称为符号函数,它的定义域 $D=(-\infty,+\infty)$,值域 $R_f=\{-1,0,1\}$,如图 1-6 所示. 对于任何实数 x,关系 $x=\operatorname{sgn}x\cdot|x|$ 成立.

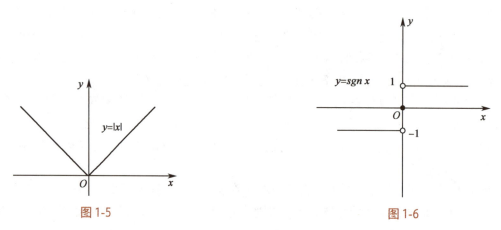

图 1-5   图 1-6

例 1-6 设 x 为任一实数,不超过 x 的最大整数称为 x 的整数部分,记作 $[x]$. 例如:$[\pi]=3$,$[5.6]=5$,$\left[\dfrac{2}{3}\right]=0$,$[-5]=-5$,$[-4.7]=-5$. 把 x 看作变量,则函数 $y=[x]$ 的定义域 $D=(-\infty,+\infty)$,值域 $R_f=\mathbf{Z}$,如图 1-7 所示,这图形称为阶梯曲线,在 x 为整数值处,图形发生跳跃,跃度为 1,这函数称为取整函数.

在上面两个例题中可见,有时一个函数要用几个式子表示,这种在自变量不同的变化范围内,对应法则用不同式子来表示的函数,称为分段函数.

例 1-7 分段函数 $y=\begin{cases}2\sqrt{x}&0\leqslant x\leqslant 1,\\1+x&x>1\end{cases}$ 的定义域 $D=[0,+\infty)$,当 $x\in[0,1]$ 时,对应的函数值 $f(x)=2\sqrt{x}$;当 $x\in(1,+\infty)$ 时,对应的函数值 $f(x)=1+x$. 函数图形如图 1-8 所示.

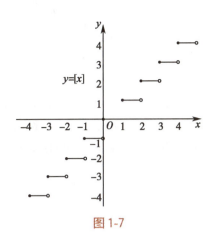

图 1-7

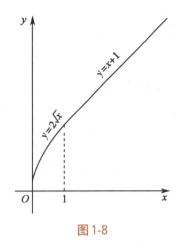

图 1-8

用几个式子来表示一个函数，不仅与函数的定义无矛盾，而且有现实意义.

二、函数的几种特性

（一）函数的有界性

设函数 $f(x)$ 的定义域为 D，数集 $X \subset D$. 如果存在数 k_1，使得 $f(x) \leq k_1$ 对任一 $x \in X$ 都成立，那么称函数 $f(x)$ 在 X 上有上界，而 k_1 称为函数 $f(x)$ 在 X 上的一个上界. 如果存在数 k_2，使得 $f(x) \geq k_2$ 对任一 $x \in X$ 都成立，那么称函数 $f(x)$ 在 X 上有下界，而 k_2 称为函数 $f(x)$ 在 X 上的一个下界. 如果存在正数 M，使得 $|f(x)| \leq M$ 对任一 $x \in X$ 都成立，那么称函数 $f(x)$ 在 X 上有界. 如果不存在这样的正数 M，就称函数 $f(x)$ 在 X 上无界，这就是说，对于任何正数 M，总存在 $x_1 \in X$，使 $|f(x_1)| \geq M$，那么函数 $f(x)$ 在 X 上无界.

函数 $f(x)$ 在 X 上有界的充分必要条件是它在 X 上既有上界又有下界.

例如，函数 $f(x) = \sin x$ 在 $(-\infty, +\infty)$ 内，数 1 是它的一个上界，数 -1 是它的一个下界（当然，大于 1 的任何数也是它的上界，小于 -1 的任何数也是它的下界）. 又 $|\sin x| \leq 1$ 对任一实数 x 都成立，所以函数 $f(x) = \sin x$ 在 $(-\infty, +\infty)$ 内是有界的，这里 $M = 1$.

又如，函数 $f(x) = \dfrac{1}{x}$ 在开区间 $(0, 1)$ 内没有上界，但有下界，1 就是它的一个下界. 函数 $f(x) = \dfrac{1}{x}$ 在开区间 $(0, 1)$ 内是无界的，因为不存在这样的正数 M，使 $|f(x_1)| \geq M$ 对于开区间 $(0, 1)$

内一切 x 都成立. 但是 $f(x)=\dfrac{1}{x}$ 在开区间 $(1,2)$ 内是有界的, 可取 $M=1$ 从而使 $\left|\dfrac{1}{x}\right| \leqslant 1$ 对于一切 $x \in (1,2)$ 都成立.

（二）函数的单调性

设函数 $f(x)$ 的定义域为 D, 区间 $I \subset D$. 如果对于区间 I 上任意两点 x_1 及 x_2, 当 $x_1 < x_2$ 时, 恒有 $f(x_1) < f(x_2)$, 那么称函数 $f(x)$ 在区间 I 上是单调增加的, 如图 1-9 所示; 如果对于区间 I 上任意两点 x_1 及 x_2, 当 $x_1 < x_2$ 时, 恒有 $f(x_1) > f(x_2)$, 那么称函数 $f(x)$ 在区间 I 上是单调减少的, 如图 1-10 所示. 单调增加和单调减少的函数统称为单调函数.

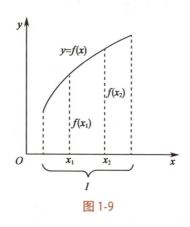

图 1-9

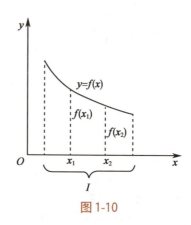

图 1-10

例如, 函数 $f(x)=\sin x$ 在区间 $\left(-\dfrac{\pi}{2}, \dfrac{\pi}{2}\right)$ 上是单调增加的, 在区间 $\left(\dfrac{\pi}{2}, \dfrac{3\pi}{2}\right)$ 上是单调减少的, 在区间 $(-\infty, +\infty)$ 内是不单调的.

（三）函数的奇偶性

设函数 $f(x)$ 的定义域 D 关于原点对称. 如果对于任一 $x \in D$, $f(-x)=f(x)$ 恒成立, 那么称函数 $f(x)$ 为偶函数. 如果对于任一 $x \in D$, $f(-x)=-f(x)$ 恒成立, 那么称函数 $f(x)$ 为奇函数.

偶函数的图形关于 y 轴对称. 因为若 $f(x)$ 是偶函数, 则 $f(-x)=f(x)$, 所以如果 $A[x, f(x)]$ 是图形上的点, 那么它的关于 y 轴的对称点 $A'[-x, f(x)]$ 也在图形上, 如图 1-11 所示.

奇函数的图形关于原点对称. 因为若 $f(x)$ 是奇函数, 则 $f(-x)=-f(x)$, 所以如果 $A[x, f(x)]$ 是图形上的点, 那么它的关于原点的对称点 $A''[-x, -f(x)]$ 也在图形上, 如图 1-12 所示.

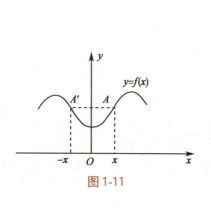

图 1-11

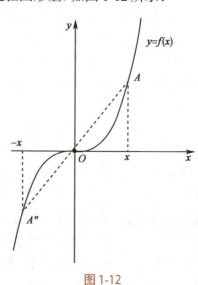

图 1-12

例如，函数 $f(x)=\sin x$ 是奇函数；函数 $f(x)=\cos x$ 是偶函数；函数 $f(x)=\sin x+\cos x$ 既不是偶函数，也不是奇函数．

（四）函数的周期性

设函数 $f(x)$ 的定义域为 D，如果存在一个正数 l，使得对于任一 $x\in D$ 有 $x\pm l\in D$，且 $f(x+l)=f(x)$ 恒成立，那么称 $f(x)$ 为周期函数，l 为 $f(x)$ 的周期，通常我们说的周期是指最小正周期．

例如，函数 $\sin x,\cos x$ 都是以 2π 为周期的周期函数；函数 $\tan x$ 是以 π 为周期的周期函数．

并非每一个周期函数都有最小正周期，下面的函数就属于这种情形．

例 1-8 狄利克雷（Dirichlet）函数 $D(x)=\begin{cases}1,& x\in\mathbf{Q},\\ 0,& x\in\mathbf{Q}^c.\end{cases}$ 这是一个周期函数，任何正有理数 r 都是它的周期，因为不存在最小的正有理数，所以它没有最小正周期．

三、初等函数

（一）反函数与复合函数

1. 反函数 设函数 $f:D\to f(D)$ 是单射，则它存在逆映射 $f^{-1}:f(D)\to D$，称此映射 f^{-1} 为函数 f 的反函数（inverse function）．

按照以上定义，对于每个 $y\in f(D)$，有唯一的 $x\in D$，使得 $f(x)=y$，于是有 $f^{-1}(y)=x$．这就是说，反函数的对应法则 f^{-1} 完全是由函数 f 的对应法则所确定的．

一般地，由于习惯上自变量用 x 表示，因变量用 y 表示，所以 $y=f(x)(x\in D)$ 的反函数记成 $y=f^{-1}(x),x\in f(D)$．

例如，函数 $y=x^3,x\in\mathbf{R}$ 是单射，所以它的反函数存在，是 $x=y^{\frac{1}{3}},y\in\mathbf{R}$．习惯上，我们把函数 $y=x^3,x\in\mathbf{R}$ 的反函数写作 $y=x^{\frac{1}{3}},x\in\mathbf{R}$．

若 f 是定义在 D 上的单调函数，则 $f:D\to f(D)$ 是单射，于是 f 的反函数 f^{-1} 必定存在，且 f^{-1} 也是 $f(D)$ 上的单调函数．

在此，我们假设 f 在 D 上的单调增加，证明 f^{-1} 在 $f(D)$ 上也是单调增加的．

任取 $y_1,y_2\in f(D)$，且 $y_1<y_2$．按照函数 f 的定义，对于 y_1 在 D 内唯一的原像 x_1，使得 $f(x_1)=y_1$，于是 $f^{-1}(y_1)=x_1$；对于 y_2 在 D 内唯一的原像 x_2，使得 $f(x_2)=y_2$，于是 $f^{-1}(y_2)=x_2$．

如果 $x_1>x_2$，则由 $f(x)$ 单调增加，必有 $y_1>y_2$；如果 $x_1=x_2$，显然有 $y_1=y_2$．这两种情形都与假设 $y_1<y_2$ 不符，故必有 $x_1<x_2$，即 $f^{-1}(y_1)<f^{-1}(y_2)$，这就证明了 f^{-1} 在 $f(D)$ 上是单调增加的．

相对于反函数 $y=f^{-1}(x)$ 来说，原函数 $y=f(x)$ 称为直接函数．直接函数和它的反函数的图形关于直线 $y=x$ 对称，如图 1-13 所示．

因为如果点 $P(a,b)$ 是函数 $y=f(x)$ 图形上的点，则有 $b=f(a)$．按照反函数的定义，有 $a=f^{-1}(b)$，那么 $Q(b,a)$ 是 $y=f^{-1}(x)$ 图形上的点；反之，若 $Q(b,a)$ 是 $y=f^{-1}(x)$ 图形上的点，则 $P(a,b)$ 是函数 $y=f(x)$ 图形上的点．而点 $P(a,b)$ 与 $Q(b,a)$ 是关于直线 $y=x$ 对称的．

2. 复合函数 复合函数是复合映射的一种特例．

设函数 $y=f(x)$ 的定义域为 D_f，函数 $u=g(x)$ 的定义域为 D_g，且其值域 $R_g\subset D_f$，则由下式确定的函数
$$y=f[g(x)],x\subset D_g,$$
称为由函数 $u=g(x)$ 与函数 $y=f(u)$ 构成的复合函数，它的定义域是 D_g，变量 u 称为中间变量．

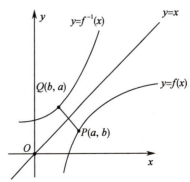

图 1-13

函数 g 与函数 f 构成的复合函数，按照"先 g 后 f"的次序复合的函数，通常记为 $f \circ g$，即 $(f \circ g)(x) = f[g(x)]$.

与复合映射一样，g 与 f 能构成复合函数 $f \circ g$ 的条件是：函数 g 的值域 R_g 必须包含于函数 f 的定义域 D_f，即 $R_g \subset D_f$. 否则不能构成复合函数.

例如，函数 $y = f(u) = \arcsin u$ 的定义域为 $[-1, 1]$，$u = g(x) = \sin x$ 的定义域为 R，且 $g(R) \subset [-1, 1]$，故 g 与 f 能构成复合函数 $y = f(u) = \arcsin u, x \in R$.

又如，$y = f(u) = \sqrt{u}$ 的定义域 $D_f = [0, +\infty)$，$u = g(x) = \tan x$ 的值域 $R_g = (-\infty, +\infty)$，显然 $R_g \not\subset D_f$，故 g 与 f 不能构成复合函数. 但是，如果将函数 g 限制在它的定义域的一个集 $D = \left\{ x \mid k\pi \leqslant x < \left(k + \dfrac{1}{2}\right)\pi, k \in Z \right\}$ 上，令 $g^*(x) = \tan x, x \in D$，那么 $R_{g^*} = g^*(D) \subset D_f$，$g^*$ 与 f 就能构成复合函数 $(f \circ g^*)(x) = \sqrt{\tan x}, x \in D$.

为了简便起见，习惯上我们仍称函数 $\sqrt{\tan x}$ 是由函数 $u = \tan x$ 与函数 $y = \sqrt{u}$ 构成的复合函数. 这里函数 $u = \tan x$ 应理解为：$u = \tan x, x \in D$. 以后我们也采取这种习惯说法.

有时也会遇到两个以上函数所构成的复合函数，但是它们的顺次必须满足构成复合函数的条件.

(二) 初等函数

1. 函数的运算　设函数 $f(x), g(x)$ 的定义域依次为 D_f, D_g，$D = D_f \bigcap D_g \neq \phi$，则我们可以定义这两个函数的下列运算：

和（差）$f \pm g$：$(f \pm g)(x) = f(x) \pm g(x)$，$x \in D$；

积 $f \cdot g$：$(f \cdot g)(x) = f(x) \cdot g(x), x \in D$；

商 $\dfrac{f}{g}$：$\left(\dfrac{f}{g}\right)(x) = \dfrac{f(x)}{g(x)}, x \in D \setminus \{x \mid g(x) = 0, x \in D\}$.

2. 初等函数　在初等数学中已经学习过下列几类函数：

幂函数：$y = x^{\mu}$（$\mu \in R$ 是常数）；

指数函数：$y = a^x$（$a > 0$ 且 $a \neq 1$）；

对数函数：$y = \log_a x$（$a > 0$ 且 $a \neq 1$，特别当 $a = e$ 时，记为 $y = \ln x$）；

三角函数：$y = \sin x, y = \cos x, y = \tan x, y = \cot x$；

反三角函数：$y = \arcsin x, y = \arccos x, y = \arctan x, y = \text{arccot}\, x$.

以上五类函数统称为基本初等函数.

由常数和基本初等函数经过有限次的四则运算和有限次的函数复合步骤所构成的，并可用一个式子表示的函数，称为初等函数. 例如

$$y = \frac{\lg x}{\sin x}, \quad y = \sqrt{\tan 2x}, \quad y = \frac{1}{x^2} + \ln x + \sqrt{x^2 - 1}$$

等都是初等函数. 在本课程中所讨论的函数绝大多数都是初等函数.

知识链接

双曲函数与反双曲函数

应用上常遇到以 e（e 是一个无理数）为底的指数函数 $y = e^x$ 和 $y = e^{-x}$ 所产生的双曲函数，

以及它们的反函数——反双曲函数. 它们的定义如下:

双曲正弦 $\mathrm{sh}\, x = \dfrac{\mathrm{e}^x - \mathrm{e}^{-x}}{2}$,

双曲余弦 $\mathrm{ch}\, x = \dfrac{\mathrm{e}^x + \mathrm{e}^{-x}}{2}$,

双曲正切 $\mathrm{th}\, x = \dfrac{\mathrm{sh}\, x}{\mathrm{ch}\, x} = \dfrac{\mathrm{e}^x - \mathrm{e}^{-x}}{\mathrm{e}^x + \mathrm{e}^{-x}}$.

双曲函数 $y = \mathrm{sh}\, x$, $y = \mathrm{ch}\, x (x \geqslant 0)$, $y = \mathrm{th}\, x$ 的反函数依次记为:

反双曲正弦 $y = \mathrm{arsh}\, x$,

反双曲余弦 $y = \mathrm{arch}\, x$,

反双曲正切 $y = \mathrm{arth}\, x$.

点滴积累

复合函数是将多个函数"合成"一个表达式. 而在很多计算问题中,往往需要把复合函数的中间变量找出来,把它"分解"为若干个基本初等函数或者由基本初等函数通过四则运算而得到的简单函数形式,以便于利用公式进行计算.

例如,函数 $y = \lg\left(1 + \sqrt{1 + \cos^2 x}\right)$ 可以分解为 $y = \lg u$, $u = 1 + \sqrt{v}$, $v = 1 + w^2$, $w = \cos x$.

思考题

1. 函数 $f(x) = 10^{\lg x}$ 与 $g(x) = x$ 是相同函数吗?
2. 若函数 $f(x)$ 是奇函数,$g(x)$ 是偶函数,考察函数 $f[g(x)]$ 的奇偶性.

练习题 1-1

1. 求下列函数的自然定义域:

(1) $y = \sqrt{3x + 2}$;　　　　(2) $y = \dfrac{1}{1 - x^2}$;

(3) $y = \dfrac{1}{x} - \sqrt{1 - x^2}$;　　(4) $y = \dfrac{1}{\sqrt{4 - x^2}}$;

(5) $y = \sin \sqrt{x}$;　　　　(6) $y = \tan(x + 1)$;

(7) $y = \arcsin(x - 3)$;　　(8) $y = \sqrt{3 - x} + \arctan \dfrac{1}{x}$;

(9) $y = \ln(x + 1)$.

2. 下列各题中,函数 $f(x)$ 和 $g(x)$ 是否相同? 为什么?

(1) $f(x) = \lg x^2$, $g(x) = 2\lg x$;

(2) $f(x) = x$, $g(x) = \sqrt{x^2}$;

(3) $f(x) = \sqrt[3]{x^4 - x^3}$，$g(x) = x\sqrt[3]{x-1}$；

(4) $f(x) = 1$，$g(x) = \sec^2 x - \tan^2 x$．

3. 设函数 $f(x)$ 是定义在 $(-l, l)$ 内的奇函数，若 $f(x)$ 在 $(0, l)$ 内单调增加，证明 $f(x)$ 在 $(-l, 0)$ 内也单调增加．

4. 设下面所考虑的函数都是定义在区间 $(-l, l)$ 上的．证明：

(1) 两个偶函数的和是偶函数，两个奇函数的和是奇函数；

(2) 两个偶函数的乘积是偶函数，两个奇函数的乘积是偶函数，偶函数与奇函数的乘积是奇函数．

5. 下列函数中哪些是偶函数？哪些是奇函数？哪些既非偶函数又非奇函数？

(1) $y = x^2(1 - x^2)$；

(2) $y = 3x^2 - x^3$；

(3) $y = \dfrac{1 - x^2}{1 + x^2}$；

(4) $y = x(x - 1)(x + 1)$；

(5) $y = \sin x - \cos x + 1$；

(6) $y = \dfrac{a^x + a^{-x}}{2}$．

6. 下列函数中哪些是周期函数？对于周期函数，指出其周期：

(1) $y = \cos(x - 2)$；

(2) $y = \cos 4x$；

(3) $y = 1 + \sin \pi x$；

(4) $y = x\cos x$；

(5) $y = \sin^2 x$．

7. 求下列函数的反函数：

(1) $y = \sqrt[3]{x + 1}$；

(2) $y = \dfrac{1 - x}{1 + x}$；

(3) $y = \dfrac{ax + b}{cx + d}$（$ad - bc \neq 0$）；

(4) $y = 2\sin 3x$ $\left(-\dfrac{\pi}{6} \leqslant x \leqslant \dfrac{\pi}{6}\right)$；

(5) $y = 1 + \ln(x + 2)$；

(6) $y = \dfrac{2^x}{1 + 2^x}$．

8. 在下列各题中，求所给函数构成的复合函数，并求这函数分别对应于给定自变量值 x_1 和 x_2 的函数值：

(1) $y = u^2$，$u = \sin x$，$x_1 = \dfrac{\pi}{6}$，$x_2 = \dfrac{\pi}{3}$；

(2) $y = \sin u$，$u = 2x$，$x_1 = \dfrac{\pi}{8}$，$x_2 = \dfrac{\pi}{4}$；

(3) $y = \sqrt{u}$，$u = 1 + x^2$，$x_1 = 1$，$x_2 = 2$；

(4) $y = \mathrm{e}^u$，$u = x^2$，$x_1 = 0$，$x_2 = 1$．

9. 设函数 $f(x)$ 的定义域 $D = [0, 1]$，求下列各函数的定义域：

(1) $f(x^2)$；(2) $f(\sin x)$；(3) $f(a + x)$（$a > 0$）．

10. 设 xoy 平面上有正方形 $D = \{(x, y) \mid 0 \leqslant x \leqslant 1, 0 \leqslant y \leqslant 1\}$ 及直线 $l: x + y = t$（$t \geqslant 0$）．若 $S(t)$ 表示正方形 D 位于直线 l 左下方部分的面积，求 $S(t)$ 与 t 之间的函数关系．

第二节 极 限

在研究实际问题时，除了了解有关函数在变化过程中如何取值外，我们还需要弄清楚：当自变量按照一定趋势变化时，函数的变化趋势如何？这就是极限概念所要描述和解答的问题．

我国古代数学家刘徽的"割圆术"就是极限思想在几何学上的应用.

一、数列的极限

在一个圆内,做一个内接正六边形,其面积为 A_1;再做一个内接正十二(6×2)边形,其面积为 A_2;再做一个内接正二十四(6×2^2)边形,其面积为 A_3;…一般对于内接的正 $6 \times 2^{n-1}$ 边形,面积记作 $A_n (n \in N_+)$ 得到一系列的内接正多边形的面积:$A_1, A_2, \cdots A_n, \cdots$,形成一列有次序的数,而且 n 越大即随着边数的无限增加(记为 $n \to \infty$),内接正多边形就无限地接近于圆,同时 A_n 就越接近某个定值,此定值即为圆的面积.这个定值在数学上称为上面这列有次序的数 $A_1, A_2, \cdots A_n, \cdots$ 当 $n \to \infty$ 时的极限.在圆面积的问题中我们看到,正是这个数列的极限才精确地表达了圆的面积.

(一) 数列的概念

定义 1-3 如果按照某一法则,对每个 $n \in N_+$,对应着一个确定的实数 x_n,这些实数 x_n 按照下标 n 从小到大的顺序排成的一列数,称之为数列(sequence of number),可以记为

$$x_1, x_2, x_3, \cdots, x_n, \cdots \text{ 或简记为 } \{x_n\}.$$

数列中的每一个数叫作这个数列的项,第 n 项 x_n 叫作数列的一般项或通项.

例如:$1, \dfrac{1}{2}, \dfrac{1}{4}, \dfrac{1}{8}, \cdots, \dfrac{1}{2^n}, \cdots$;

$1, -\dfrac{1}{2}, \dfrac{1}{3}, -\dfrac{1}{4}, \cdots, (-1)^{n-1} \dfrac{1}{n}, \cdots$;

$1, -1, 1, -1, \cdots, (-1)^{n+1}, \cdots$

$1, 2, 4, 8, \cdots, 2^{n-1}, \cdots$

都是数列,它们的一般项依次为 $\dfrac{1}{2^n}$,$(-1)^n \dfrac{1}{n}$,$(-1)^{n+1}$,2^{n-1}.

若视数列 $\{x_n\}$ 为定义在正整数域 $\mathbf{N}_+$ 上的函数 $f(n)$,则 $x_n = f(n), x \in \mathbf{N}_+$.即当自变量 n 依次取 $1, 2, 3, \cdots$ 一切正整数时,对应的函数值就排列成数列 $\{x_n\}$.数列 $\{x_n\}$ 的图示方法如图 1-14 所示.在几何上,数列 $\{x_n\}$ 可以看作数轴上的一个动点,它依次取数轴上的点 $x_1, x_2, x_3, \cdots, x_n, \cdots$.

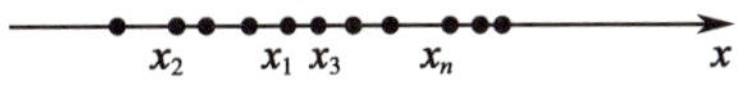

图 1-14

(二) 数列的特征

1. 有界数列 对于数列 $\{x_n\}$,如果存在正数 M,即 $M > 0$,使得对于一切 x_n 都满足不等式 $|x_n| \leq M$,那么称数列 $\{x_n\}$ 为**有界数列**,它的特点是在数轴上对应于有界数列的点 x_n 都落在某个闭区间 $[-M, M]$ 上;如果这样的正数 M 不存在,那么称数列 $\{x_n\}$ 为**无界数列**.

例如,数列 $\left\{\dfrac{1}{2^n}\right\}$,$\{(-1)^n\}$ 都是有界数列,因为当 n 无限增大时($n = 1, 2, 3, \cdots$),可取 $M_1 = \dfrac{1}{2}$,$M_2 = 1$,从而使得 $\left|\dfrac{1}{2^n}\right| \leq \dfrac{1}{2}$,$|(-1)^n| \leq 1$ 对于一切正整数 n 都成立.

数列 $\{n\}$,$\{(-1)^n n^2\}$ 则为无界数列,因为当 n 无限增大时($n = 1, 2, 3, \cdots$),数列 $\{n\}$,$\{(-1)^n n^2\}$ 可以超过任何正数.

需要指出有界数列的等价定义:对于数列 $\{x_n\}$,如果存在常数 a, b,且 $a < b$,使得对于一切 x_n 都满足不等式 $a \leq x_n \leq b$,那么称 a 为有界数列 $\{x_n\}$ 的下界,称 b 为有界数列 $\{x_n\}$ 的上界.

2. 单调数列 对于数列 $\{x_n\}$,从第 2 项起,每一项都大于或等于它的前一项的数列,即 $x_1 \leq x_2 \leq x_3 \leq \cdots \leq x_n \leq \cdots$,称为单调增加数列;从第 2 项起,每一项都小于或等于它的前一项的数列,即 $x_1 \geq x_2 \geq x_3 \geq \cdots \geq x_n \geq \cdots$,称为单调减小数列.单调增加和单调减小的数列统称为**单调数列**.

例如，数列 $\left\{\dfrac{1}{2^n}\right\}$：$\dfrac{1}{2},\dfrac{1}{4},\dfrac{1}{8},\cdots,\dfrac{1}{2^n},\cdots$ 为单调减小（有界）数列；

数列 $\{n\}$：$1,2,3,\cdots,n,\cdots$ 为单调增加（无上界）数列；

数列 $\{(-1)^n\}$：$-1,1,-1,1\cdots$ 则为非单调（有界）数列.

（三）数列的极限

观察下面数列的变化趋势：

$1,\dfrac{1}{2},\dfrac{1}{4},\dfrac{1}{8},\cdots,\dfrac{1}{2^n},\cdots$ $x_n=\dfrac{1}{2^{n-1}}\to 0\,(n\to\infty)$；

$\dfrac{1+1}{1},\dfrac{2+1}{2},\dfrac{3+1}{3},\cdots,\dfrac{n+1}{n},\cdots$ $x_n=\dfrac{n+1}{n}\to 1\,(n\to\infty)$；

$1,-\dfrac{1}{2},\dfrac{1}{3},-\dfrac{1}{4},\cdots,(-1)^{n-1}\dfrac{1}{n},\cdots$ $x_n=(-1)^{n-1}\dfrac{1}{n}\to 0\,(n\to\infty)$.

以上数列都有一个共同点：当 n 无限增大时（即 $n\to\infty$），存在常数 a，x_n 无限接近于 a. 这一类数列统称为"收敛数列"，a 则为数列的极限. 不具备这一条件的数列则为发散数列. 如数列，$\{(-1)^n\}$，$\{n\}$ 均为发散数列.

那么我们要讨论的问题是：如何用数学的语言描述数列的收敛或发散？收敛或发散的数列有什么样的性质？如果数列收敛，如何求其极限？

我们知道，两个数 a 与 b 之间的接近程度可以用这两个数之差的绝对值 $|b-a|$ 来度量，$|b-a|$ 越小，a 与 b 就越接近.

对于收敛的数列 $\{x_n\}$，当 n 充分大时，x_n 充分接近于 a，即 $|x_n-a|$ 可以充分的小. 如数列 $\left\{1+(-1)^n\dfrac{1}{n}\right\}$，观察可得：$x_n=1+(-1)^n\dfrac{1}{n}\to 1\,(n\to\infty)$；此时 $a=1$；即当 n 充分大时，$|x_n-1|=\left|1+(-1)^n\dfrac{1}{n}-1\right|=\dfrac{1}{n}$ 可以充分的小，或要使 $|x_n-1|=\dfrac{1}{n}$ 足够的小，只要让 n 充分大即可.

如要使 $|x_n-1|=\dfrac{1}{n}<0.1$，显然只要 $n>10$；如果要 $|x_n-1|=\dfrac{1}{n}<0.01$，只要 $n>100$；如果要求 $|x_n-1|=\dfrac{1}{n}<0.0001$，只要 $n>10\,000,\cdots$

一般，对于任意小的正数 ε，要使 $|x_n-1|=\dfrac{1}{n}<\varepsilon$，只要 $n>\dfrac{1}{\varepsilon}$；记 $N=\left[\dfrac{1}{\varepsilon}\right]$，则当 $n>N$ 时，必有 $n>\dfrac{1}{\varepsilon}$，从而有 $|x_n-1|=\dfrac{1}{n}<\varepsilon$.

定义 1-4 设 $\{x_n\}$ 为一数列，如果存在常数 a，对于任意给定的正数 ε（不论它有多么小），总存在正整数 N，当 $n>N$ 时，不等式 $|x_n-a|<\varepsilon$ 都成立，则称数列 $\{x_n\}$ 收敛于 a，或者称常数 a 为数列 $\{x_n\}$ 的极限，记作：

$$\lim_{n\to\infty}x_n=a\ [\text{或}\ x_n\to a,(n\to\infty)].$$

如果不存在这样的常数 a，就说数列 $\{x_n\}$ 没有极限，或者说数列 $\{x_n\}$ 是发散的，习惯上也说 $\lim\limits_{n\to\infty}x_n$ 不存在.

例如，数列 $\left\{1+\dfrac{(-1)^n}{2^n}\right\}$，当 $n\to\infty$ 时，$\dfrac{(-1)^n}{2^n}\to 0$，可知 $1+\dfrac{(-1)^n}{2^n}\to 1$，所以 $\lim\limits_{n\to\infty}\left[1+\dfrac{(-1)^n}{2^n}\right]=1$.

为了表达方便，引入记号"$\forall$"表示"对于任意给定的"或"对于每一个"，记号"$\exists$"表示"存在". 于是"对于任意给定的 $\varepsilon > 0$"写成"$\forall \varepsilon > 0$","存在正整数 N"写成"$\exists N > 0$", 数列极限 $\lim\limits_{n \to \infty} x_n = a$ 的定义可表达为:

$$\lim\limits_{n \to \infty} x_n = a \Leftrightarrow \forall \varepsilon > 0, \exists 正整数 N, 当 n > N 时, 有 |x_n - a| < \varepsilon.$$

注意, 上面定义中正数 ε 的任意小性, 以及 N 的存在性, 且 $N = N(\varepsilon)$ 不是唯一的, 它随着 ε 的给定而选定, 一般 ε 越小, N 越大.

在此我们可能不易理解数列的极限这个概念, 下面我们再给数列 $\{x_n\}$ 的极限为 a 的一个几何解释:

将常数 a 及数列 $x_1, x_2, x_3, \cdots, x_n, \cdots$ 在数轴上用它们的对应点表示出来, 再在数轴上作点 a 的 ε 邻域即开区间 $(a - \varepsilon, a + \varepsilon)$, 如图 1-15 所示.

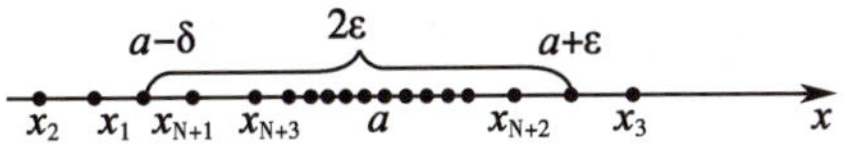

图 1-15

因不等式 $|x_n - a| < \varepsilon$ 与不等式 $a - \varepsilon < x_n < a + \varepsilon$ 等价, 故当 $n > N$ 时, 所有的点 x_n 都落在开区间 $(a - \varepsilon, a + \varepsilon)$ 内, 而只有有限个 (至多只有 N 个) 在此区间以外.

至于如何求数列的极限, 我们在以后会学习到, 这里我们不作讨论.

一般证明 $\lim\limits_{n \to \infty} x_n = a$ 的方法是: $\forall \varepsilon > 0$, 由 $|x_n - a| < \varepsilon$, 或者由 $|x_n - a| < \cdots < \varepsilon$, 解出 $n > n(\varepsilon)$, 取 $N = [n(\varepsilon)]$ 即可.

(四) 收敛数列的性质

下面四个定理都是有关收敛数列的性质.

定理 1-1(极限的唯一性) 若数列 $\{x_n\}$ 收敛, 则其极限是唯一的.

证 (反证法) 假设, $\lim\limits_{n \to \infty} x_n = a$, $\lim\limits_{n \to \infty} x_n = b$, 且 $a \neq b$, 由定义

$$\begin{cases} \lim\limits_{n \to \infty} x_n = a \\ \lim\limits_{n \to \infty} x_n = b \end{cases} \forall \varepsilon > 0, \begin{matrix} \exists 正整数 N_1, n > N_1, |x_n - a| < \varepsilon \\ \exists 正整数 N_2, n > N_2, |x_n - b| < \varepsilon \end{matrix},$$

当 $n > N$ 时, 有 $n > N_1, N_2$, 从而 $|x_n - a| < \varepsilon$, 与 $|x_n - b| < \varepsilon$ 同时成立. 即

$$|a - b| = |a - x_n - b + x_n| \leqslant |x_n - a| + |x_n - b| < 2\varepsilon,$$

此不等式矛盾, 表明所作的假设不成立, 从而只有 $a = b$, 唯一性得证.

定理 1-2(收敛数列的有界性) 收敛的数列一定是有界的数列.

证 设数列 $\{x_n\}$ 收敛, 则 $\forall \varepsilon > 0$, $\exists 正整数 N$, 当 $n > N$ 时, 总有 $|x_n - a| < \varepsilon$. 由 ε 的任意小性, 不妨设 $\varepsilon < 1$, 则当 $n > N$ 时,

$$|x_n| = |x_n - a + a| \leqslant |x_n - a| + |a| < |a| + \varepsilon < |a| + 1,$$

取 $M = \max\{|x_1|, |x_2|, \cdots, |x_N|, |a| + 1\}$, 则对于任意的 n, 都有 $|x_n| \leqslant M$, 即数列 $\{x_n\}$ 有界.

根据上述定理, 如果数列 $\{x_n\}$ 无界, 那么数列 $\{x_n\}$ 一定发散. 但是, 如果数列 $\{x_n\}$ 有界, 却不能断定数列 $\{x_n\}$ 一定收敛, 例如数列 $\{(-1)^n\}$:

$$-1, 1, -1, 1, \cdots (-1)^n, \cdots$$

有界, 但是这个数列是发散的. 所以, 数列有界是数列收敛的必要条件, 但不是充分条件.

定理 1-3(收敛数列的保号性) 如果 $\lim\limits_{n \to \infty} x_n = a$, 且 $a > 0$ (或 $a < 0$), 那么存在正整数 N, 当 $n > N$ 时, 都有 $x_n > 0$ (或 $x_n < 0$).

证 就 $a > 0$ 的情形证明. 由数列极限的定义, 对 $\varepsilon = \dfrac{a}{2} > 0$, $\exists 正整数 N$, 当 $n > N$ 时, 有

$|x_n - a| < \dfrac{a}{2}$，从而 $x_n > a - \dfrac{a}{2} = \dfrac{a}{2} > 0$.

推论　如果数列 $\{x_n\}$ 从某项起有 $x_n \geqslant 0$（或 $x_n \leqslant 0$），且 $\lim\limits_{n\to\infty} x_n = a$，那么 $a \geqslant 0$（或 $a \leqslant 0$）.

最后，介绍子数列的概念，以及有关收敛数列与其子数列之间关系的一个定理.

在数列 $\{x_n\}$ 中任意抽取无限多项并保持这些项在原数列 $\{x_n\}$ 中的先后次序，这样得到的一个数列，称为原数列 $\{x_n\}$ 的子数列（或子列）.

设在数列 $\{x_n\}$ 中，第一次抽取 x_{n_1}，第二次在 x_{n_1} 后抽取 x_{n_2}，第三次在 x_{n_2} 后抽取 x_{n_3}，…，这样无休止地抽取下去，得到一个数列

$$x_{n_1}, x_{n_2}, x_{n_3}, \cdots, x_{n_k}, \cdots,$$

这个数列 $\{x_{n_k}\}$ 就是数列 $\{x_n\}$ 的一个子数列.

定理 1-4（收敛数列与其子数列的关系）　如果数列 $\{x_n\}$ 收敛于 a，则其任意一子数列一定收敛且必收敛于 a.

定理 1-4 表明，如果某数列的两个子列收敛于不同的值，则此数列一定是发散的. 如 $\{(-1)^n\}$，$x_{2n+1} = -1 \to -1$，$x_{2n} = 1 \to 1$，故此数列发散. 同时，这个例子也说明，一个发散的数列可能有收敛的子数列.

二、函数的极限

（一）函数极限的定义

回顾数列极限的定义：数列 $\{x_n\}$ 以 a 为极限，即 $\lim\limits_{n\to\infty} x_n = a \Leftrightarrow \forall \varepsilon > 0$，$\exists$ 正整数 N，当 $n > N$ 时，有 $|x_n - a| < \varepsilon$.

因为数列 $\{x_n\}$ 可以看作自变量为 n 的函数：$x_n = f(n)$，$n \in N_+$，所以数列的极限为 a，就是当自变量 n 取正整数而且无限增大（即 $n \to \infty$）时，对应函数值 $f(n)$ 无限接近于确定的数 a，即 $\lim\limits_{n\to\infty} f(n) = a \Leftrightarrow \forall \varepsilon > 0$，$\exists$ 正整数 N，当 $n > N$ 时，$|f(n) - a| < \varepsilon$.

把数列极限概念中的函数为 $f(n)$ 这一特殊性撇开，将 n 换成连续变量 x，将 a 改记为 A，就可以得到 $x \to \infty$ 时，对应函数值 $f(x) \to A$ 的极限的定义及其数学上的精确描述.

若再改变上面概念中的 $x \to \infty$ 的这个特殊性，我们可以得到，当自变量 x 任意接近于有限值 x_0 或者说趋于有限值 x_0（记作 $x \to x_0$）时，对应函数值 $f(x) \to A$ 的极限的定义.

综上所述，可以引出函数极限的一般概念：在自变量的某个变化过程中，如果对应的函数值无限接近某个确定的数，那么这个确定的数就叫作在这一变化过程中函数的极限. 这个极限是与自变量的变化过程密切相关的，由于自变量的变化过程不同，函数的极限就表现为不同形式.

下面讨论自变量 $x \to \infty$ 和 $x \to x_0$ 这两种情形下，函数值 $f(x)$ 的变化趋势.

1. 自变量趋于无穷大时函数的极限　如果在 $x \to \infty$ 的过程中，对应的函数值 $f(x)$ 无限接近于确定的数值 A，那么 A 叫作函数 $f(x)$ 当 $x \to \infty$ 时的极限. 精确地说，就是：

定义 1-5　设函数 $f(x)$ 当 $|x|$ 大于某一正数时有定义. 如果存在常数 A，对于任意给定的正数 ε（不论它有多么小），总存在正数 X，使得当 x 满足不等式 $|x| > X$ 时，对应的函数值 $f(x)$ 都满足不等式 $|f(x) - A| < \varepsilon$，那么常数 A 就称为函数 $f(x)$ 当 $x \to \infty$ 时的极限，记作：

$$\lim\limits_{x\to\infty} f(x) = A, \ \text{或} \ f(x) \to A, \ (\text{当} \ x \to \infty).$$

定义 1-5 可简单表达为：$\forall \varepsilon > 0$，$\exists X > 0$，当 $|x| > X$ 时，$|f(x) - A| < \varepsilon$，称 A 为 $x \to \infty$ 时，$f(x)$ 的

极限,即

$$\lim_{x \to \infty} f(x) = A \Leftrightarrow \forall \varepsilon > 0, \exists X > 0, \text{当} |x| > X \text{时,有} |f(x) - A| < \varepsilon.$$

如果 $x > 0$ 且无限增大(记作 $x \to +\infty$),那么只要把上面定义中的 $|x| > X$ 改为 $x > X$,就可以得到 $\lim\limits_{x \to +\infty} f(x) = A$ 的定义;同理,如果 $x < 0$ 且 $|x|$ 无限增大(记作 $x \to -\infty$),那么只要把 $|x| > X$ 改为 $x < -X$,就可以得到 $\lim\limits_{x \to -\infty} f(x) = A$ 的定义.

注意 (1)描述 $\lim\limits_{x \to \infty} f(x) = A$ 的语言称为使用的为 $\varepsilon \sim X$ 语言;

(2) ε 的任意小性,$X = X(\varepsilon)$ 的存在性,一般 ε 越小,X 越大;

(3)若 $\lim\limits_{x \to \infty} f(x) = A$,则 $y = A$ 是函数 $y = f(x)$ 的图形的水平渐近线,如图 1-16 所示.

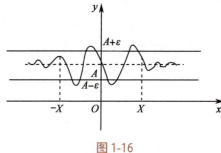

图 1-16

2. 自变量趋于有限值时函数的极限 如果在 $x \to x_0$ 的过程中,对应的函数值 $f(x)$ 无限接近于确定的数值 A,那么就说 A 是函数 $f(x)$ 当 $x \to x_0$ 时的极限. 这里,我们首先假定函数 $f(x)$ 在点 x_0 的某个去心邻域内是有定义的.

我们先来看一个例子,设函数 $f(x) = \dfrac{2(x^2 - 1)}{x - 1}$,函数在 $x_0 = 1$ 无定义. 但观察可得,当 x 充分接近于 1,$f(x)$ 充分接近于 4;或当 $|x - 1|$ 充分小时,$|f(x) - 4|$ 也充分的小. 即

$$|f(x) - 4| = \left| \frac{2(x^2 - 1)}{x - 1} - 4 \right| = \left| \frac{2(x^2 - 1) - 4(x - 1)}{x - 1} \right| = 2|x - 1|,$$

若要求 $|f(x) - 4| = 2|x - 1| < 0.01$,则只要 $|x - 1| < 0.005$;若要求 $|f(x) - 4| = 2|x - 1| < 0.0001$,只要 $|x - 1| < 0.00005$;……一般地,对于可以任意小的正数 ε,若要求 $|f(x) - 4| < \varepsilon$,只要有 $|x - 1| < \dfrac{\varepsilon}{2}$,记 $\dfrac{\varepsilon}{2} = \delta$,即只要有 $|x - 1| < \delta$;表明当 $0 < |x - 1| < \delta$ 时,就一定有 $|f(x) - 4| < \varepsilon$.

由上例可知,x 充分接近于 x_0($x \to x_0$),就是适合不等式 $0 < |x - x_0| < \delta$ 的 x 的全体(其中 δ 是某个正数),从几何上看,就是点 x_0 的去心邻域,而邻域半径 δ 体现了 x 接近 x_0 的程度. 当自变量 $x \to x_0$ 时,x 对应的函数值 $f(x)$ 无限接近于确定的数值 A,就是对于可以任意小的正数 ε,有 $|f(x) - A| < \varepsilon$.

通过以上分析,给出当自变量 $x \to x_0$ 时函数 $f(x)$ 的极限的定义:

定义 1-6 设函数 $f(x)$ 在点 x_0 的某一去心邻域内有定义. 如果存在常数 A,对于任意给定的正数 ε(不论它有多么小),总存在正数 δ,使得当 x 满足不等式 $0 < |x - x_0| < \delta$ 时,对应的函数值 $f(x)$ 都满足不等式 $|f(x) - A| < \varepsilon$,那么常数 A 就称为函数 $f(x)$ 当 $x \to x_0$ 时的极限,记作:

$$\lim_{x \to x_0} f(x) = A, \text{或} f(x) \to A, (\text{当} x \to x_0).$$

定义 1-6 可简单表达为:

$$\lim_{x \to x_0} f(x) = A \Leftrightarrow \forall \varepsilon > 0, \exists \delta > 0, \text{当} 0 < |x - x_0| < \delta \text{时,有} |f(x) - A| < \varepsilon.$$

注意 (1)描述极限 $\lim\limits_{x \to x_0} f(x) = A$ 的数学语言称为 $\varepsilon \sim \delta$ 语言;

（2）注意定义中 ε 的任意小性，δ 的存在性，一般 ε 越小，δ 也越小；

（3）定义中 $0<|x-x_0|$，即 $x \neq x_0$，表明 $\lim\limits_{x \to x_0} f(x)$ 存在与否与函数 $f(x)$ 在 x_0 的状况无关，而与 $f(x)$ 在 x_0 邻域内的状况有关；

（4）从图像上看，对于任意给定的正数 ε，作平行 x 轴的两条直线 $y=A+\varepsilon$ 和 $y=A-\varepsilon$，界于这两条直线之间是一个横条区域. 当横坐标 x 落入点 x_0 的邻域 $(x_0-\delta, x_0+\delta$ 内时（但 $x \neq x_0$），函数 $f(x)$［也就是这些点的纵坐标 $f(x)$］落入宽为 2ε 的横条区域 $(A-\varepsilon, A+\varepsilon)$ 内，如图 1-17 所示.

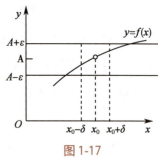

图 1-17

例 1-9　证明极限 $\lim\limits_{x \to x_0} c=c$，此处 c 为一常数.

证　这里 $|f(x)-A|=|c-c|=0$，因此 $\forall \varepsilon>0$，可任取 $\delta>0$，当 $0<|x-x_0|<\delta$ 时，能使不等式 $|f(x)-A|=|c-c|=0<\varepsilon$ 成立，所以 $\lim\limits_{x \to x_0} c=c$.

例 1-10　证明极限 $\lim\limits_{x \to x_0} x=x_0$.

证　这里 $|f(x)-A|=|x-x_0|$，因此 $\forall \varepsilon>0$，总可取 $\delta=\varepsilon$，当 $0<|x-x_0|<\delta=\varepsilon$ 时，能使不等式 $|f(x)-A|=|x-x_0|<\varepsilon$ 成立，所以 $\lim\limits_{x \to x_0} x=x_0$.

例 1-11　证明极限 $\lim\limits_{x \to 1} \dfrac{x^2-1}{x-1}=2$.

证　这里函数在点 $x=1$ 是没有定义的，但是当 $x \to 1$ 时函数的极限存在或不存在与它并无关系. 事实上，$\forall \varepsilon>0$，将不等式 $\left|\dfrac{x^2-1}{x-1}\right|<\varepsilon$ 约去非零因子 $x-1$ 后，就化为 $|x+1-2|=|x-1|<\varepsilon$，因此，只要取 $\delta=\varepsilon$，当 $0<|x-1|<\delta$ 时，就有 $\left|\dfrac{x^2-1}{x-1}-2\right|<\varepsilon$，所以 $\lim\limits_{x \to 1} \dfrac{x^2-1}{x-1}=2$.

上述 $x \to x_0$ 时函数 $f(x)$ 的极限概念中，x 是既从 x_0 的左侧也从 x_0 的右侧趋于 x_0 的. 但有时只能或者只需要考虑 x 仅从 x_0 的左侧趋于 x_0（记作 $x \to x_0^-$）的情形，或者 x 仅从 x_0 的右侧趋于 x_0（记作 $x \to x_0^+$）的情形.

若 x 从 x_0 的左侧（$x<x_0$）趋于 x_0 时，有 $f(x) \to A$，称 A 为函数 $f(x)$ 在 x_0 的左极限，记作 $\lim\limits_{x \to x_0^-} f(x)=A$，或 $f(x_0^-)=\lim\limits_{x \to x_0^-} f(x)=A$；

若 x 从 x_0 的右侧（$x>x_0$）趋于 x_0 时，有 $f(x) \to A$，称 A 为函数 $f(x)$ 在 x_0 的右极限，记作 $\lim\limits_{x \to x_0^+} f(x)=A$，或 $f(x_0^+)=\lim\limits_{x \to x_0^+} f(x)=A$.

左极限和右极限统称为单侧极限.

例 1-12　设函数 $f(x)=\begin{cases} x-1 & x<0 \\ 0 & x=0 \\ x+1 & x>0 \end{cases}$，试观察函数在 $x=0$ 时的左、右极限.

解　$\lim\limits_{x \to 0^-} f(x)=\lim\limits_{x \to 0^-}(x-1)=-1$，$\lim\limits_{x \to 0^+} f(x)=\lim\limits_{x \to 0^+}(x+1)=1$，

很显然，$\lim\limits_{x \to 0^-} f(x) \neq \lim\limits_{x \to 0^+} f(x)$.

例 1-13　观察图中函数在 $x=0$ 时的 $f(x_0^+)$ 与 $f(x_0^-)$，如图 1-18 所示.

解 （1）中的左、右极限均存在，但是不相等；（2）中的左右极限存在且相等.

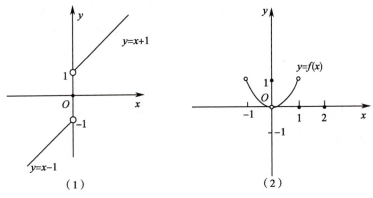

图 1-18

由上面的例题，我们来讨论函数左右极限 $f(x_0^-)$、$f(x_0^+)$ 与函数当 $x \to x_0$ 时的极限 $f(x)$ 的关系：根据函数极限的定义，则

$$\lim_{x \to x_0} f(x) = A : \forall \varepsilon > 0, \exists \delta > 0, \text{当} 0 < |x - x_0| < \delta \text{时}, |f(x) - A| < \varepsilon;$$

$$\lim_{x \to x_0^+} f(x) = A : \forall \varepsilon > 0, \exists \delta_1 > 0, \text{当} 0 < x - x_0 < \delta_1 \text{时}, |f(x) - A| < \varepsilon;$$

$$\lim_{x \to x_0^-} f(x) = A : \forall \varepsilon > 0, \exists \delta_2 > 0, \text{当} 0 < x_0 - x < \delta_2 \text{时}, |f(x) - A| < \varepsilon;$$

取 $\delta = \min\{\delta_1, \delta_2\}$，则当 $0 < |x - x_0| < \delta$（$0 < x - x_0 < \delta_1$，$0 < x_0 - x < \delta_2$）时，$|f(x) - A| < \varepsilon$.

函数在一点极限存在的充分必要条件是在这一点的左右极限存在并且相等，即

$$\lim_{x \to x_0} f(x) = A \Leftrightarrow \lim_{x \to x_0^+} f(x) = \lim_{x \to x_0^-} f(x) = A.$$

例 1-14 观察函数 $f(x) = \begin{cases} x + a, & x \leq 1, \\ \dfrac{x-1}{x^2-1}, & x > 1. \end{cases}$，问 $\lim\limits_{x \to 1} f(x)$ 是否存在？

解 右极限：$\lim\limits_{x \to 1^+} f(x) = \lim\limits_{x \to 1^+} \dfrac{x-1}{x^2-1} = \lim\limits_{x \to 1^+} \dfrac{1}{x+1} = \dfrac{1}{2}$，

左极限：$\lim\limits_{x \to 1^-} f(x) = \lim\limits_{x \to 1^-} (x + a) = 1 + a$.

根据左右极限与函数极限的关系，只有当 $1 + a = \dfrac{1}{2}$，即 $a = -\dfrac{1}{2}$ 时，极限存在，并且有

$\lim\limits_{x \to 1} f(x) = -\dfrac{1}{2}$；若 $a \neq -\dfrac{1}{2}$，极限则不存在.

知识链接

用极限的方法求函数的渐近线

若 $\lim\limits_{x \to \infty} f(x) = A$，则直线 $y = A$ 是函数 $y = f(x)$ 的图形的水平渐近线；

若 $\lim\limits_{x \to x_0} f(x) = \infty$，则直线 $x = x_0$ 是函数 $y = f(x)$ 的图形的铅直渐近线；

若 $y = kx + b$ 为函数 $y = f(x)$ 的图形的斜渐近线，则

$$k = \lim_{\substack{x \to \infty \\ x \to +\infty \\ x \to -\infty}} \frac{f(x)}{x}, b = \lim_{\substack{x \to \infty \\ x \to +\infty \\ x \to -\infty}} [f(x) - kx].$$

（二）函数极限的性质

与收敛数列的性质相比较,可得函数极限的一些相应的性质,它们都可以根据函数极限的定义,运用类似于证明收敛数列性质的方法加以证明.由于函数极限的定义按自变量的变化过程有不同的各种形式,下面仅以" $\lim\limits_{x \to x_0} f(x)$ "这种形式为代表给出有关于函数极限性质的一些定理,并就其中的几个给出证明.

定理1-5（函数极限的唯一性） 如果 $\lim\limits_{x \to x_0} f(x)$ 存在,那么这极限唯一.

定理1-6（函数极限的局部有界性） 如果 $\lim\limits_{x \to x_0} f(x) = A$,那么存在常数 $M > 0$ 和 $\delta > 0$,使得当 $0 < |x - x_0| < \delta$ 时,有 $|f(x)| \leqslant M$.

证 因为 $\lim\limits_{x \to x_0} f(x) = A$,所以取 $\varepsilon = 1$,则 $\exists \delta > 0$,当 $0 < |x - x_0| < \delta$ 时,有 $|f(x) - A| < \varepsilon = 1 \Rightarrow |f(x)| \leqslant |f(x) - A| + |A| < |A| + 1$,记 $M = |A| + 1$,则定理1-6获证.

定理1-7（函数极限的局部保号性） 如果 $\lim\limits_{x \to x_0} f(x) = A$,且 $A > 0$ （或 $A < 0$ ）,那么存在常数 $\delta > 0$,使得当 $0 < |x - x_0| < \delta$ 时,有 $f(x) > 0$ [或 $f(x) < 0$].

证 就 $A > 0$ 的情形证明如下:

因为 $\lim\limits_{x \to x_0} f(x) = A > 0$,所以取 $\varepsilon = \dfrac{A}{2} > 0$,则 $\exists \delta > 0$,当 $0 < |x - x_0| < \delta$ 时,有 $|f(x) - A| < \dfrac{A}{2} \Rightarrow f(x) > A - \dfrac{A}{2} = \dfrac{A}{2} > 0$,定理1-7获证.

由此在定理1-7的条件下,可得下面结论:

定理1-8 如果 $\lim\limits_{x \to x_0} f(x) = A$ （ $A \neq 0$ ）,那么就存在 x_0 的某一去心邻域 $\overset{\circ}{U}(x_0)$,当 $x \in \overset{\circ}{U}(x_0)$ 时,有 $|f(x)| > \dfrac{|A|}{2}$.

推论 如果 x_0 的某一去心邻域内 $f(x) \geqslant 0$ [或 $f(x) \leqslant 0$],而且 $\lim\limits_{x \to x_0} f(x) = A$,那么 $A \geqslant 0$ （或 $A \leqslant 0$ ）.

知识链接

函数极限与数列极限的关系

定理（函数极限与数列极限的关系）如果 $\lim\limits_{x \to x_0} f(x)$ 存在, $\{x_n\}$ 为函数 $f(x)$ 的定义域内任一收敛于 x_0 的数列,且满足 $x_n \neq x_0 (n \in N_+)$,那么相应的函数值数列 $\{f(x_n)\}$ 必收敛,且 $\lim\limits_{x \to \infty} f(x_n) = \lim\limits_{x \to x_0} f(x)$.

三、无穷小量与无穷大量

（一）无穷小量

定义1-7 如果函数 $f(x)$ 当 $x \to x_0$ （或 $x \to \infty$ ）时的极限为零,那么称函数 $f(x)$ 为当 $x \to x_0$ （或 $x \to \infty$ ）**无穷小量**,简称无穷小.

特别地,以零为极限的数列 $\{x_n\}$ 称为 $n \to \infty$ 时的无穷小.

例如,因为 $\lim\limits_{x \to 0} x = 0$,所以函数 x 为当 $x \to 0$ 时的无穷小.

因为 $\lim\limits_{x\to\infty}\dfrac{1}{x}=0$，所以函数 $\dfrac{1}{x}$ 为当 $n\to\infty$ 时的无穷小．

注意　无穷小不是指很小的数；而"零"是可以作为无穷小的唯一的常数．

下面的定理说明无穷小与函数极限的关系．

定理 1-9　在自变量的同一变化过程 $x\to x_0$（或 $x\to\infty$）中，函数 $f(x)$ 具有极限 A 的充分必要条件是 $f(x)=A+\alpha$，其中 α 是无穷小．

证　先证明必要性．

设 $\lim\limits_{x\to x_0}f(x)=A$，则 $\forall\varepsilon>0$，$\exists\delta>0$，当 $0<|x-x_0|<\delta$ 时，有 $|f(x)-A|<\varepsilon$．

令 $\alpha=f(x)-A$，则 α 是当 $x\to x_0$ 时的无穷小，且 $f(x)=A+\alpha$．

这就证明了 $f(x)$ 等于它的极限 A 与一个无穷小 α 之和．

再证明充分性．

设 $f(x)=A+\alpha$，其中 A 是常数，α 是当 $x\to x_0$ 时的无穷小，于是 $|f(x)-A|=|\alpha|$．因为 α 是当 $x\to x_0$ 时的无穷小，所以 $\forall\varepsilon>0$，$\exists\delta>0$，使当 $0<|x-x_0|<\delta$ 时，有 $|\alpha|<\varepsilon$，即 $|f(x)-A|<\varepsilon$．

这就证明了 A 是 $f(x)$ 当 $x\to x_0$ 时的极限．

（二）无穷大量

当 $x\to x_0$（或 $x\to\infty$）时，对应的函数值的绝对值 $|f(x)|$ 无限增大，称 $f(x)$ 是 $x\to x_0$（或 $x\to\infty$）时的无穷大量，简称为无穷大．

例如，观察函数 $f(x)=\dfrac{1}{|x-1|}$，如图 1-19 所示，当 $x\to1$ 时函数值无限增大．因为，欲使 $|f(x)|$ 充分的大，只要 x 充分接近于 1；即只要 $|x-1|$ 充分的小（可以不妨设 $0<x<2$）．如 $\left|\dfrac{1}{x-1}\right|>3$，只要 $|x-1|<\dfrac{1}{3}$；$\left|\dfrac{1}{x-1}\right|>10^8$，只要 $|x-1|<10^{-8}$；$\left|\dfrac{1}{x-1}\right|>10^{100}$，只要 $|x-1|<10^{-100}$；…

一般对于任意大的正数 M，欲使 $\left|\dfrac{1}{x-1}\right|>M$，只要 $|x-1|<\dfrac{1}{M}$；记 $\delta=\dfrac{1}{M}$，则有 $|x-1|<\dfrac{1}{M}=\delta$ 时，$\left|\dfrac{1}{x-1}\right|>M$．

由此可得无穷大的精确定义．

定义 1-8　设函数 $f(x)$ 在 x_0 的某一去心邻域内有定义（或 $|x|$ 大于某一正数时有定义）．如果对于任意给定的正数 M（不论它多么大），总存在正数 δ（或正数 X），只要 x 适合不等式

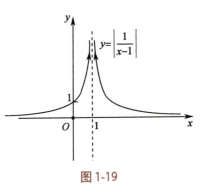

图 1-19

$0<|x-x_0|<\delta$（或 $|x|>X$），对应的函数值 $f(x)$ 总满足不等式 $|f(x)|>M$，那么称函数 $f(x)$ 是当 $x\to x_0$（或 $x\to\infty$）时的**无穷大量**，简称无穷大.

注意：

（1）无穷大不是数，不能与很大的数混为一谈；

（2）M 指任意大的正数，X,δ 只具有存在性；一般 M 越大，X 也越大，而 δ 则越小；

（3）按照函数极限的定义，当 $x\to x_0$（或 $x\to\infty$）时无穷大的函数 $f(x)$ 极限不存在，但是因为其变化趋势是绝对值越来越大，故习惯上称"函数极限为无穷大"，并记作 $\lim\limits_{x\to x_0} f(x)=\infty$ $\left[\text{或}\lim\limits_{x\to\infty} f(x)=\infty\right]$；如果在无穷大的定义中，把 $|f(x)|>M$ 换成 $f(x)>M$ $[$ 或 $f(x)<M]$，就记为 $\lim\limits_{\substack{x\to x_0 \\ (x\to\infty)}} f(x)=+\infty$ $\left[\text{或}\lim\limits_{\substack{x\to x_0 \\ (x\to\infty)}} f(x)=-\infty\right]$；

（4）若 $\lim\limits_{x\to x_0} f(x)=\infty$，则曲线 $y=f(x)$ 有一条竖直的渐近线：$x=x_0$；

（5）无穷大与无穷小和函数的极限状况有关，如 $f(x)=\dfrac{1}{1-x}$ 是 $x\to\infty$ 时的无穷小，但却是 $x\to 1$ 时的无穷大，可是当 $x\to 2$ 时，$f(x)=\dfrac{1}{x-1}$ 就不再是无穷大，也不是无穷小.

例 1-15 下列函数在什么趋向下是无穷小？在什么趋向下是无穷大？

（1）$f(x)=e^{-x}$；（2）$f(x)=\dfrac{x+1}{x-1}$.

解　（1）当 $x\to+\infty$ 时，$f(x)=e^{-x}$ 是无穷小；而当 $x\to-\infty$ 时，$f(x)=e^{-x}$ 是无穷大；

（2）当 $x\to-1$ 时，$f(x)=\dfrac{x+1}{x-1}$ 是无穷小；而当 $x\to+1$ 时，$f(x)=\dfrac{x+1}{x-1}$ 是无穷大.

因此，无穷大与无穷小之间存在一种简单的关系.

定理 1-10　在自变量的同一变化过程中，如果函数 $f(x)$ 为无穷大，那么函数 $\dfrac{1}{f(x)}$ 为无穷小；反之，如果函数 $f(x)$ 为无穷小，且 $f(x)\neq 0$，那么函数 $\dfrac{1}{f(x)}$ 为无穷大.

证　设 $f(x)\neq 0$ 且 $f(x)$ 是 $x\to x_0$ 时的无穷小，即 $\lim\limits_{x\to x_0} f(x)=0$，从而对于任意大的正数 M，取 $\varepsilon=\dfrac{1}{M}$，则 $\exists\delta>0$，$0<|x-x_0|<\delta$ 时，有 $|f(x)|<\varepsilon$；即 $\left|\dfrac{1}{f(x)}\right|>\dfrac{1}{\varepsilon}=M$，所以 $\dfrac{1}{f(x)}$ 是当 $x\to x_0$ 时的无穷大.

反之，设 $f(x)$ 是 $x\to x_0$ 时的无穷大，即 $\lim\limits_{x\to x_0} f(x)=\infty$. $\forall\varepsilon>0$，对于 $M=\dfrac{1}{\varepsilon}$，$\exists\delta>0$，当 $0<|x-x_0|<\delta$ 时，有 $|f(x)|>M$，即 $\left|\dfrac{1}{f(x)}\right|<\dfrac{1}{M}=\varepsilon$，所以 $\dfrac{1}{f(x)}$ 是当 $x\to x_0$ 时的无穷小.

点滴积累

无论无穷小还是无穷大，它们都是相应于某一变化过程而言的. 另外，它们都是变量，任何很小的常数（零除外）或任何很大的常数都不能称为无穷小或无穷大.

1. 在 $\lim\limits_{x \to x_0} f(x) = A$ 中，x 能否取 x_0？$f(x)$ 能否取值 A？

2. 无穷小量是否是 0？0 是否是无穷小量？

练习题 1-2

1. 下列各题中，哪些数列收敛？哪些数列发散？对于收敛数列，观察它的变化趋势，写出极限：

(1) $\left\{ \dfrac{1}{2^n} \right\}$；   (2) $\left\{ (-1)^n \dfrac{1}{n} \right\}$；

(3) $\left\{ 2 + \dfrac{1}{n^2} \right\}$；   (4) $\left\{ \dfrac{n-1}{n+1} \right\}$；

(5) $\{ (-1)^n n \}$；   (6) $\left\{ \dfrac{2^n - 1}{3^n} \right\}$；

(7) $\left\{ n - \dfrac{1}{n} \right\}$；   (8) $\left\{ \left[(-1)^n + 1 \right] \dfrac{n+1}{n} \right\}$.

2. 无界数列是否一定发散？有界数列是否一定收敛？

3. 对图 1-20 所示的函数 $f(x)$，求下列极限，如果极限不存在，说明理由.

(1) $\lim\limits_{x \to -2} f(x)$；   (2) $\lim\limits_{x \to -1} f(x)$；   (3) $\lim\limits_{x \to 0} f(x)$.

4. 对图 1-21 所示的函数 $f(x)$，下列陈述哪些是对的，哪些是错的？说明理由.

(1) $\lim\limits_{x \to 0} f(x)$ 不存在；   (2) $\lim\limits_{x \to 0} f(x) = 0$；

(3) $\lim\limits_{x \to 0} f(x) = 1$；   (4) $\lim\limits_{x \to 1} f(x) = 0$；

(5) $\lim\limits_{x \to 1} f(x)$ 不存在；   (6) 对每个 $x_0 \in (-1, 1)$，$\lim\limits_{x \to x_0} f(x)$ 存在.

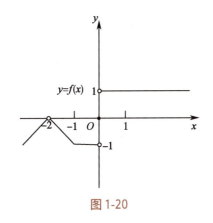

图 1-20

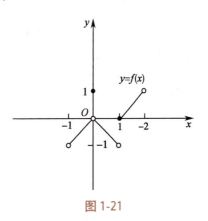

图 1-21

5. 两个无穷小的商是否一定是无穷小？举例说明之.

6. 求下列极限，并说明理由：

(1) $\lim\limits_{x \to \infty} \dfrac{2x + 1}{x}$；   (2) $\lim\limits_{x \to 0} \dfrac{1 - x^2}{1 - x}$.

7. 求函数 $f(x) = \dfrac{4}{2 - x^2}$ 的图形的渐进线.

8. 一根长度为 a 的木棍, 第一次截去 $\dfrac{1}{2^2}$, 第二次截去剩余部分的 $\dfrac{1}{3^2}$, 第三次截去剩余部分的 $\dfrac{1}{4^2}$, …, 如此继续下去, 最后木棍剩余多长?

第三节　极限的运算法则

本节我们将继续探讨无穷小的性质, 并在此基础上讨论极限的求法, 建立极限的四则运算法则和复合函数的极限运算法则, 运用这些法则, 可以求某些函数的极限, 并进行无穷小量的比较和判断无穷小的阶. 在后续的讨论中, 若符号 "lim" 下面没有标明自变量的变化过程, 表示该定理对 $x \to x_0$ 及 $x \to \infty$ 都成立.

一、无穷小的性质

定理 1-11　两个无穷小的和是无穷小.

证　设 α 和 β 是当 $x \to x_0$ 时的两个无穷小, 而 $\gamma = \alpha + \beta$.

$\forall \varepsilon > 0$, 因为 α 是当 $x \to x_0$ 时的无穷小, 对于 $\dfrac{\varepsilon}{2} > 0$, $\exists \delta_1 > 0$, 当 $0 < |x - x_0| < \delta_1$ 时, 有 $|\alpha| < \dfrac{\varepsilon}{2}$ 成立.

同理, 因为 β 也是当 $x \to x_0$ 时的无穷小, 对于 $\dfrac{\varepsilon}{2} > 0$, $\exists \delta_2 > 0$, 当 $0 < |x - x_0| < \delta_2$ 时, 有 $|\beta| < \dfrac{\varepsilon}{2}$ 成立.

取 $\delta = \min\{\delta_1, \delta_2\}$, 则当 $0 < |x - x_0| < \delta$ 时, $|\alpha| < \dfrac{\varepsilon}{2}$ 与 $|\beta| < \dfrac{\varepsilon}{2}$ 同时成立, 从而 $|\gamma| = |\alpha + \beta| \leq |\alpha| + |\beta| < \dfrac{\varepsilon}{2} + \dfrac{\varepsilon}{2} = \varepsilon$. 这就证明了 γ 也是当 $x \to x_0$ 时的无穷小.

用数学归纳法可证: 有限个无穷小的和仍然是无穷小.

定理 1-12　有界函数与无穷小的乘积是无穷小.

证　设函数 $g(x)$ 在 x_0 的某一去心邻域 $\overset{\circ}{U}(x_0, \delta)$ 内是有界的, 函数 $f(x)$ 是当 $x \to x_0$ 时的无穷小.

考虑极限过程为 $x \to x_0$, 因为函数 $g(x)$ 有界, 则不等式 $|g(x)| \leq M$ 成立; 又因为 $f(x)$ 是 $x \to x_0$ 时的无穷小, 由定义, $\lim\limits_{x \to x_0} f(x) = 0 \Leftrightarrow \forall \varepsilon > 0$, $\exists \delta > 0$, $0 < |x - x_0| < \delta$ 时, 不等式 $|f(x)| < \dfrac{\varepsilon}{M}$ 成立; 即 $\forall \varepsilon > 0$, $\exists \delta > 0$, $0 < |x - x_0| < \delta$ 时, $|f(x) \cdot g(x)| = |f(x)| \cdot |g(x)| < \dfrac{\varepsilon}{M} \cdot M = \varepsilon$, 由此证得: $\lim\limits_{x \to x_0} f(x) \cdot g(x) = 0$, 即函数 $f(x) \cdot g(x)$ 是当 $x \to x_0$ 时的无穷小.

推论 1　常数与无穷小的乘积是无穷小.

推论 2　有限个无穷小的乘积是无穷小.

二、极限的四则运算法则

下面我们给出极限的四则运算法则:

定理 1-13　如果 $\lim f(x) = A$, $\lim g(x) = B$, 那么

(1) $\lim[f(x) \pm g(x)] = \lim f(x) \pm \lim g(x) = A \pm B$；

(2) $\lim[f(x) \cdot g(x)] = \lim f(x) \cdot \lim g(x) = A \cdot B$；

(3) $\lim \dfrac{f(x)}{g(x)} = \dfrac{\lim f(x)}{\lim g(x)} = \dfrac{A}{B}, (B \neq 0)$.

证　利用无穷小的定义、性质定理和推论,证明(1)如下:

因为 $\lim f(x) = A$,$\lim g(x) = B$,则有 $f(x) = A + \alpha$,$g(x) = B + \beta$,其中 α 及 β 是无穷小. 于是 $f(x) \pm g(x) = (A + \alpha) \pm (B + \beta) = (A \pm B) + (\alpha \pm \beta)$. 由无穷小的定理可知 $\alpha \pm \beta$ 是无穷小,由此可得 $\lim[f(x) + g(x)] = A \pm B = \lim f(x) \pm \lim g(x)$.

定理 1-13 中的(1)、(2)可推广到有限个函数的情形.

例如,如果 $\lim f(x)$,$\lim g(x)$,$\lim h(x)$ 都存在,则有
$$\lim[f(x) \pm g(x) \pm h(x)] = \lim f(x) \pm \lim g(x) \pm \lim h(x),$$
$$\lim[f(x) \cdot g(x) \cdot h(x)] = \lim f(x) \cdot \lim g(x) \cdot \lim h(x).$$

关于定理 1-13 中的(2)有如下推论:

推论 1　如果 $\lim f(x)$ 存在,而 c 为常数,那么 $\lim c \cdot f(x) = c \lim f(x)$.

这就是说,求极限时,常数因子可以提到极限号外面.

推论 2　如果 $\lim f(x)$ 存在,而 n 为正整数,那么 $\lim[f(x)]^n = [\lim f(x)]^n$.

知识链接

极限四则运算法则及推论的运用条件

运用极限四则运算法则及推论的前提条件:

1. 每个函数的极限都存在,商的运算法则中分母极限不为零;

2. 推论中的 c 与 n 都是与自变量无关的常数;

3. 参与求极限的函数为有限个.

关于数列,也有类似的极限四则运算法则,定理如下:

定理 1-14　设有数列 $\{x_n\}$ 和 $\{y_n\}$,如果 $\lim\limits_{n \to \infty} x_n = A$,$\lim\limits_{n \to \infty} y_n = B$,那么

(1) $\lim\limits_{n \to \infty}(x_n \pm y_n) = A \pm B$；

(2) $\lim\limits_{n \to \infty}(x_n \cdot y_n) = A \cdot B$；

(3) 当 $y_n \neq 0 (n = 1, 2, \cdots)$ 且 $B \neq 0$ 时,$\lim\limits_{n \to \infty} \dfrac{x_n}{y_n} = \dfrac{A}{B}$.

定理 1-15　如果 $\varphi(x) \geqslant \psi(x)$,而 $\lim \varphi(x) = A$,$\lim \psi(x) = B$,那么 $A \geqslant B$.

证　令 $f(x) = \varphi(x) - \psi(x)$,则 $f(x) \geqslant 0$. 根据极限的定理和推论,因为 $\lim f(x) = \lim[\varphi(x) - \psi(x)] = \lim \varphi(x) - \lim \psi(x) = A - B$,且 $\lim f(x) \geqslant 0$,所以 $A - B \geqslant 0$,即 $A \geqslant B$.

例 1-16　求极限 $\lim\limits_{x \to 1}(2x - 3)$.

解　$\lim\limits_{x \to 1}(2x - 3) = \lim\limits_{x \to 1} 2x - \lim\limits_{x \to 1} 3 = 2\lim\limits_{x \to 1} x - 3 = 2 \cdot 1 - 3 = -1$.

例 1-17　求极限 $\lim\limits_{x \to 1} \dfrac{x^2}{x+1}$.

解 $\lim\limits_{x\to 1}\dfrac{x^2}{x+1}=\dfrac{\lim\limits_{x\to 1}x^2}{\lim\limits_{x\to 1}(x+1)}=\dfrac{\left(\lim\limits_{x\to 1}x\right)^2}{\lim\limits_{x\to 1}x+\lim\limits_{x\to 1}1}=\dfrac{1^2}{1+1}=\dfrac{1}{2}.$

从上面两个例题可以看出,求有理整函数(多项式)或有理分式函数当 $x\to x_0$ 的极限时,只要把 x_0 代替函数中的 x 就可以了(对于有理分式函数,假定这样代入后分母不为零).

知识链接

多项式和有理分式函数的极限

设多项式 $f(x)=a_0x^n+a_1x^{n-1}+\cdots+a_n$,则有

$$\lim_{x\to x_0}f(x)=\lim_{x\to x_0}(a_0x^n+a_1x^{n-1}+\cdots+a_n)$$

$$=a_0\left(\lim_{x\to x_0}x\right)^n+a_1\left(\lim_{x\to x_0}x\right)^{n-1}+\cdots+\lim_{x\to x_0}a_n$$

$$=a_0x_0^n+a_1x_0^{n-1}+\cdots+a_n=f(x_0).$$

又设有理分式函数 $F(x)=\dfrac{P(x)}{Q(x)}$,其中 $P(x),Q(x)$ 都是多项式,于是

$$\lim_{x\to x_0}P(x)=P(x_0),\ \lim_{x\to x_0}Q(x)=Q(x_0);$$

如果 $Q(x_0)\neq 0$,那么

$$\lim_{x\to x_0}F(x)=\lim_{x\to x_0}\frac{P(x)}{Q(x)}=\frac{\lim\limits_{x\to x_0}P(x)}{\lim\limits_{x\to x_0}Q(x)}=\frac{P(x_0)}{Q(x_0)}=F(x_0).$$

例 1-18 求极限 $\lim\limits_{x\to 3}\dfrac{x-3}{x^2-9}$.

解 当 $x\to 3$ 时,分子和分母的极限都为零,因此分子、分母不能分别取极限. 因分子和分母有公因子 $x-3$,而 $x\to 3$ 时,$x\neq 3$,$x-3\neq 0$,可约去这个不为零的公因子.

$$\lim_{x\to 3}\frac{x-3}{x^2-9}=\lim_{x\to 3}\frac{x-3}{(x-3)(x+3)}=\lim_{x\to 3}\frac{1}{x+3}=\frac{1}{6}.$$

例 1-19 求极限 $\lim\limits_{x\to 1}\dfrac{2x-3}{x^2-5x+4}$.

解 因为分母的极限 $\lim\limits_{x\to 1}(x^2-5x+4)=1^2-5\cdot 1+4=0$,不能应用商的极限的运算法则,但是 $\lim\limits_{x\to 1}\dfrac{x^2-5x+4}{2x-3}=\dfrac{1^2-5\cdot 1+4}{2\cdot 1-3}=0$,由无穷小与无穷大的关系定理可得 $\lim\limits_{x\to 1}\dfrac{2x-3}{x^2-5x+4}=\infty$.

例 1-20 求极限 $\lim\limits_{x\to\infty}\dfrac{5x^5+3x^2+4x-1}{3x^5-2x^4+x^3-2}$.

解 先用 x^5 去除分母和分子,然后求极限:

$$\lim_{x\to\infty}\frac{5x^5+3x^2+4x-1}{3x^5-2x^4+x^3-2}=\lim_{x\to\infty}\frac{5+\dfrac{3}{x^3}+\dfrac{4}{x^4}-\dfrac{1}{x^5}}{3-\dfrac{2}{x}+\dfrac{1}{x^2}-\dfrac{2}{x^5}}=\frac{5}{3}.$$

例 1-21 求极限 $\lim\limits_{x\to\infty}\dfrac{3x^2+4x-1}{2x^4+x^3-2}$.

解 先用 x^4 去除分母和分子,然后求极限:

$$\lim\limits_{x\to\infty}\frac{3x^2+4x-1}{2x^4+x^3-2}=\lim\limits_{x\to\infty}\frac{\dfrac{3}{x^2}+\dfrac{4}{x^3}-\dfrac{1}{x^4}}{2+\dfrac{1}{x}-\dfrac{2}{x^4}}=\frac{0}{2}=0.$$

由例 1-21 可得: $\lim\limits_{x\to\infty}\dfrac{2x^4+x^3-2}{3x^2+4x-1}=\infty$.

注意 当 $x\to\infty$ 时,对于有理函数有如下结论($a_0\neq 0, b_0\neq 0$, m 和 n 为非负整数):

$$\lim\limits_{x\to\infty}\frac{a_0x^n+a_1x^{n-1}+\cdots+a_{n-1}x+a_n}{b_0x^m+b_1x^{m-1}+\cdots+b_{m-1}x+b_m}=\begin{cases}0 & n<m,\\[2mm]\dfrac{a_0}{b_0} & n=m,\\[2mm]\infty & n>m,\end{cases}$$

利用此结论,对于上述类型的极限,均可以直接写出结果,如

$$\lim\limits_{x\to\infty}\frac{5x^5+3x^2+4x-1}{3x^5-2x^4+x^3-2}=\frac{5}{3},$$

$$\lim\limits_{x\to\infty}\frac{3x^3+3x^2-1}{x^5+3x^4+x-2}=0,$$

$$\lim\limits_{x\to\infty}\frac{8x^7+3x^5-1}{4x^6-2x^4-2}=\infty.$$

例 1-22 求极限 $\lim\limits_{x\to\infty}\dfrac{(3x^4+2x^2+x+6)^3(2x^2-3)^9}{(5x^6-4x^3+7)^4(x^3-1)^2}$.

解 $\lim\limits_{x\to\infty}\dfrac{(3x^4+2x^2+x+6)^3(2x^2-3)^9}{(5x^6-4x^3+7)^4(x^3-1)^2}=\lim\limits_{x\to\infty}\dfrac{3^3\cdot 2^9\cdot x^{30}+\cdots}{5^4\cdot x^{30}+\cdots}=\dfrac{3^3\cdot 2^9}{5^4}.$

定理 1-16(复合函数的极限运算法则) 设函数 $y=f[g(x)]$ 是由函数 $u=g(x)$ 与函数 $y=f(u)$ 复合而成,$f[g(x)]$ 在点 x_0 的某一去心邻域内有定义,若 $\lim\limits_{x\to x_0}g(x)=u_0$, $\lim\limits_{u\to u_0}f(u)=A$,且存在 $\delta_0>0$,当 $x\in\overset{\circ}{U}(x_0,\delta_0)$ 时,有 $g(x)\neq u_0$,则

$$\lim\limits_{x\to x_0}f[g(x)]=\lim\limits_{u\to u_0}f(u)=A.$$

定理 1-16 表示,如果函数 $g(x)$ 和 $f(u)$ 满足该定理的条件,那么作代换 $u=g(x)$ 可以把求 $\lim\limits_{x\to x_0}f[g(x)]$ 化为求 $\lim\limits_{u\to u_0}f(u)$,这里 $u_0=\lim\limits_{x\to x_0}g(x)$.

三、两个重要极限

下面讨论判定极限存在的两个准则,以及作为准则应用的例子,我们将探讨两个重要极限:

$$\lim\limits_{x\to 0}\frac{\sin x}{x}=1 \quad \text{与} \quad \lim\limits_{x\to\infty}\left(1+\frac{1}{x}\right)^x=\mathrm{e} \ \left[\text{或}\lim\limits_{x\to 0}(1+x)^{\frac{1}{x}}=\mathrm{e}\right].$$

(一)极限的存在准则 I 及重要极限 $\lim\limits_{x\to 0}\dfrac{\sin x}{x}=1$

准则 I(数列极限的夹逼准则) 如果有数列 $\{x_n\}$, $\{y_n\}$, $\{z_n\}$ 满足下列条件

(1) 从某项起, 即 $\exists n_0 \in N_+$, 当 $n > n_0$ 时, 有
$$y_n \leqslant x_n \leqslant z_n;$$

(2) $\lim\limits_{n \to \infty} y_n = a$, $\lim\limits_{n \to \infty} z_n = a$,

那么数列 $\{x_n\}$ 有极限存在, 并且收敛于 a, 即 $\lim\limits_{n \to \infty} x_n = a$.

证 根据数列极限的定义,

$$\begin{cases} \lim\limits_{n \to \infty} y_n = a \\ \lim\limits_{n \to \infty} z_n = a \end{cases} \forall \varepsilon > 0, \begin{matrix} \exists 正整数 N_1, n > N_1, |y_n - a| < \varepsilon, \\ \exists 正整数 N_2, n > N_2, |z_n - a| < \varepsilon, \end{matrix}$$

即 $\forall \varepsilon > 0, \exists 正整数 N = \max\{N_1, N_2\}$, 当 $n > N$ 时, 有 $n > N_1 、 N_2$, 从而 $|y_n - a| < \varepsilon$, 与 $|z_n - a| < \varepsilon$ 同时成立; 即 $a - \varepsilon < y_n < a + \varepsilon$, $a - \varepsilon < z_n < a + \varepsilon$ 同时成立, 则 $a - \varepsilon < y_n \leqslant x_n \leqslant z_n < a + \varepsilon$, 从而有 $|x_n - a| < \varepsilon$, 证得: $\lim\limits_{n \to \infty} x_n = a$.

上述数列极限存在准则可以推广到函数的极限:

准则 I'（函数极限的夹逼准则） 如果

(1) 当 $x \in \overset{\circ}{U}(x_0, r)$ [或 $|x| > M$] 时, 有 $g(x) \leqslant f(x) \leqslant h(x)$;

(2) $\lim\limits_{\substack{n \to x_0 \\ (x \to \infty)}} g(x) = A$, $\lim\limits_{\substack{n \to x_0 \\ (x \to \infty)}} h(x) = A$,

那么函数 $f(x)$ 极限存在, 并且等于 A, 即 $\lim\limits_{\substack{n \to x_0 \\ (x \to \infty)}} f(x) = A$.

证 考虑极限过程 $x \to x_0$ 这一情形, 由 $\lim\limits_{x \to x_0} g(x) = A$, $\lim\limits_{x \to x_0} h(x) = A$ 有

$$\forall \varepsilon > 0, \exists \delta_1 > 0, 当 0 < |x - x_0| < \delta_1 时, |g(x) - A| < \varepsilon;$$

$$\forall \varepsilon > 0, \exists \delta_2 > 0, 当 0 < |x - x_0| < \delta_2 时, |h(x) - A| < \varepsilon.$$

取 $\delta = \min\{\delta_1, \delta_2\}$, 则当 $0 < |x - x_0| < \delta$ 时, $|g(x) - A| < \varepsilon$ 与 $|h(x) - A| < \varepsilon$ 同时成立, 即同时有 $A - \varepsilon < g(x) < A + \varepsilon$ 和 $A - \varepsilon < h(x) < A + \varepsilon$, 利用条件可得

$$A - \varepsilon < g(x) < f(x) < h(x) < A + \varepsilon,$$

从而, $|f(x) - A| < \varepsilon$, 证得 $\lim\limits_{x \to x_0} f(x) = A$.

作为准则 I' 的应用, 我们来研究一个重要极限:

$$\lim_{x \to 0} \frac{\sin x}{x} = 1$$

证 函数 $\dfrac{\sin x}{x}$ 对于一切 $x \neq 0$ 时都有定义.

作单位圆, 取其四分之一, 如图 1-22 所示, 设圆心角 $\angle AOB = x \left(0 < x < \dfrac{\pi}{2}\right)$, 点 A 处的切线与 OB 的延长线相交于 D, 又 $BC \perp OA$, 则

$$\sin x = CD, \quad x = \overset{\frown}{AB}, \quad \tan x = AD.$$

因为面积之间有不等式: $S_{\triangle AOB} < S_{扇 AOB} < S_{\triangle AOD}$,

且由于 $S_{\triangle AOB} = \dfrac{1}{2} \sin x$, $S_{扇 AOB} = \dfrac{1}{2} x$, $S_{\triangle AOD} = \dfrac{1}{2} \tan x$, 则有

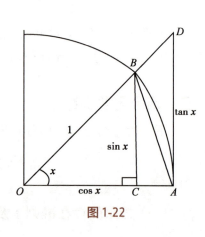

图 1-22

$$\frac{1}{2}\sin x < \frac{1}{2}x < \frac{1}{2}\tan x, \text{ 即 } \sin x < x < \tan x.$$

由 $\sin x > 0$，两端同时除以 $\sin x$，$1 < \dfrac{x}{\sin x} < \dfrac{1}{\cos x}$，或 $\cos x < \dfrac{\sin x}{x} < 1$.

上述不等式对 $-\dfrac{\pi}{2} < x < 0$ 也成立，即对 $0 < |x| < \dfrac{\pi}{2}$，均有 $\cos x < \dfrac{\sin x}{x} < 1$，如果我们能证明 $\lim\limits_{x \to 0}\cos x = 1$，那么利用函数的夹逼准则可证得极限 $\lim\limits_{x \to 0}\dfrac{\sin x}{x} = 1$.

事实上，当 $0 < |x| < \dfrac{\pi}{2}$ 时，

$$0 < |\cos x - 1| = 1 - \cos x = 2\sin^2\frac{x}{2} < 2\left(\frac{x}{2}\right)^2 = \frac{x^2}{2}, \text{ 即 } 0 < 1 - \cos x < \frac{x^2}{2}.$$

当 $x \to 0$ 时，$\dfrac{x^2}{2} \to 0$，由准则 I' 有 $\lim\limits_{x \to 0}(1 - \cos x) = 0$，所以 $\lim\limits_{x \to 0}\cos x = 1$.

因为 $\lim\limits_{x \to 0}\cos x = 1$，$\lim 1 = 1$，所以则由夹逼准则，可得 $\lim\limits_{x \to 0}\dfrac{\sin x}{x} = 1$，如图 1-23 所示.

例 1-23　求极限 $\lim\limits_{x \to 0}\dfrac{\tan x}{x}$.

解　$\lim\limits_{x \to 0}\dfrac{\tan x}{x} = \lim\limits_{x \to 0}\dfrac{1}{x} \cdot \dfrac{\sin x}{\cos x} = \lim\limits_{x \to 0}\dfrac{\sin x}{x} \cdot \dfrac{1}{\cos x} = 1.$

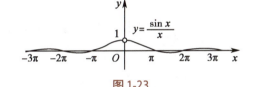

图 1-23

例 1-24　求极限 $\lim\limits_{x \to 0}\dfrac{1 - \cos^2 x}{x^2}$.

解　$\lim\limits_{x \to 0}\dfrac{1 - \cos x}{x^2} = \lim\limits_{x \to 0}\dfrac{\sin^2 x}{x^2(1 + \cos x)} = \lim\limits_{x \to 0}\left(\dfrac{\sin x}{x}\right)^2 \dfrac{1}{1 + \cos x} = \dfrac{1}{2}.$

例 1-25　求极限 $\lim\limits_{x \to 0}\dfrac{\tan^m x}{\sin x^m}$.

解　$\lim\limits_{x \to 0}\dfrac{\tan^m x}{\sin x^m} = \lim\limits_{x \to 0}\dfrac{\tan^m x}{x^m} \cdot \dfrac{x^m}{\sin x^m} = \lim\limits_{x \to 0}\left(\dfrac{\tan x}{x}\right)^m \left(\dfrac{x^m}{\sin x^m}\right) = 1.$

例 1-26　求极限 $\lim\limits_{x \to a}\dfrac{\sin x - \sin a}{x - a}$.

解　$\lim\limits_{x \to a}\dfrac{\sin x - \sin a}{x - a} = \lim\limits_{x \to a}\dfrac{1}{x - a}\left(2\cos\dfrac{x + a}{2}\sin\dfrac{x - a}{2}\right)$

$$= \lim\limits_{x \to a}\cos\dfrac{x + a}{2} \cdot \dfrac{\sin\dfrac{x - a}{2}}{\dfrac{x - a}{2}} = \cos a.$$

（二）极限的存在准则 II 及重要极限 $\lim\limits_{x \to \infty}(1 + \dfrac{1}{x})^x = \mathrm{e}$

准则 II　单调有界数列必有极限.

根据准则 II 再结合前面所讨论的收敛数列的性质，我们得出结论：收敛数列一定有界，有界的数列却不一定收敛；但是如果数列不仅有界，而且单调，那么这个数列的极限必定存在，也就是这个数列一定收敛.

单调有界数列必有极限的证明

知识链接

设数列 $\{y_n\}$ 是单调递增的，则所有 y_n 的集合 E 一定是上方有界的非空的，其上确界一定存在，设为 $M = \sup E$，$\forall n$，$y_n \leqslant M$；另一方面，$\forall \varepsilon > 0$，$M' = M - \varepsilon < M$，由于 M 是上确界，在 E 中必然有某个 y_N 满足：$y_N > M'$. 由数列的单调递增性，当 $n > N$ 时，必有 $y_n > y_N > M'$，即 $n > N$ 时，$M - \varepsilon = M' < y_N < y_n \leqslant M < M + \varepsilon$，即 $|y_n - M| < \varepsilon$，证得 $\lim\limits_{n \to \infty} y_n = M$.

备注：证明中用到上确界、下确界的概念，可参考《数学分析》教材.

作为准则 Ⅱ 的应用，数列有极限，用 e 表示这一极限值则有 $\lim\limits_{n \to \infty}(1 + \frac{1}{n})^n = e$（e 是无理数，它的值是 e = 2.718 281 828 459 045…）. 利用这一结论，可以进一步得到重要极限：

$$\lim_{x \to \infty}(1 + \frac{1}{x})^x = e \text{ 或 } \lim_{x \to 0}(1 + x)^{\frac{1}{x}} = e.$$

下面，我们来讨论数列极限 $\lim\limits_{n \to \infty}(1 + \frac{1}{n})^n$.

设 $x_n = \left(1 + \frac{1}{n}\right)^n$，按照牛顿二项式定理，展开得：

$$x_n = \left(1 + \frac{1}{n}\right)^n$$

$$= 1 + \frac{n}{1!} \cdot \frac{1}{n} + \frac{n(n-1)}{2!} \cdot \frac{1}{n^2} + \frac{n(n-1)(n-2)}{3!} \cdot \frac{1}{n^3} + \cdots + \frac{n(n-1)\cdots(n-n+1)}{n!} \cdot \frac{1}{n^n}$$

$$= 1 + 1 + \frac{1}{2!} \cdot \left(1 - \frac{1}{n}\right) + \frac{1}{3!} \cdot \left(1 - \frac{1}{n}\right)\left(1 - \frac{2}{n}\right) + \cdots + \frac{1}{n!} \cdot \left(1 - \frac{1}{n}\right)\left(1 - \frac{2}{n}\right)\cdots\left(1 - \frac{n-1}{n}\right),$$

类似地，

$$x_{n+1} = 1 + 1 + \frac{1}{2!} \cdot \left(1 - \frac{1}{n+1}\right) + \frac{1}{3!} \cdot \left(1 - \frac{1}{n+1}\right)\left(1 - \frac{2}{n+1}\right) + \cdots +$$

$$\frac{1}{n!} \cdot \left(1 - \frac{1}{n+1}\right)\left(1 - \frac{2}{n+2}\right)\cdots\left(1 - \frac{n-1}{n+1}\right) + \frac{1}{(n+1)!} \cdot \left(1 - \frac{1}{n+1}\right)\left(1 - \frac{2}{n+2}\right)\cdots\left(1 - \frac{n}{n+1}\right).$$

比较以上两个展开式，可以看到除了前两项之外，x_n 的每一项都小于 x_{n+1} 的对应项，并且 x_{n+1} 还多了最后一项，其值大于 0，因此 $x_n < x_{n+1}$，因此数列 $\{x_n\}$ 是单调增加的，同时这个数列还是有界的，因为

$$x_{n+1} \leqslant 1 + \left(1 + \frac{1}{2!} + \frac{1}{3!} + \cdots + \frac{1}{n!}\right) \leqslant 1 + \left(1 + \frac{1}{2} + \frac{1}{2^2} + \cdots + \frac{1}{2^{n-1}}\right)$$

$$= 1 + \frac{1 - \frac{1}{2^n}}{1 - \frac{1}{2}} = 3 - \frac{1}{2^{n-1}} < 3.$$

根据极限准则 Ⅱ，这个数列 $\{x_n\}$ 的极限存在，通常用字母 e 来表示它，即 $\lim\limits_{n \to \infty}(1 + \frac{1}{n})^n = e$.

当 x 取实数并且 $x \to \infty$ 时，函数 $(1+\dfrac{1}{x})^x$ 的极限存在且等于 e，有 $\lim\limits_{x\to\infty}(1+\dfrac{1}{x})^x = e$. 利用复合函数的极限运算法则，可以推出 $\lim\limits_{x\to 0}(1+x)^{\frac{1}{x}} = e$.

注意 一般当 $\varphi(x) \to \infty$ 时，有 $\lim(1+\dfrac{1}{\varphi(x)})^{\varphi(x)} = e$；或者 $\varphi(x) \to 0$ 时，$\lim[1+\varphi(x)]^{\frac{1}{\varphi(x)}} = e$.

例 1-27 求极限 $\lim\limits_{n\to\infty}(1-\dfrac{1}{n})^n$.

解 $\lim\limits_{n\to\infty}(1-\dfrac{1}{n})^n = \lim\limits_{n\to\infty}\left[(1-\dfrac{1}{n})^{-n}\right]^{-1} = \lim\limits_{n\to\infty}\left[(1+\dfrac{1}{-n})^{-n}\right]^{-1} = \lim\limits_{n\to\infty}\dfrac{1}{(1+\dfrac{1}{-n})^{-n}} = \dfrac{1}{e}$.

例 1-28 求极限 $\lim\limits_{x\to\infty}(1+\dfrac{k}{x})^x$ （$k \neq 0$）.

解 $\lim\limits_{x\to\infty}(1+\dfrac{k}{x})^x = \lim\limits_{x\to\infty}\left[(1+\dfrac{k}{x})^{\frac{x}{k}}\right]^k = e^k$ （$k \neq 0$）.

例 1-29 求极限 $\lim\limits_{x\to 0}(\cos x)^{\frac{1}{\sin^2 x}}$.

解 $\lim\limits_{x\to 0}(\cos x)^{\frac{1}{\sin^2 x}} = \lim\limits_{x\to 0}(\sqrt{1-\sin^2 x})^{\frac{1}{\sin^2 x}} = \lim\limits_{x\to 0}(1-\sin^2 x)^{\frac{1}{2\sin^2 x}}$

$\qquad = \lim\limits_{x\to 0}\left[(1-\sin^2 x)^{-\frac{1}{\sin^2 x}}\right]^{-\frac{1}{2}} = e^{-\frac{1}{2}}$.

例 1-30 求极限 $\lim\limits_{x\to\infty}(\dfrac{x^2+1}{x^2+2})^{2x^2+1}$.

解 $\lim\limits_{x\to\infty}(\dfrac{x^2+1}{x^2+2})^{2x^2+1} = \lim\limits_{x\to\infty}\dfrac{(1+\dfrac{1}{x^2})^{2x^2+1}}{(1+\dfrac{2}{x^2})^{2x^2+1}} = \lim\limits_{x\to\infty}\dfrac{\left[(1+\dfrac{1}{x^2})^{x^2}\right]^2 \cdot (1+\dfrac{1}{x^2})}{\left[(1+\dfrac{2}{x^2})^{\frac{x^2}{2}}\right]^4 \cdot (1+\dfrac{2}{x^2})} = \dfrac{e^2}{e^4} = e^{-2}$.

例 1-31 求极限 $\lim\limits_{x\to e}\dfrac{\ln x - 1}{x - e}$.

解 令 $x - e = t$，则 $x = e + t$；当 $x \to e$ 时，$t \to 0$；

$\qquad \lim\limits_{x\to e}\dfrac{\ln x - 1}{x - e} = \lim\limits_{t\to 0}\dfrac{\ln(e+t) - 1}{t} = \lim\limits_{t\to 0}\dfrac{1}{t} \cdot \left[\ln(e+t) - \ln e\right] = \lim\limits_{t\to 0}\dfrac{1}{t} \cdot \ln(1+\dfrac{t}{e})$

$\qquad = \lim\limits_{t\to 0}\dfrac{1}{e} \cdot \ln(1+\dfrac{t}{e})^{\frac{e}{t}} = \dfrac{1}{e} \cdot \ln e = e^{-1}$.

相应于单调有界数列必有极限的准则，函数极限也有类似的准则，对于自变量的不同变化过程（$x \to x_0^-$，$x \to x_0^+$，$x \to -\infty$，$x \to +\infty$），准则有不同形式，以 $x \to x_0^-$ 为例，相应的准则如下：

准则 II' 设函数 $f(x)$ 在点 x_0 的某个左邻域内单调并且有界，则函数 $f(x)$ 在点 x_0 的左极限 $f(x_0^-)$ 必定存在.

知识链接

柯西极限存在准则

因为收敛的数列不一定单调，所以准则 II 所给出的单调有界是数列收敛的充分条件，而不是必要的，下面给出的柯西极限存在准则，它是数列收敛的充分必要条件．

柯西极限存在准则数列 $\{x_n\}$ 收敛的充分必要条件是：对于任意给定的正数 ε，存在正整数 N，使得当 $m>N$，$n>N$ 时，有 $|x_n-x_m|<\varepsilon$．

这个准则的几何意义表示，数列 $\{x_n\}$ 收敛的充分必要条件是：对于任意给定的正数 ε，在数轴上一切具有足够大号码的点 x_n 中，任意两点间的距离小于 ε．

柯西极限存在准则有时也叫作柯西审敛原理．

四、无穷小的比较与阶

观察 $x\to0$ 时，三个函数 $\sin x$，x^2，$1-\cos x$ 的极限，可以得到，这三个函数均为无穷小．但是 $\lim\limits_{x\to0}\dfrac{\sin x}{x^2}=\infty$；$\lim\limits_{x\to0}\dfrac{1-\cos x}{x^2}=\dfrac{1}{2}$；$\lim\limits_{x\to0}\dfrac{1-\cos x}{\sin x}=0$，反映了不同的无穷小趋向于零的"速度"有"快""慢"之分．

定义 1-9 在同一极限过程中，设 $\alpha=\alpha(x)$，$\beta=\beta(x)$ 均为无穷小，则

(1) 如果 $\lim\dfrac{\beta}{\alpha}=0$，称 β 是比 α 高阶的无穷小；记作 $\beta=o(\alpha)$；或称 α 是比 β 低阶的无穷小；

(2) 如果 $\lim\dfrac{\beta}{\alpha}=c$（$c\neq0$），称 β 与 α 为同阶无穷小；记作 $\beta=O(\alpha)$；

特别当 $c=1$ 时，即 $\lim\dfrac{\beta}{\alpha}=1$ 称 β 与 α 为等价无穷小，记作 $\beta\sim\alpha$；

(3) 如果 $\lim\dfrac{\beta}{\alpha^k}=c$（$c\neq0,k>0$），称 β 是 α 的 k 阶无穷小．

因 $\lim\limits_{x\to0}\dfrac{\sin x}{x}=1$，根据定义，$\sin x$ 与 x 是 $x\to0$ 时的等价无穷小，即 $\sin x\sim x$；又 $\lim\limits_{x\to0}\dfrac{1-\cos x}{x^2}=\dfrac{1}{2}$，$1-\cos x$ 与 x^2 为同阶无穷小，或 $1-\cos x$ 是 x 的二阶无穷小；由 $\lim\limits_{x\to0}\dfrac{1-\cos x}{\sin x}=0$，$1-\cos x=o(\sin x)$，（$x\to0$），或 $1-\cos x$ 是比 $\sin x$ 低阶的无穷小．

等价关系具有以下特性：
(1) **反身性**：$\alpha\sim\alpha$；
(2) **对称性**：如果 $\alpha\sim\beta$，则 $\beta\sim\alpha$；
(3) **传递性**：如果 $\alpha\sim\beta$，$\beta\sim\gamma$，则 $\alpha\sim\gamma$．

由 $\alpha\sim\beta$，$\beta\sim\gamma$，有 $\lim\dfrac{\alpha}{\beta}=1$，$\lim\dfrac{\beta}{\gamma}=1$，从而 $\lim\dfrac{\alpha}{\gamma}=\lim\dfrac{\alpha}{\beta}\cdot\dfrac{\beta}{\gamma}=1$，即 $\alpha\sim\gamma$．

无穷小的等价代换简称等价代换．

定理 1-17 设 α，α'，β，β' 是同一极限过程中的无穷小，且满足 $\alpha\sim\alpha'$，$\beta\sim\beta'$，及 $\lim\dfrac{\alpha'}{\beta'}$ 存在或为无穷大，则：$\lim\dfrac{\alpha}{\beta}=\lim\dfrac{\alpha'}{\beta'}$．

证
$$\lim\dfrac{\alpha}{\beta}=\lim\dfrac{\alpha}{\alpha'}\cdot\dfrac{\alpha'}{\beta'}\cdot\dfrac{\beta'}{\beta}=\lim\dfrac{\alpha}{\alpha'}\cdot\lim\dfrac{\alpha'}{\beta'}\cdot\lim\dfrac{\beta'}{\beta}=\lim\dfrac{\alpha'}{\beta'}．$$

注意 (1) 利用定理 1-17 求无穷小的商的极限时，可将分子、分母通过等价代换，把函数化简后再求极限；

（2）由等价关系的反身性，等价代换可以只对分子或分母进行，即：

$$\lim \frac{\alpha}{\beta} = \lim \frac{\alpha'}{\beta} = \lim \frac{\alpha}{\beta'},$$

也可以只对部分乘积因子进行；

（3）对于加、减中的每一项不能分别作代换；

（4）常用的几个等价代换公式：当 $x \to 0$ 时，

$$\sin x \sim x, \qquad \tan x \sim x, \qquad \arcsin x \sim x, \qquad \arctan x \sim x,$$

$$1 - \cos x \sim \frac{x^2}{2}, \quad \sqrt[n]{1+x} - 1 \sim \frac{x}{n}, \quad \ln(1+x) \sim x, \qquad \mathrm{e}^x - 1 \sim x;$$

（5）等价代换公式可以推广：如当 $\varphi(x) \to 0$ 时，有

$$\sin \varphi(x) \sim \varphi(x),$$

$$\sqrt[n]{1+\varphi(x)} - 1 \sim \frac{\varphi(x)}{n}.$$

五、极限在医药学上的应用

极限的理论及其运算在医药学中也有广泛的应用.

例如，药物的治疗作用一般与血液中的药物浓度（称为：血药浓度）有关，设静脉注射药物后，每一瞬时血药排泄浓度与在该瞬时的血药浓度成正比，若比例系数为 k，药物静脉注射后到达扩散平衡时的血药浓度为 C_0（这时 $t=0$），经过 $t=T$ 时间后，血药浓度 $C(T)$ 是多少？

先把从 0 到 T 这段时间等分成 n 个时间间隔：

$$0, \frac{T}{n}, \frac{2T}{n}, \frac{3T}{n}, \cdots, \frac{(n-1)T}{n}, T;$$

当 n 充分大时，时间间隔 $\frac{T}{n}$ 很短，可以把在每一时间间隔的血药的排泄浓度看作与当时的血药浓度成正比，那么在第一小段时间内的排泄浓度为 $kC_0\frac{T}{n}$，剩余的血药浓度为

$$C_1 = C_0 - kC_0\frac{T}{n} = C_0\left(1 - k\frac{T}{n}\right);$$

再把第二小段时间内的排泄浓度视为 $kC_1\frac{T}{n}$，剩余的血药浓度为

$$C_2 = C_1 - kC_1\frac{T}{n} = C_1\left(1 - k\frac{T}{n}\right) = C_0\left(1 - k\frac{T}{n}\right)^2;$$

同理，可取得各小段时间内的排泄血药浓度及剩余的血药浓度为

$$C_n = C_{n-1} - kC_{n-1}\frac{T}{n} = C_{n-1}\left(1 - k\frac{T}{n}\right) = C_0\left(1 - k\frac{T}{n}\right)^n;$$

如果时间间隔分得越多，得到的结果就越精确. 当时间无限细分，即 $n \to \infty$ 时，可得到 $t=T$ 时的血药浓度为

$$C(T) = \lim_{n \to \infty} C_0\left(1 - k\frac{T}{n}\right)^n = C_0 \lim_{n \to \infty}\left[\left(1 - k\frac{T}{n}\right)^{-\frac{n}{kT}}\right]^{-kT}$$

$$= C_0 \left[\lim_{n \to \infty} \left(1 - \frac{kT}{n} \right)^{-\frac{n}{kT}} \right]^{-kT} = C_0 e^{-kT}.$$

点滴积累

求函数的极限常用方法：

1. 极限的四则运算法则及其推论；

2. 多项式与分式函数代入法求极限；

3. 消去零因子法求极限；

4. 无穷小因子分出法求极限；

5. 利用无穷小运算性质求极限；

6. 利用左右极限求分段函数极限；

7. 复合函数极限运算法则（利用复合函数的连续性）；

8. 利用夹逼准则求极限.

思考题

1. 若 $\lim_{n \to \infty} x_n = 1$，则 $\lim_{n \to \infty} \dfrac{x_{n-1} + x_n + x_{n+1}}{3} = ?$

2. 无穷小可以通过它们比值的极限来比较其趋于零的快慢程度，无穷大是否也可以用类似的方法比较它们趋于无穷大的快慢程度呢？

练习题 1-3

1. 计算下列极限：

(1) $\lim\limits_{x \to 2} \dfrac{x^2 + 5}{x - 3}$；

(2) $\lim\limits_{x \to \sqrt{3}} \dfrac{x^2 - 3}{x^2 + 1}$；

(3) $\lim\limits_{x \to 1} \dfrac{x^2 - 2x + 1}{x^2 - 1}$；

(4) $\lim\limits_{x \to 0} \dfrac{4x^3 - 2x^2 + x}{3x^2 + 2x}$；

(5) $\lim\limits_{h \to 0} \dfrac{(x + h)^2 - x^2}{h}$；

(6) $\lim\limits_{x \to \infty} \left(2 - \dfrac{1}{x} + \dfrac{1}{x^2} \right)$；

(7) $\lim\limits_{x \to \infty} \dfrac{x^2 - 1}{2x^2 - x - 1}$；

(8) $\lim\limits_{x \to \infty} \dfrac{x^2 + x}{x^4 - 3x^2 + 1}$；

(9) $\lim\limits_{x \to 4} \dfrac{x^2 - 6x + 8}{x^2 - 5x + 4}$；

(10) $\lim\limits_{x \to \infty} \left(1 + \dfrac{1}{x} \right) \left(2 - \dfrac{1}{x^2} \right)$.

2. 计算下列极限：

(1) $\lim\limits_{x \to 2} \dfrac{x^3 + 2x^2}{(x - 2)^2}$；

(2) $\lim\limits_{x \to \infty} \dfrac{x^2}{2x + 1}$；

(3) $\lim\limits_{x \to \infty} (2x^3 - x + 1)$.

3. 计算下列极限:

(1) $\lim\limits_{x \to 0} x^2 \sin \dfrac{1}{x}$;　　　　　(2) $\lim\limits_{x \to \infty} \dfrac{\arctan x}{x}$.

4. 利用极限存在准则证明: $\lim\limits_{n \to \infty} \sqrt{1 + \dfrac{1}{n}} = 1$.

5. 计算下列极限:

(1) $\lim\limits_{x \to 0} \dfrac{\sin \omega x}{x}$;　　　　　(2) $\lim\limits_{x \to 0} \dfrac{\tan 3x}{x}$;

(3) $\lim\limits_{x \to 0} \dfrac{\sin 2x}{\sin 5x}$;　　　　　(4) $\lim\limits_{x \to 0} x \cot x$;

(5) $\lim\limits_{x \to 0} \dfrac{1 - \cos x}{x^2}$.

6. 计算下列极限:

(1) $\lim\limits_{x \to 0} (1 - x)^{\frac{1}{x}}$;　　　　　(2) $\lim\limits_{x \to 0} (1 + 2x)^{\frac{1}{x}}$;

(3) $\lim\limits_{x \to \infty} \left(\dfrac{1 + x}{x} \right)^{2x}$.

7. 设 $\lim\limits_{x \to -1} \dfrac{x^3 - ax^2 - x + 4}{x + 1}$ 具有极限 b,求 a、b 的值.

第四节　函数的连续性

　　自然界中,有许多现象都具有这样的特点:如人的身高随着时间的变化而变化,当时间的变化很微小时,人的身高变化也很微小;在一年中,温度随时间而变化,当时间变化很微小时,温度的变化也很微小.这些现象的共同特点就是变化具有连续性.反映在数学上就是自变量的变化很小时,函数的变化也很小,即函数也具有连续性.下面我们就来讨论函数的连续性,给出函数连续的定义.

一、连续函数的定义

　　为了描述连续性,要引入增量的概念.设变量 u 从初值 u_1 变到终值 u_2,终值与初值的差 $u_2 - u_1$ 就叫作变量 u 的增量,记作 Δu,即 $\Delta u = u_2 - u_1$.增量 Δu 可以是正数,也可以是负数.当增量 Δu 为正时,变量 u 是增大的;当增量 Δu 为负时,变量 u 是减小的.

　　现在假定函数 $y = f(x)$ 在点 x_0 的某个邻域有定义,当自变量 x 在这个邻域内从 x_0 变到 $x_0 + \Delta x$ 时,函数值也相应地从 $f(x_0)$ 变到 $f(x_0 + \Delta x)$,因此函数值的对应增量为 $\Delta y = f(x_0 + \Delta x) - f(x_0)$,习惯上称 Δy 为函数的增量,如图 1-24 所示.

　　假如 x_0 不变而自变量的增量 Δx 变化时,相应地函数的增量 Δy 也要随着变化.如果当 Δx 趋于零时,函数的相应增量 Δy 也趋于零,那么就称函数 $y = f(x)$ 在点 x_0 处是连续的.

　　定义 1-10　设 $y = f(x)$ 在点 x_0 的某邻域 $U(x_0)$ 内有定义,给自变量 x 以增量 Δx,$x_0 + \Delta x \in U(x_0)$,有 $\Delta y = f(x_0 + \Delta x) - f(x_0)$ 为函数的增量,如果

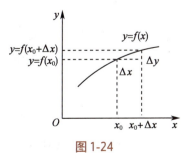

图 1-24

$$\lim_{\Delta x \to 0} \Delta y = \lim_{\Delta x \to 0} \left[f(x_0 + \Delta x) - f(x_0) \right] = 0,$$

那么称函数 $y = f(x)$ 在点 x_0 连续.

根据上面的定义,我们可以继续探讨得到如下结论:

(1) 函数 $y = f(x)$ 在点 x_0 连续 $\Leftrightarrow \lim\limits_{\Delta x \to 0} \Delta y = 0$ $\{\lim\limits_{\Delta x \to 0} [f(x_0 + \Delta x) - f(x_0)] = 0\}$;

(2) 若记 $x_0 + \Delta x = x$,则函数 $f(x)$ 在 x_0 点连续的定义可以改写为: $\lim\limits_{x \to x_0} f(x) = f(x_0)$,即极限值等于该点的函数值;

(3) 由 $\lim\limits_{x \to x_0} f(x) = f(x_0)$ 以及 $x_0 = \lim\limits_{x \to x_0} x$,有 $\lim\limits_{x \to x_0} f(x) = f(x_0) = f(\lim\limits_{x \to x_0} x)$,表明连续函数的函数符号与极限运算符号可以交换;

(4) $\lim\limits_{x \to x_0} f(x) = f(x_0)$ 的数学描述为: $\forall \varepsilon > 0, \exists \delta > 0$,当 $|x - x_0| < \delta$ 时,有 $|f(x) - f(x_0)| < \varepsilon$;

(5) 连续函数的图像是一条连续的不间断的曲线.

下面我们讨论左连续与右连续的概念.

如果 $\lim\limits_{x \to x_0^-} f(x) = f(x_0^-)$ 存在且等于 $f(x_0)$,即 $f(x_0^-) = f(x_0)$,那么就说函数 $y = f(x)$ 在点 x_0 左连续.

如果 $\lim\limits_{x \to x_0^+} f(x) = f(x_0^+)$ 存在且等于 $f(x_0)$,即 $f(x_0^+) = f(x_0)$,那么就说函数 $y = f(x)$ 在点 x_0 右连续.

在区间上每一点都连续的函数,叫作在该区间上的连续函数,或者说函数在该区间上连续.若函数 $f(x)$ 在 (a, b) 内每一点连续,称 $f(x)$ 在开区间 (a, b) 内连续;若函数 $f(x)$ 在 (a, b) 内连续,在左端点 $x = a$ 右连续,且在右端点 $x = b$ 左连续,则称 $f(x)$ 在闭区间 $[a, b]$ 上连续.

函数 $f(x)$ 在 x_0 点连续的充分必要条件是: $f(x)$ 在 x_0 点既左连续也右连续.左右连续的概念经常用在讨论分段函数在分界点的连续性.

例 1-32 证明函数 $f(x) = \sin x$ 在 $(-\infty, +\infty)$ 内连续.

证 $\forall x_0 \in (-\infty, +\infty)$,自变量的增量为 Δx,则

$$\Delta y = f(x_0 + \Delta x) - f(x_0) = \sin(x_0 + \Delta x) - \sin x_0 = 2\cos \frac{x_0 + 2\Delta x}{2} \cdot \sin \frac{\Delta x}{2}$$

$$0 \leqslant |\Delta y| = 2 \left| \cos \frac{x_0 + 2\Delta x}{2} \right| \cdot \left| \sin \frac{\Delta x}{2} \right| \leqslant 2 \cdot \left| \sin \frac{\Delta x}{2} \right| \leqslant |\Delta x|.$$

由夹逼准则: $\lim\limits_{\Delta x \to 0} |\Delta y| = 0$,即有 $\lim\limits_{\Delta x \to 0} \Delta y = 0$.表明函数 $y = f(x) = \sin x$ 在 x_0 点连续,由 $x_0 \in (-\infty, +\infty)$ 的任意性, $f(x) = \sin x$ 在 $(-\infty, +\infty)$ 内连续.同理可以证明, $f(x) = \cos x$ 在 $(-\infty, +\infty)$ 内也是处处连续.

例 1-33 a 为何值时,函数 $f(x) = \begin{cases} x + a & x \leqslant 0 \\ \cos x & x > 0 \end{cases}$,在 $x = 0$ 点连续.

解 一般地,若 x_0 是分段函数的分界点,且在点 x_0 的两侧函数有不同的表达式,讨论函数在 x_0 的连续性时,应求出:右极限 $\lim\limits_{x \to x_0^+} f(x)$,左极限 $\lim\limits_{x \to x_0^-} f(x)$ 以及函数值 $f(x_0)$,三者相等,则函数在 x_0 点连续.

$$f(0) = a, \quad \lim_{x \to 0^-} f(x) = \lim_{x \to 0^-} (x + a) = a, \quad \lim_{x \to 0^+} f(x) = \lim_{x \to 0^+} \cos x = 1.$$

三者相等则函数在 $x = 0$ 连续,即 $a = 1$ 时, $f(x)$ 在 $x = 0$ 连续.

函数 $f(x)$ 在 x_0 处连续的三个条件

设函数 $f(x)$ 在点 x_0 的某一邻域内有定义,如果

(1) 函数 $f(x)$ 在 x_0 处有定义;

(2) 函数 $f(x)$ 在 x_0 处的极限 $\lim\limits_{x \to x_0} f(x)$ 存在;

(3) 函数 $f(x)$ 在 x_0 处的极限 $\lim\limits_{x \to x_0} f(x)$ 等于该点的函数值,即 $\lim\limits_{x \to x_0} f(x) = f(x_0)$,这三个条件都满足,那么函数 $f(x)$ 在点 x_0 连续.

二、函数的间断点及其分类

函数的不连续点称为函数的间断点. 设函数 $f(x)$ 在 x_0 的某去心邻域内有定义,如果 $f(x)$ 符合下列条件之一,则 $f(x)$ 在 x_0 点不连续,称 x_0 为函数 $f(x)$ 的一个间断点.

(1) $f(x)$ 在 x_0 点无定义;

(2) $f(x)$ 在 x_0 点有定义,但极限 $\lim\limits_{x \to x_0} f(x)$ 不存在;

(3) $f(x)$ 在 x_0 点有定义,且极限 $\lim\limits_{x \to x_0} f(x)$ 也存在,但 $\lim\limits_{x \to x_0} f(x) \neq f(x_0)$;

间断点被分为两大类(第一类、第二类间断点).

(一) 第一类间断点

右极限 $\lim\limits_{x \to x_0^+} f(x)$ 与左极限 $\lim\limits_{x \to x_0^-} f(x)$ 均存在的间断点称为第一类间断点.

第一类间断点包括以下两类:

1. 可去间断点 x_0   如果左右极限存在并且相等, $\lim\limits_{x \to x_0^+} f(x) = \lim\limits_{x \to x_0^-} f(x)$, 即极限 $\lim\limits_{x \to x_0} f(x)$ 存在,称 x_0 为**可去间断点**.

例 1-34 $y = \dfrac{x^2 - 1}{x - 1}$ 在 $x = 1$ 是否函数的间断点?

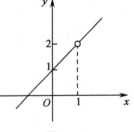

图 1-25

解 $y = \dfrac{x^2 - 1}{x - 1}$ 在 $x = 1$ 无定义,故 $x = 1$ 是间断点,且由于 $\lim\limits_{x \to 1} \dfrac{x^2 - 1}{x - 1} = 2$ 即极限存在,从而 $x = 1$ 是函数 $y = \dfrac{x^2 - 1}{x - 1}$ 的可去间断点,如图 1-25 所示.

如果补充定义:$f(1) = 2$,则可以得到一个在点 $x = 1$ 连续的函数 $F(x) = \begin{cases} \dfrac{x^2 - 1}{x - 1}, & x \neq 1 \\ 2, & x = 1 \end{cases}$,使得

$F(x) = f(x)$, $x \neq 1$, $F(1) = \lim\limits_{x \to 2} f(x) = 2$;一般如果 x_0 是函数 $f(x)$ 的可去间断点,且 $\lim\limits_{x \to x_0} f(x) = A$,则

可以补充定义得到在 x_0 连续的函数 $F(x)$,即 $F(x) = \begin{cases} f(x), & x \neq x_0, \\ A, & x = x_0 \end{cases}$.

例 1-35 $y = f(x) = \begin{cases} x, & x \neq 1, \\ \dfrac{1}{2}, & x = 1 \end{cases}$,在 $x = 1$ 是否函数的间断点?

解   这里函数在 $x = 1$ 有定义,且 $\lim\limits_{x \to 1^+} f(x) = \lim\limits_{x \to 1^-} f(x) = 1$,但是 $f(1) = \dfrac{1}{2}$,所以 $\lim\limits_{x \to 1} f(x) \neq f(1)$,因

此，点 $x=1$ 是函数的间断点，如图 1-26 所示.

如果改变函数在 $x=1$ 的定义：令 $f(1)=1$，那么 $f(x)$ 在点 $x=1$ 成为连续，所以 $x=1$ 也称为该函数的**可去间断点**.

2. 跳跃间断点　如果左右极限存在但并不相等，即 $\lim\limits_{x\to x_0^+}f(x)\ne\lim\limits_{x\to x_0^-}f(x)$，称 x_0 为**跳跃间断点**.

例 1-36　$y=f(x)=\begin{cases}x-1,&x\le 1,\\3-x,&x>1\end{cases}$，讨论函数在点 $x=1$ 的连续性.

解　因为 $\lim\limits_{x\to 1^+}y=\lim\limits_{x\to 1^+}(3-x)=2$，$\lim\limits_{x\to 1^-}y=\lim\limits_{x\to 1^-}(x-1)=0$，即当 $x\to 1$ 时，左右极限虽然都存在，但是不相等，所以 $\lim\limits_{x\to 1}f(x)$ 极限不存在，从而点 $x=1$ 是函数的跳跃间断点，在 $x=1$ 不连续.

如图 1-27 所示，函数图形在点 $x=1$ 处产生跳跃现象.

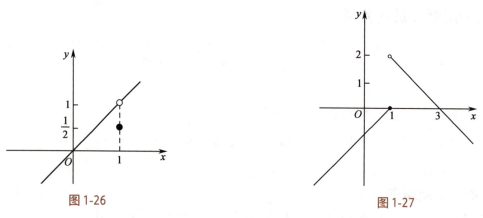

图 1-26　　　　　　　　　　　　　图 1-27

（二）第二类间断点

右极限 $\lim\limits_{x\to x_0^+}f(x)$ 与左极限 $\lim\limits_{x\to x_0^-}f(x)$ 至少有一个不存在，则 x_0 为**第二类间断点**.

第二类间断点中常见的类型有：

1. 无穷间断点　如果 $\lim\limits_{x\to x_0}f(x)=\infty$，则 x_0 为函数称为 $f(x)$ 的**无穷间断点**.

例如 $f(x)=\dfrac{1}{1-x}$，$x=1$ 是无穷间断点；$f(x)=\tan x$，$x=\dfrac{\pi}{2}$ 是无穷间断点，如图 1-28 所示.

2. 振荡间断点　如函数 $f(x)=\sin\dfrac{1}{x}$ 在点 $x=0$ 没有定义；当 $x\to 0$ 时，函数值在 -1 与 $+1$ 之间变动无限多次，$\lim\limits_{x\to 0}f(x)=\lim\limits_{x\to 0}\sin\dfrac{1}{x}$ 不存在，所以点 $x=0$ 称为函数 $f(x)=\sin\dfrac{1}{x}$ 的**振荡间断点**，其图形如图 1-29 所示.

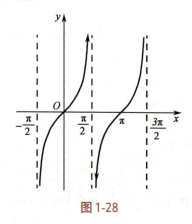

图 1-28

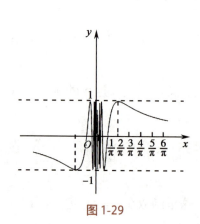

图 1-29

求函数 $f(x)$ 间断点的途径

设函数 $f(x)$ 在点 x_0 的某去心邻域内有定义, 如果

(1) $f(x)$ 在 x_0 处无定义;

(2) 右极限 $\lim\limits_{x \to x_0^+} f(x)$ 与左极限 $\lim\limits_{x \to x_0^-} f(x)$ 中至少有一个不存在;

(3) 右极限 $\lim\limits_{x \to x_0^+} f(x)$ 与左极限 $\lim\limits_{x \to x_0^-} f(x)$ 均存在, 但不相等, 即

$$\lim_{x \to x_0^+} f(x) \neq \lim_{x \to x_0^-} f(x);$$

(4) 左右极限存在并且相等, $\lim\limits_{x \to x_0^+} f(x) = \lim\limits_{x \to x_0^-} f(x)$, 但是 $\lim\limits_{x \to x_0} f(x) \neq f(x_0)$,

那么点 x_0 就是函数 $f(x)$ 的不连续点或间断点.

三、初等函数的连续性

(一) 连续函数的和、差、积、商的连续性

由函数在某点连续的定义和极限的四则运算法则, 可得出如下定理:

定理 1-18　设函数 $f(x)$ 和 $g(x)$ 在点 x_0 连续, 则它们的和(差) $f \pm g$、积 $f \cdot g$ 及商 $\dfrac{f}{g}$ [当 $g(x_0) \neq 0$ 时] 都在点 x_0 连续.

即: 设 $\lim\limits_{x \to x_0} f(x) = f(x_0)$, 且 $\lim\limits_{x \to x_0} g(x) = g(x_0)$.

(1) 若 $F(x) = f(x) \pm g(x)$, 则 $\lim\limits_{x \to x_0} F(x) = f(x_0) \pm g(x_0) = F(x_0)$;

(2) 若 $F(x) = f(x) \cdot g(x)$, 则 $\lim\limits_{x \to x_0} F(x) = f(x_0) \cdot g(x_0) = F(x_0)$;

(3) 若 $F(x) = \dfrac{f(x)}{g(x)}$, 则 $\lim\limits_{x \to x_0} F(x) = \dfrac{f(x_0)}{g(x_0)} = F(x_0)$, $g(x_0 \neq 0)$.

例如, 因为 $\tan x = \dfrac{\sin x}{\cos x}$, $\cot x = \dfrac{\cos x}{\sin x}$, 而 $\sin x$ 和 $\cos x$ 都在区间 $(-\infty, +\infty)$ 内连续, 所以由以上定理可知, $\tan x$ 和 $\cot x$ 都在它们的定义域内连续.

(二) 反函数与复合函数的连续性

定理 1-19　如果函数 $y = f(x)$ 在 (a, b) 内单调连续, 当 $x \in (a, b)$ 时, $y \in I$; 则存在定义在区间 I 上的反函数 $y = f^{-1}(x)$, 且反函数也是单调连续的, 即单调连续函数存在单调连续的反函数.

例如, 因为 $y = \sin x$ 在闭区间 $\left[-\dfrac{\pi}{2}, \dfrac{\pi}{2} \right]$ 上单调增加并且连续, 所以它的反函数 $y = \arcsin x$ 在闭区间 $[-1, 1]$ 上也是单调增加并且连续的.

同样可以得出, $y = \arccos x$ 在闭区间 $[-1, 1]$ 上单调减少并且连续, $y = \arctan x$ 在区间 $(-\infty, +\infty)$ 内单调增加并且连续, $y = \operatorname{arccot} x$ 在区间 $(-\infty, +\infty)$ 内单调减少并且连续.

定理 1-20　设 $u = \varphi(x)$, $\lim\limits_{x \to x_0} \varphi(x) = a$; $y = f(u)$ 在 $u = a$ 连续, 即 $\lim\limits_{u \to a} f(u) = f(a)$, 则对于复合函数 $y = f[\varphi(x)]$, 有 $\lim\limits_{x \to x_0} f[\varphi(x)] = f(a)$.

证　由 $y=f(u)$ 在 $u=a$ 点连续，即 $\lim\limits_{u\to a}f(u)=f(a)$：$\forall\varepsilon>0$，$\exists\delta^*>0$，当 $|u-a|<\delta^*$ 时，有 $|f(u)-f(a)|<\varepsilon$.

由 $\lim\limits_{x\to x_0}\varphi(x)=a$：对于上面存在的 $\delta^*>0$，$\exists\delta>0$，当 $0<|x-x_0|<\delta$ 时，$|\varphi(x)-a|<\delta^*$，即 $|u-a|<\delta^*$.

综合以上两点，$\forall\varepsilon>0$，$\exists\delta>0$，当 $0<|x-x_0|<\delta$ 时，$|f(u)-f(a)|<\varepsilon$，即 $|f[\varphi(x)]-a|<\varepsilon$，证得 $\lim\limits_{x\to x_0}f[\varphi(x)]=f(a)$.

由定理 1-20 可得，$\lim\limits_{x\to x_0}f[\varphi(x)]=f(a)=f[\lim\limits_{x\to x_0}\varphi(x)]$，表明连续函数的符号与极限运算符号可以交换.

例如，求极限 $\lim\limits_{x\to 0}\dfrac{\ln(1+x)}{x}=\lim\limits_{x\to 0}\ln(1+x)^{\frac{1}{x}}$，函数 $\ln(1+x)^{\frac{1}{x}}$ 可以看作由 $f(u)=\ln u$ 与 $u=\varphi(x)=(1+x)^{\frac{1}{x}}$ 复合而成，于是交换函数符号与极限运算符号可得：

$$\lim_{x\to 0}\frac{\ln(1+x)}{x}=\lim_{x\to 0}\ln(1+x)^{\frac{1}{x}}=\ln\left[\lim_{x\to 0}(1+x)^{\frac{1}{x}}\right]=\ln\mathrm{e}=1.$$

如果 $y=u^{\alpha}$ 在 $(0,+\infty)$ 内处处连续，对于函数 $u=f(x)$，若 $\lim\limits_{x\to x_0}f(x)$ 存在且等于 a（$a>0$），那么 $\lim\limits_{x\to x_0}f^{\alpha}(x)=a^{\alpha}=\{\lim\limits_{x\to x_0}f(x)\}^{\alpha}$.

如果将定理中的条件 $\lim\limits_{x\to x_0}\varphi(x)=a$ 换为 $\lim\limits_{x\to x_0}\varphi(x)=\varphi(x_0)$，即 $\varphi(x)$ 在 x_0 连续，并记作 $F(x)=f[\varphi(x)]$，那么

$$\lim_{x\to x_0}F(x)=\lim_{x\to x_0}f[\varphi(x)]=f[\lim_{x\to x_0}\varphi(x)]=f[\varphi(x_0)]=F(x_0),$$

上式表明，连续函数的复合函数仍然是连续函数.

（三）初等函数的连续性

用连续的定义不难证明，函数 x^{α}，a^x，$\sin x$ 在其定义域内均连续；利用定理 1-19 可得：所有基本初等函数在其定义域内连续；再由定理 1-18、定理 1-20 可得：所有初等函数在定义区间内均为连续函数（定义区间是指包含在定义域内的区间）.

根据函数 $f(x)$ 在点 x_0 连续的定义，如果已知 $f(x)$ 在点 x_0 连续，那么求 $f(x)$ 当 $x\to x_0$ 的极限时，只要求 $f(x)$ 在点 x_0 的函数值就可以了. 因此上述关于初等函数连续性的结论提供了求极限的一个方法，就是：如果 $f(x)$ 是初等函数且 x_0 是 $f(x)$ 的定义区间内的点，那么 $\lim\limits_{x\to x_0}f(x)=f(x_0)$.

例 1-37　求极限 $\lim\limits_{x\to 0}\dfrac{\log_a(1+x)}{x}$.

解　$\lim\limits_{x\to 0}\dfrac{\log_a(1+x)}{x}=\lim\limits_{x\to 0}\log_a(1+x)^{\frac{1}{x}}=\log_a\mathrm{e}=\dfrac{1}{\ln a}$.

例 1-38　求极限 $\lim\limits_{x\to 0}\dfrac{a^x-1}{x}$.

解　令 $a^x=t$，则 $x=\log_a(1+t)$，当 $x\to 0$ 时 $t\to 0$，于是

$$\lim_{x\to 0}\frac{a^x-1}{x}=\lim_{t\to 0}\frac{t}{\log_a(1+t)}=\ln a.$$

例 1-39 求极限 $\lim\limits_{x\to 0}\dfrac{(1+x)^{\alpha}-1}{x}$ （$\alpha \in \mathbf{R}$）.

解 令 $(1+x)^{\alpha}-1=t$，则当 $x\to 0$ 时 $t\to 0$，于是

$$\lim_{x\to 0}\frac{(1+x)^{\alpha}-1}{x}=\lim_{x\to 0}\left[\frac{(1+x)^{\alpha}-1}{\ln(1+x)^{\alpha}}\cdot\frac{\alpha\ln(1+x)}{x}\right]$$

$$=\lim_{t\to 0}\frac{t}{\ln(1+t)}\cdot\lim_{t\to 0}\frac{\alpha\ln(1+x)}{x}=\alpha.$$

知识链接

幂指数函数的极限

一般地，对于形如 $u(x)^{v(x)}$ $[\,u(x)>0，u(x)\neq 1\,]$ 的函数，通常称为幂指数函数. 如果 $\lim u(x)=a>0$，$\lim v(x)=b$，那么 $\lim u(x)^{v(x)}=a^{b}$. （注意：这里三个 lim 都表示在同一自变量变化过程之中的极限.）

四、闭区间上连续函数的性质

如前所述，如果函数 $f(x)$ 在开区间 (a,b) 内连续，并且在右端点 b 左连续，在左端点 a 右连续，那么函数就在闭区间 $[a,b]$ 上连续. 在闭区间上连续的函数有下列几个重要的性质.

（一）有界性与最大值、最小值定理

定义 1-11 设函数 $f(x)$，$x\in I$；对于 $x_0\in I$，$\forall x\in I$，若 $f(x)\leqslant f(x_0)$，称 $f(x_0)$ 为 $f(x)$ 在区间 I 上的**最大值**，x_0 为**最大值点**；若 $f(x)\geqslant f(x_0)$，称 $f(x_0)$ 为 $f(x)$ 在区间 I 上的**最小值**，x_0 则称为**最小值点**.

例如，$f(x)=\dfrac{1}{x}$，当 $x\in[\dfrac{1}{2},1]$ 时，最大值为 $M=f(\dfrac{1}{2})=2$，最小值为 $m=f(1)=1$；当 $x\in[1,2]$ 时，最大值为 $M=f(1)=1$，最小值为 $m=f(2)=\dfrac{1}{2}$；而当 $x\in(0,1]$ 时，$f(x)=\dfrac{1}{x}$ 在区间 $(0,1]$ 上的最小值为 $m=f(1)=1$，但在区间 $(0,1]$ 上不可能取得最大值.

定理 1-21（有界性与最大值最小值定理） 在闭区间 $[a,b]$ 上连续的函数在该区间上有界，并且一定能取得它的最大值和最小值. 即存在 ξ_1，$\xi_2\in[a,b]$，使得 $\forall x\in[a,b]$，均有 $f(\xi_1)\leqslant f(x)\leqslant f(\xi_2)$. 如图 1-30 所示.

注意 定理 1-21 的两个条件："闭区间"和"连续"，有一个不满足，均无法保证上述结论成立. 也就是说，如果函数在开区间连续，或者函数在闭区间有间断点，那么函数在该区间上不一定有界，也不一定有最大值或最小值.

例如，函数 $y=\tan x$ 在开区间 $\left(-\dfrac{\pi}{2},\dfrac{\pi}{2}\right)$ 内是连续的，但是它在开区间 $\left(-\dfrac{\pi}{2},\dfrac{\pi}{2}\right)$ 内是无界的，没有最大值和最小值.

又如，函数 $y=f(x)=\begin{cases}-x+1, & 0\leqslant x<1,\\ 1, & x=1,\\ -x+3, & 1<x\leqslant 2\end{cases}$ 在闭区间 $[0,2]$ 上有间断点 $x=1$，这个函数在闭区间 $[0,2]$ 上虽然有界，但是既无最大值又无最小值，如图 1-31 所示.

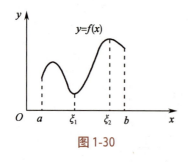

图 1-30

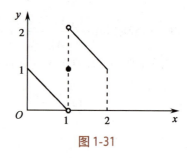

图 1-31

（二）零点定理与介值定理

如果 x_0 使 $f(x_0)=0$，那么 x_0 称为函数 $f(x)$ 的零点.

定理 1-22（零点定理） 设函数 $f(x)$ 在闭区间 $[a,b]$ 上连续，且 $f(a)$ 与 $f(b)$ 异号（即 $f(a)\cdot f(b)<0$），则至少存在一点 $\xi\in(a,b)$，使得 $f(\xi)=0$.

定理 1-22 表明，端点函数值异号的连续曲线与 x 轴至少有一个交点 $(\xi,0)$，如图 1-32 所示；函数 $f(x)$ 至少有一个零点 ξ，或方程 $f(x)=0$ 至少有一个实根 ξ，故定理 1-22 也称为根的存在性定理.

定理 1-23（介值定理） 设函数 $f(x)$ 在闭区间 $[a,b]$ 上连续，且在这个区间的端点取不同的函数值，即 $f(a)\neq f(b)$，有 $f(a)=A$，$f(b)=B$，则对于 A 与 B 之间的任意一个数 C，在开区间 (a,b) 内至少有一点 $\xi\in(a,b)$，使 $f(\xi)=C$.

证 设 $\varphi(x)=f(x)-C$，则 $\varphi(x)$ 在闭区间 $[a,b]$ 上连续，且 $\varphi(a)=f(a)-C$ 与 $\varphi(b)=f(b)-C$ 异号. 根据零点定理，开区间 (a,b) 内至少有一点 $\xi\in(a,b)$，使得 $\varphi(\xi)=0$. 又 $\varphi(\xi)=f(\xi)-C$，因此可得 $f(\xi)=C$ $[\xi\in(a,b)]$.

从几何上来描述定理 1-23，就是连续曲线弧 $y=f(x)$ 与水平直线 $y=C$ 至少有一个交点，如图 1-33 所示.

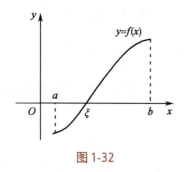

图 1-32

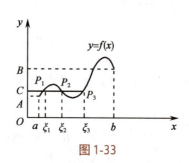

图 1-33

推论 闭区间上的连续函数 $f(x)$ 一定可以取得介于最大值 M 与最小值 m 之间的任何值，即 $\forall A$，$m\leqslant A\leqslant M$，$\exists\xi\in[a,b]$，使得 $f(\xi)=A$.

例 1-40 证明方程 $x^3-4x^2+1=0$ 在区间 $(0,1)$ 内至少有一个实根.

证 设 $f(x)=x^3-4x^2+1$，则 $f(x)$ 在区间 $[0,1]$ 上连续，且 $f(0)=1$，$f(1)=-2$，即端点的函数值异号；由零点定理，$\exists\xi\in(0,1)$，使 $f(\xi)=0$，即 $\xi^3-4\xi^2+1=0$，证得方程 $x^3-4x^2+1=0$ 在区间 $(0,1)$ 内至少有一个实根 ξ.

> **知识链接**
>
> ### 一致连续性
>
> 设函数在区间 I 上连续，x_0 是在 I 上任意取定的一个点. 由于函数 $f(x)$ 在点 x_0 连续，因此

$\forall \varepsilon > 0$，$\exists \delta > 0$，使得当 $|x - x_0| < \delta$ 时，有 $|f(x) - f(x_0)| < \varepsilon$．通常这个 δ 不仅与 ε 有关而且与所取定的 x_0 有关，即使 ε 不变，但选取区间 I 上的其他点作为 x_0 时，这个 δ 就不一定适用了．可是对于某些函数，却有这样的重要情形：存在着只与 ε 有关，而对区间 I 上的任何点 x_0 都能适用的正数 δ，即对任何 $x_0 \in I$，只要 $|x - x_0| < \delta$ 时，就有 $|f(x) - f(x_0)| < \varepsilon$．如果函数 $f(x)$ 在区间 I 上能使这种情形发生，就说函数 $f(x)$ 在区间 I 上是一致连续的．

定义 设函数 $f(x)$ 在区间 I 上有定义．如果对于任意给定的正数 ε，总存在正数 δ，使得对于区间 I 上的任意两点 x_1、x_2，当 $|x_1 - x_2| < \delta$ 时，有 $|f(x_1) - f(x_2)| < \varepsilon$，那么称函数 $f(x)$ 在区间 I **上一致连续**．

一致连续性表示，不论在区间 I 上的任何部分，只要自变量的两个数值接近到一定程度，就可以使对应的函数值达到所指定的接近程度．

点滴积累

连续函数的定义域一定是区间．

在定义域内每点都连续的函数不一定是该定义域内的连续函数．例如，幂函数 $y = x^{-1}$ 在其定义域 $(-\infty, 0) \cup (0, +\infty)$ 内每点都连续，但它不是其定义域内的连续函数．

思考题

1. 分段函数是否一定有间断点？

2. 若函数 $f(x)$ 在点 x_0 处间断，能断言 $\lim\limits_{x \to x_0} f(x)$ 不存在吗？

3. 开区间连续的函数是否必定有最大值和最小值？是否必定没有最大值和最小值？

练习题 1-4

1. 研究下列函数的连续性，并画出函数图形：

(1) $y = f(x) = \begin{cases} x^2, & 0 \leqslant x \leqslant 1, \\ 2 - x, & 1 < x \leqslant 2; \end{cases}$

(2) $y = f(x) = \begin{cases} x, & -1 \leqslant x \leqslant 1, \\ 1, & x < -1 \text{ 或 } x > 1. \end{cases}$

2. 下列函数在指出的点处间断，说明这些间断点是属于哪一类型．如果是可去间断点，那么补充或改变函数的定义使它连续：

(1) $y = \dfrac{x^2 - 1}{x^2 - 3x + 2}$，$x = 1$，$x = 2$；

(2) $y = \dfrac{x}{\tan x}$，$x = k\pi$，$x = k\pi + \dfrac{\pi}{2}$，（$k = 0, \pm 1, \pm 2 \cdots$）；

(3) $y = \cos^2 \dfrac{1}{x}$，$x = 0$；

(4) $y = \begin{cases} x-1, & x \le 1, \\ 3-x, & x > 1, \end{cases} x = 1$.

3. 下列陈述中，哪些是对的？哪些是错的？如果是对的，说明理由；如果是错的，试给出一个反例.

(1) 如果函数 $f(x)$ 在 a 连续，那么 $|f(x)|$ 也在 a 连续；

(2) 如果函数 $|f(x)|$ 在 a 连续，那么 $f(x)$ 也在 a 连续.

4. 求函数 $f(x) = \dfrac{x^3 + 3x^2 - x - 3}{x^2 + x - 6}$ 的连续区间，并求 $\lim\limits_{x \to 0} f(x)$，$\lim\limits_{x \to -3} f(x)$，$\lim\limits_{x \to 2} f(x)$.

5. 设函数 $f(x)$ 与 $g(x)$ 在点 x_0 连续，证明函数 $\varphi(x) = \max\{f(x), g(x)\}$，$\psi(x) = \min\{f(x), g(x)\}$ 在点 x_0 也连续.

6. 求下列极限：

(1) $\lim\limits_{x \to 0} \sqrt{x^2 - 2x + 5}$；

(2) $\lim\limits_{\alpha \to \frac{\pi}{4}} (\sin 2\alpha)^3$；

(3) $\lim\limits_{x \to \frac{\pi}{6}} \ln(2\cos 2x)$；

(4) $\lim\limits_{x \to 0} \dfrac{\sqrt{x+1} - 1}{x}$；

(5) $\lim\limits_{x \to 1} \dfrac{\sqrt{5x-4} - \sqrt{x}}{x-1}$；

(6) $\lim\limits_{x \to \alpha} \dfrac{\sin x - \sin \alpha}{x - \alpha}$；

(7) $\lim\limits_{x \to 0} \dfrac{\sin x + x^2}{1 + \cos x}$；

(8) $\lim\limits_{x \to 0} \dfrac{\ln(1 + 2x)}{x}$.

7. 确定常数 a，使函数 $f(x) = \begin{cases} a + x^2, & x \le 0, \\ x\sin\dfrac{1}{x}, & x > 0. \end{cases}$ 在 $(-\infty, +\infty)$ 内连续.

8. 证明方程 $x^5 - 3x - 1 = 0$ 在区间 $(1, 2)$ 内至少有一个实根.

9. 证明方程 $x^5 - 3x = 1$ 至少有一个根介于 1 和 2 之间.

10. 证明方程 $x = a\sin x + b$，其中 $a > 0$，$b > 0$，至少有一个正根，并且它不超过 $a + b$.

拓展阅读

一个重要而又令人困惑的量

公元 1665 年，J·瓦里斯发明了一个符号"∞"，用以表示一个无界的数量，这就是我们现在所说的无穷大，这是一个重要的概念，倘若没有这个无穷的概念，许多数学思想将失去意义，许多数学方法将无从谈起，极限理论与微积分的思想、方法也与无穷的概念紧密相关联.

从 16 世纪下半叶开始，随着生产力的发展，使得对力学的研究越加突出，以力学研究的需要为中心，引发出了大量数学的新问题，包括寻求长度、面积、体积计算的一般的方法. 这一工作开始于德国的天文学家开普勒（J.Kepler），据说开普勒对体积问题的兴趣，起因是怀疑啤酒商的酒桶体积. 1615 年，开普勒发表了一篇文章《酒桶的新立体几何学》，研究求旋转体体积的问题，其基本思想是把曲线看成边数无限增大时的折线. 把曲线转化为直线，这个看起来不够严格的方法，在当时极富启发性. 开普勒方法的核心，就是用无限个无限小元素的和，来确定曲边形的面积和体积，这也是开普勒对积分学的最大贡献.

当人们注意到无穷的出现和考虑它的性质时，发现无穷这个特别的量，自有它有趣的特征：

无穷个数的和未必是一个无限的量，如 $\dfrac{1}{3}+\dfrac{1}{9}+\dfrac{1}{27}+\cdots+\left(\dfrac{1}{3}\right)^{n}+\cdots=\dfrac{1}{2}$；

无穷多的数量却无须占有一个无限的地方．例如：线段上有无穷多个点，但线段的长度却是有限的；

一个有限的长度能与一个无限的长度相对应．例如：与半圆相切的直线上的点与半圆上的点一一对应（半圆上的端点对应直线的无穷远处）．

包含无穷多个元素的两个集合，只要元素之间存在一一对应，那么就称这两个集合的元素个数相等．例如：自然数集 $\{0,1,2,3,\cdots\}$ 与自然数的平方的集合 $\{0,1,4,9,\cdots\}$，这两个集合的元素个数就是相等的．

无穷也产生了一些令人困惑的悖论．公元前 5 世纪，芝诺用他关于无限、连续及部分和等知识，创造了许多著名的悖论，以下便是其中的两个．

二分法悖论：一位旅行者步行前往一目的地，他必须先走完一半的路程，然后走剩下的一半路程，再走剩下的一半路程，这样永远有剩下的一半要走，因而这位旅行者永远走不到目的地．

阿基里斯和乌龟悖论：在阿基里斯和乌龟之间展开一场比赛，乌龟在阿基里斯前面 1 000m 处开始爬行，阿基里斯跑的速度是乌龟速度的 10 倍．比赛开始，当阿基里斯跑了 1 000m 时，乌龟仍在他的前面 100m，而当阿基里斯又跑了 100 米到达乌龟刚才所在的地方时，乌龟又向前爬了 10m，芝诺争辩说，阿基里斯在不断地逼近乌龟，但是他永远也赶不上乌龟．芝诺的理由正确吗？

本章小结

数列是有序排列的无穷多个数，可以看作是定义在正整数集上的函数，数列的极限是描述当项数 n 增大时通项的变化趋势；函数的极限是描述当自变量按照一定方式变动时，函数值的变化趋势．

无穷小量是自变量按照一定方式变动时，极限为零的函数；无穷大量是自变量按照一定方式变动时，函数的绝对值无限增大的函数．无论无穷小量还是无穷大量，必须指明自变量的变动方式．

函数的和、差、积的极限等于极限的和、差、积．当分母的极限不为零时，函数商的极限等于极限的商．

函数 $y=f(x)$ 在点 x_0 连续的充要条件是自变量趋于 x_0 时的极限等于该点处的函数值．一切初等函数在其定义区间内都连续．闭区间内的连续函数可以取得介于最大值和最小值之间的任何值．

函数不连续的点，称为间断点．间断点根据极限分为两类．函数的间断点一般出现在初等函数孤立的无定义点及分段函数的分界点上．

（周亦文）

复习题一

1. 选择题

(1) 函数 $f(x)=\sqrt{16-x^2}+\arcsin\dfrac{2x-1}{7}$ 的自然定义域为（　　　）．

A. $[2,3]$；　　　　　　B. $[-3,4]$；　　　　　　C. $[-3,4)$；　　　　　　D. $(-3,4)$．

(2) 下列四个命题中正确的是（　　）．

A. 有界数列必定收敛；　　　　　　　　　B. 无界数列必定发散；

C. 发散数列必定无界；　　　　　　　　　D. 单调数列必有极限．

(3) 如果 $\lim\limits_{x\to x_0}f(x)$ 存在，则 $f(x_0)$（　　）．

A. 不一定存在；　　　　B. 无定义；　　　　C. 有定义；　　　　D. $=\lim\limits_{x\to x_0}f(x)$．

(4) 函数 $f(x)=\dfrac{x-3}{x^3-2x^2-3x}$ 的间断点为（　　）．

A. $x=0$，$x=1$；　　　　　　　　　　B. $x=0$，$x=-1$，$x=3$；

C. $x=-1$，$x=3$；　　　　　　　　　　D. $x=0$，$x=3$．

(5) 方程 $x^4-x-1=0$ 至少有一个根的区间是（　　）．

A. $\left(0,\dfrac{1}{2}\right)$；　　　B. $\left(\dfrac{1}{2},1\right)$；　　　C. $(2,3)$；　　　D. $(1,2)$．

(6) 设 $f(x)=\begin{cases}\dfrac{1}{x}\sin\dfrac{x}{3}, & x<0, \\ a(1-x), & x\geqslant 0.\end{cases}$ 在点 $x=0$ 处连续，则 $a=$（　　）．

A. 0；　　　　　　B. 1；　　　　　　C. $\dfrac{1}{3}$；　　　　　　D. 3．

(7) 下列命题中正确的是（　　）．

A. 两个无穷大之和为无穷大；

B. 两个无穷小之商为无穷小；

C. $\lim\limits_{x\to x_0}f(x)$ 存在当且仅当 $\lim\limits_{x\to x_0^+}f(x)$ 与 $\lim\limits_{x\to x_0^-}f(x)$ 均存在；

D. $f(x)$ 在 x_0 点连续当且仅当它在点 x_0 既左连续又右连续．

(8) 已知极限 $\lim\limits_{x\to\infty}\left(\dfrac{x^2+2}{x}+ax\right)=0$，则常数 $a=$（　　）．

A. -1；　　　　　　B. 0；　　　　　　C. 1；　　　　　　D. 2．

(9) 下列极限等于 1 的是（　　）．

A. $\lim\limits_{x\to\infty}\dfrac{\sin x}{x}$；　　B. $\lim\limits_{x\to 0}\dfrac{\sin 2x}{x}$；　　C. $\lim\limits_{x\to 2\pi}\dfrac{\sin x}{x}$；　　D. $\lim\limits_{x\to\pi}\dfrac{\sin x}{\pi-x}$．

(10) 设函数 $f(x)$ 与 $g(x)$ 在 $(-\infty,+\infty)$ 内有定义，$f(x)$ 为连续函数，且 $f(x)\neq 0$，$g(x)$ 有间断点，则（　　）．

A. $g[f(x)]$ 必有间断点；　　　　　　　B. $[g(x)]^2$ 必有间断点；

C. $f[g(x)]$ 必有间断点；　　　　　　　D. $\dfrac{g(x)}{f(x)}$ 必有间断点．

2. 填空题

(1) 在"充分""必要""充要"三者中选择一个正确的填入下列空格内：

数列有界是数列收敛的_____条件，数列收敛是数列有界的_____条件；

$f(x)$ 在 x_0 的某一去心邻域内有界是 $\lim\limits_{x\to x_0}f(x)$ 存在的_____条件，$\lim\limits_{x\to x_0}f(x)$ 存在是 $f(x)$ 在 x_0 的某一去心邻域内有界的_____条件；

$f(x)$ 在 x_0 的某一去心邻域内无界是 $\lim\limits_{x \to x_0} f(x) = \infty$ 的_____条件，$\lim\limits_{x \to x_0} f(x) = \infty$ 是 $f(x)$ 在 x_0 的某一去心邻域内无界的_____条件；

$f(x)$ 当 $x \to x_0$ 时右极限 $\lim\limits_{x \to x_0^+} f(x)$ 与左极限 $\lim\limits_{x \to x_0^-} f(x)$ 均存在且相等是 $\lim\limits_{x \to x_0} f(x)$ 存在的_____条件.

(2) 已知 $\lim\limits_{x \to 2} \dfrac{x^2 + ax + b}{x^2 - x - 2} = 2$，则 $a = $_____，$b = $_____；

已知 $\lim\limits_{x \to +\infty} \left(\sqrt{x^2 - x + 1} - ax - b \right) = 0$，则 $a = $_____，$b = $_____.

(3) 设 $f(x) = \begin{cases} x, & x < 1, \\ a, & x \geqslant 1. \end{cases}$ $g(x) = \begin{cases} b, & x < 0, \\ x + 2, & x \geqslant 0. \end{cases}$ 如果 $F(x) = f(x) + g(x)$ 在区间 $(-\infty, +\infty)$ 内连续，那么 $a = $_____，$b = $_____，$F(x) = $_____.

3. 求下列极限

(1) $\lim\limits_{x \to 1} \dfrac{x^2 - x + 1}{(x-1)^2}$；　　　　(2) $\lim\limits_{x \to +\infty} x\left(\sqrt{x^2 + 1} - x\right)$；

(3) $\lim\limits_{x \to \infty} \left(\dfrac{2x+3}{2x+1}\right)^{x+1}$；　　　(4) $\lim\limits_{x \to 0} \dfrac{\tan x - \sin x}{x^3}$；

(5) $\lim\limits_{x \to a} \dfrac{\ln x - \ln a}{x - a}\,(a > 0)$.

4. 设 $f(x)$ 的定义域是 $[0, 1]$，求下列函数的定义域

(1) $f(e^x)$；　　　　　　(2) $f(\ln x)$；

(3) $f(\arctan x)$；　　　　(4) $f(\cos x)$.

5. 设 $f(x) = \lim\limits_{n \to \infty} \dfrac{1+x}{1+x^{2n}}$，求 $f(x)$ 的间断点，并说明间断点所属类型.

6. 证明方程 $\sin x + x + 1 = 0$ 在开区间 $\left(-\dfrac{\pi}{2}, \dfrac{\pi}{2}\right)$ 内至少有一个根.

第二章 | 导数与微分

教学课件

思维导图

学习目标

1. 掌握基本初等函数的导数公式；导数的四则运算法则；复合函数、隐函数的求导方法；对数求导法求解幂指函数的方法；求解切线和法线方程的方法；求简单函数的 n 阶导数.

2. 熟悉导数的几何意义；导数和微分的概念及导数与微分的关系.

3. 了解高阶导数的概念；一阶微分形式的不变性.

4. 能够利用"无限逼近"思想思考问题，强化团队协作意识和精益求精的职业素养.

5. 具有利用导数与微分的知识和思维解决一些简单实际问题的能力.

导数是研究现代科学技术必不可少的工具，是进一步学习数学和其他自然科学的基础，在物理学、经济学等领域中都具有广泛的应用. 导数的概念是建立"无限逼近"的极限基础上的，与初等数学所涉及的思想方法有本质的不同.

情景导入

在每一次大型体育比赛赛事中，我们都能欣赏跳水运动员比赛的精彩画面，运动员从助跑、起跳、空中完成一系列优美的动作姿势，并以特定动作入水，每个瞬间都是一种视觉享受. 在跳水比赛中，运动员的助跑、起跳、空中和入水动作都是评判的依据，科学训练是都需要测量每一瞬间的运动速度. 那在实际中，我们如何来描述运动员每一瞬间的运动状态?

请思考：

1. 如何对瞬时变化率进行数学刻画?

2. 如何理解"近似与精确""量变到质变"的哲学思想?

第一节 导 数

微分学部分的第一个基本概念就是导数. 导数的概念既不是从天上掉下来的，也不是人们头脑里固有的，而是从各种客观过程中的变化率问题中提炼出来的.

一、引例

（一）平面曲线的切线斜率

如图 2-1 所示，设曲线方程为 $y = f(x)$，A、B 为曲线上的两点，且 $A[x_0, f(x_0)]$，$B[x_0 + \Delta x, f(x_0 + \Delta x)]$，则过两点割线斜率

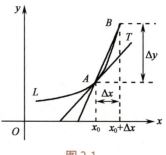

图 2-1

$$k_{AB} = \tan \varphi = \frac{\Delta y}{\Delta x} = \frac{f(x_0 + \Delta x) - f(x_0)}{\Delta x}.$$

让点 B 沿曲线逼近点 A，则割线以 A 为定点旋转，当 B 与 A 最终重合时的割线到达了某个极限位置，称为曲线在点 A 的切线，且割线的倾角 φ 逼近于切线的倾角 α，如果极限存在，则切线斜率为

$$k = \tan \alpha = \lim_{\varphi \to \alpha} \tan \varphi = \lim_{\Delta x \to 0} \frac{\Delta y}{\Delta x} = \lim_{\Delta x \to 0} \frac{f(x_0 + \Delta x) - f(x_0)}{\Delta x}.$$

（二）细菌的瞬时繁殖速度

在细菌繁殖的过程中，细菌的数量会随着时间的推移而增多，下面讨论细菌在时刻 t_0 的瞬时繁殖速度.

设细菌在某一时刻 t 的总数为 N，显然 N 是时间 t 的函数 $N = N(t)$. 那么从 t_0 到 $t_0 + \Delta t$ 这段时间内，细菌总数的变化为 $\Delta N = N(t_0 + \Delta t) - N(t_0)$，在时间间隔 $[t_0, t_0 + \Delta t]$ 内的平均繁殖速度为：

$$\bar{v} = \frac{\Delta N}{\Delta t} = \frac{N(t_0 + \Delta t) - N(t_0)}{\Delta t}.$$

当 Δt 越小，平均繁殖速度越接近于时刻 t_0 的瞬时繁殖速度，自然得到：

$$v(t_0) = \lim_{\Delta t \to 0} \bar{v} = \lim_{\Delta t \to 0} \frac{\Delta N}{\Delta t} = \lim_{\Delta t \to 0} \frac{N(t_0 + \Delta t) - N(t_0)}{\Delta t}.$$

同理，繁殖的平均加速度为 $\bar{a} = \frac{\Delta v}{\Delta t} = \frac{v(t_0 + \Delta t) - v(t_0)}{\Delta t}$，如果极限存在，则细菌在时刻 $t = t_0$ 时的瞬时繁殖加速度为：$a(t_0) = \lim_{\Delta t \to 0} \bar{a} = \lim_{\Delta t \to 0} \frac{\Delta v}{\Delta t} = \lim_{\Delta t \to 0} \frac{v(t_0 + \Delta t) - v(t_0)}{\Delta t}.$

上述两个实际问题虽然意义不同，但所得结果的数学表达式结构完全相同，都可归结为一种平均变化率的极限问题，统称为变化率问题. 舍弃其实际背景抽出其共同的数学形式加以研究，就得到了导数的定义.

二、导数的定义

（一）函数在某一点的导数

定义 2-1 设 $y = f(x)$ 在 x_0 点某邻域 $U(x_0)$ 内有定义，$x_0 + \Delta x \in U(x_0)$，对于函数的增量 $\Delta y = f(x_0 + \Delta x) - f(x_0)$，如果极限 $\lim_{\Delta x \to 0} \frac{\Delta y}{\Delta x} = \lim_{\Delta x \to 0} \frac{f(x_0 + \Delta x) - f(x_0)}{\Delta x}$ 存在，称函数 $y = f(x)$ 在 x_0 点可导，并称极限值为 $y = f(x)$ 在点 x_0 的**导数**，记作 $f'(x_0)$，$y'\big|_{x=x_0}$，$\dfrac{dy}{dx}\Big|_{x=x_0}$，$\dfrac{df(x)}{dx}\Big|_{x=x_0}$.

如果极限 $\lim_{\Delta x \to 0} \frac{\Delta y}{\Delta x} = \lim_{\Delta x \to 0} \frac{f(x_0 + \Delta x) - f(x_0)}{\Delta x}$ 不存在，则称函数 $y = f(x)$ 在 x_0 点不可导.

注意：

（1）导数定义的等价形式：$f'(x_0) = \lim_{x \to x_0} \frac{f(x) - f(x_0)}{x - x_0}$；

（2）$\dfrac{\Delta y}{\Delta x}$ 是函数 $y = f(x)$ 在间隔 Δx 内的平均变化率，从而 $\lim_{\Delta x \to 0} \dfrac{\Delta y}{\Delta x}$ 为函数在点 x_0 的变化率；

（3）若极限 $\lim_{\Delta x \to 0} \dfrac{\Delta y}{\Delta x}$ 不存在，称函数 $y = f(x)$ 在 x_0 点不可导，当 $\lim_{\Delta x \to 0} \dfrac{\Delta y}{\Delta x} = \infty$ 时，习惯上也称导数为无穷大.

（二）导函数

定义 2-2 如果函数 $y = f(x)$ 在区间 (a, b) 内任一点可导，称 $y = f(x)$ 在区间 (a, b) 内可导，即 $\forall x \in (a, b)$，导数 $f'(x)$ 都存在，且是点 x 的函数，称 $f'(x)$ 为 $y = f(x)$ 的**导函数**，简称为导数，记作 $\dfrac{dy}{dx}$，$\dfrac{df(x)}{dx}$，$f'(x)$，y'；从而可得，$\dfrac{dy}{dx} = \dfrac{df(x)}{dx} = y' = f'(x) = \lim\limits_{\Delta x \to 0} \dfrac{f(x + \Delta x) - f(x)}{\Delta x}$.

> **点滴积累**
>
> 1. 函数 $y = f(x)$ 的导函数 $f'(x)$ 与函数 $y = f(x)$ 在 x_0 处的导数 $f'(x_0)$ 是既有联系又有区别的两个概念. 前者是一个函数，后者是一个函数值；
>
> 2. 函数在 x_0 处的导数等于函数的导函数在 x_0 处的函数值，即有：$f'(x_0) = f'(x)\big|_{x = x_0}$. 通常总是先求出函数 $y = f(x)$ 的导函数 $f'(x)$，再求任何一点的导数值；
>
> 3. $f'(x_0) \neq \left[f(x_0) \right]'$.

（三）用定义求函数的导数

根据导数的定义，可得求函数 $y = f(x)$ 导数的一般步骤：

（1）**求增量**：$\Delta y = f(x + \Delta x) - f(x)$；

（2）**算比值**：$\dfrac{\Delta y}{\Delta x} = \dfrac{f(x + \Delta x) - f(x)}{\Delta x}$；

（3）**取极限**：$y' = f'(x) = \lim\limits_{\Delta x \to 0} \dfrac{f(x + \Delta x) - f(x)}{\Delta x}$.

例 2-1 求函数 $f(x) = x^2 - 1$ 在点 $x = 2$ 处的导数.

解法一 根据函数在一点处导数的定义：

$$\Delta y = f(2 + \Delta x) - f(2) = \left[(2 + \Delta x)^2 - 1 \right] - \left[2^2 - 1 \right] = 4\Delta x + (\Delta x)^2$$

$$\frac{\Delta y}{\Delta x} = \frac{4\Delta x + (\Delta x)^2}{\Delta x} = 4 + \Delta x$$

$$f'(2) = \lim_{\Delta x \to 0} \frac{\Delta y}{\Delta x} = \lim_{\Delta x \to 0} (4 + \Delta x) = 4.$$

解法二 根据函数在一点处导数的定义的等价形式：

$$f'(2) = \lim_{x \to 2} \frac{f(x) - f(2)}{x - 2} = \lim_{x \to 2} \frac{(x^2 - 1) - (2^2 - 1)}{x - 2}$$

$$= \lim_{x \to 2} \frac{(x + 2)(x - 2)}{x - 2} = \lim_{x \to 2} (x + 2) = 4.$$

解法三 根据先求 $f'(x)$，再求 $f'(2)$：

$$\Delta y = f(x + \Delta x) - f(x) = \left[(x + \Delta x)^2 - 1 \right] - \left[x^2 - 1 \right] = 2x\Delta x + (\Delta x)^2$$

$$\frac{\Delta y}{\Delta x} = \frac{2x\Delta x + (\Delta x)^2}{\Delta x} = 2x + \Delta x$$

$$f'(2) = \lim_{\Delta x \to 0} \frac{\Delta y}{\Delta x} = \lim_{\Delta x \to 0} (2x + \Delta x) = 4.$$

每个人都有自己独特的亮点，以上三种解法亦是如此，请认真分析、比较每种解法的优点.

例 2-2 求函数 $f(x) = C$（C 为常数）的导数.

解 $f'(x) = \lim_{\Delta x \to 0} \frac{\Delta y}{\Delta x} = \lim_{\Delta x \to 0} \frac{f(x + \Delta x) - f(x)}{\Delta x} = \lim_{\Delta x \to 0} \frac{C - C}{\Delta x} = 0$

即 $C' = 0$.

这就是说，常数的导数等于零.

例 2-3 求函数 $f(x) = \sin x$ 在 $x = x_0$ 处的导数.

解 $f'(x_0) = \lim_{\Delta x \to 0} \frac{f(x_0 + \Delta x) - f(x_0)}{\Delta x} = \lim_{\Delta x \to 0} \frac{\sin(x_0 + \Delta x) - \sin x_0}{\Delta x}$

$$= \lim_{\Delta x \to 0} \frac{1}{\Delta x} 2 \cos\left(x_0 + \frac{\Delta x}{2}\right) \cdot \sin \frac{\Delta x}{2} = \cos x_0$$

即 $f'(x_0) = \cos x_0$.

对 $\forall x \in R$，有 $f'(x) = \cos x$，得 $(\sin x)' = \cos x$；同理：$(\cos x)' = -\sin x$.

三、导数的几何意义

由引例可知，函数 $y = f(x)$ 在 x_0 点处的导数 $f'(x_0)$，在几何上表示曲线 $y = f(x)$ 上点 $[x_0, f(x_0)]$ 处切线的斜率. 即 $k = \tan \alpha = f'(x_0) = \lim_{\Delta x \to 0} \frac{\Delta y}{\Delta x}$，其中 α 为切线的倾斜角.

若 $f'(x_0) \neq 0$，由直线的点斜式方程可知，曲线 $y = f(x)$ 上点 $[x_0, f(x_0)]$ 处切线方程为

$$y - y_0 = f'(x_0)(x - x_0)$$

法线方程为

$$y - y_0 = -\frac{1}{f'(x_0)}(x - x_0)$$

若 $f'(x_0) = \infty$ 时，曲线在点 $[x_0, f(x_0)]$ 处的切线垂直于 x 轴，切线方程为 $x = x_0$.

若 $f'(x_0) = 0$ 时，曲线在点 $[x_0, f(x_0)]$ 处的法线垂直于 x 轴，法线方程为 $x = x_0$.

例 2-4 求曲线 $y = \sqrt{x}$ 在点 $(4, 2)$ 的切线及法线方程.

解 用定义求函数在点 $x = 4$ 处的导数可得 $y'|_{x=4} = \frac{1}{4}$，根据导数的几何意义，曲线在点 $(4, 2)$ 切线斜率 $k = y'|_{x=4} = \frac{1}{4}$，法线斜率为 $k' = -4$，所以

切线方程：$y - 2 = \frac{1}{4}(x - 4)$，即 $y = \frac{1}{4}x + 1$；

法线方程：$y - 2 = -4(x - 4)$，即 $y = -4x + 18$.

四、函数连续性与可导性的关系

（一）单侧导数

定义 2-3 若 $\lim_{\Delta x \to 0^+} \frac{\Delta y}{\Delta x} = \lim_{\Delta x \to 0^+} \frac{f(x_0 + \Delta x) - f(x_0)}{\Delta x} = \lim_{x \to x_0^+} \frac{f(x) - f(x_0)}{x - x_0}$ 存在，称极限值为函数 $y = f(x)$ 在 x_0 点的右导数，记作 $f'_+(x_0)$. 若 $\lim_{\Delta x \to 0^-} \frac{\Delta y}{\Delta x} = \lim_{\Delta x \to 0^-} \frac{f(x_0 + \Delta x) - f(x_0)}{\Delta x} = \lim_{x \to x_0^-} \frac{f(x) - f(x_0)}{x - x_0}$ 存在，称极限值为函数 $y = f(x)$ 在 x_0 点的左导数，记作 $f'_-(x_0)$. 右导数与左导数统称为单侧导数.

（二）函数连续与可导的关系

由导数、单侧导数的定义及极限的关系理论，不难得出以下定理.

定理 2-1 $y=f(x)$ 在 x_0 点可导的充要条件（充分必要条件）是 $y=f(x)$ 在 x_0 点的左、右导数存在且相等.

例 2-5 研究函数 $f(x)=|x|$ 在点 $x=0$ 是否可导.

解
$$\Delta y = f(0+\Delta x) - f(0) = f(\Delta x) = |\Delta x|$$

$$f'_+(0) = \lim_{\Delta x \to 0^+} \frac{\Delta y}{\Delta x} = \lim_{\Delta x \to 0^+} \frac{|\Delta x|}{\Delta x} = 1, \ f'_-(0) = \lim_{\Delta x \to 0^-} \frac{\Delta y}{\Delta x} = \lim_{\Delta x \to 0^-} \frac{|\Delta x|}{\Delta x} = -1,$$

所以 $f(x)=|x|$ 在点 $x=0$ 不可导，或导数不存在.

由上面的例子可知，连续不一定可导；反之，如果函数 $y=f(x)$ 在 x_0 点可导，则 $\lim\limits_{\Delta x \to 0} \dfrac{\Delta y}{\Delta x} = f'(x_0)$.

根据函数极限与无穷小的关系，有 $\dfrac{\Delta y}{\Delta x} = f'(x_0) + \alpha$，也可以写作 $\Delta y = f'(x_0) \cdot \Delta x + \alpha \cdot \Delta x$. 易知，$\lim\limits_{\Delta x \to 0} \Delta y = 0$，即函数 $y=f(x)$ 在 x_0 点连续.

定理 2-2 若函数 $y=f(x)$ 在 x_0 点可导，则必然在 x_0 点连续.

可导必然连续，但连续未必可导. 如果函数在某一点不连续，则在该点一定不可导；可导是连续的充分条件，连续是可导的必要条件.

例 2-6 已知 $f(x) = \begin{cases} e^x & x \geq 0 \\ \cos x & x < 0 \end{cases}$ 在 $x=0$ 连续，试讨论在 $x=0$ 的可导性.

解 $f'_+(0) = \lim\limits_{\Delta x \to 0^+} \dfrac{f(0+\Delta x) - f(0)}{\Delta x} = \lim\limits_{\Delta x \to 0^+} \dfrac{e^{\Delta x} - e^0}{\Delta x} = \lim\limits_{\Delta x \to 0^+} \dfrac{e^{\Delta x} - 1}{\Delta x} = \lim\limits_{\Delta x \to 0^+} \dfrac{\Delta x}{\Delta x} = 1,$

$f'_-(0) = \lim\limits_{\Delta x \to 0^-} \dfrac{f(0+\Delta x) - f(0)}{\Delta x} = \lim\limits_{\Delta x \to 0^-} \dfrac{\cos \Delta x - e^0}{\Delta x} = \lim\limits_{\Delta x \to 0^-} \dfrac{-\frac{(\Delta x)^2}{2}}{\Delta x} = 0.$

因为 $f'_+(0) \neq f'_-(0)$，故 $f(x)$ 在 $x=0$ 不可导.

思考题

1. 比对 $\lim\limits_{\Delta x \to 0} \dfrac{f(x_0 + \Delta x) - f(x_0)}{\Delta x} = k$ 与 $\lim\limits_{\Delta x \to 0} \dfrac{f(x_0 + 2 \cdot \Delta x) - f(x_0)}{\Delta x}$ 的联系.

2. 试举出连续但不可导的函数例子.

练习题 2-1

1. 设函数 $f(x)$ 在点 x_0 处可导，试求下列各极限的值.

(1) $\lim\limits_{\Delta x \to 0} \dfrac{f(x_0 - \Delta x) - f(x_0)}{\Delta x}$;   (2) $\lim\limits_{h \to 0} \dfrac{f(x_0 + h) - f(x_0 - h)}{2h}$.

2. 已知曲线 $y = x + \dfrac{1}{x}$ 上一点 $A\left(2, \dfrac{5}{2}\right)$，用斜率定义求：

(1) 点 A 的切线的斜率；   (2) 点 A 处的切线方程.

3. 证明：若函数 $f(x)$ 在点 x_0 处可导，则函数 $f(x)$ 在点 x_0 处连续.

第二节　导数的运算

一、基本初等函数的导数

有时利用定义求导数会比较繁琐,为便于应用,我们给出常用的基本初等函数的导数公式,以便更快速、高效求出常见函数的导数.

$$C' = 0 \qquad\qquad (x^\alpha)' = \alpha x^{\alpha-1}$$
$$(\sin x)' = \cos x \qquad\qquad (\cos x)' = -\sin x$$
$$(\tan x)' = \sec^2 x \qquad\qquad (\cot x)' = -\csc^2 x$$
$$(\sec x)' = \tan x \sec x \qquad\qquad (\csc x)' = -\cot x \csc x$$
$$(\arcsin x)' = \frac{1}{\sqrt{1-x^2}} \qquad\qquad (\arccos x)' = -\frac{1}{\sqrt{1-x^2}}$$
$$(\arctan x)' = \frac{1}{1+x^2} \qquad\qquad (\text{arccot } x)' = -\frac{1}{1+x^2}$$
$$(a^x)' = a^x \ln a \qquad\qquad (\mathrm{e}^x)' = \mathrm{e}^x$$
$$(\log_a x)' = \frac{1}{x \ln a} \qquad\qquad (\ln x)' = \frac{1}{x}$$

例 2-7　用定义分别证明下列导数公式.

(1) $f(x) = x^\alpha$

解　$f'(x_0) = \lim\limits_{x \to x_0} \dfrac{x^\alpha - x_0^\alpha}{x - x_0} = \lim\limits_{x \to x_0} x_0^\alpha \dfrac{\left(\frac{x}{x_0}\right)^\alpha - 1}{x - x_0} = x_0^\alpha \lim\limits_{x \to x_0} \dfrac{\mathrm{e}^{\alpha \ln\left(\frac{x}{x_0}\right)} - 1}{x - x_0}$

$= x_0^\alpha \lim\limits_{x \to x_0} \dfrac{\alpha \ln \frac{x}{x_0}}{x - x_0} = \alpha x_0^\alpha \lim\limits_{x \to x_0} \dfrac{\frac{x}{x_0} - 1}{x - x_0} = \alpha x_0^\alpha \lim\limits_{x \to x_0} \dfrac{1}{x_0} = \alpha x_0^{\alpha-1}$

$\qquad f'(x_0) = \alpha x_0^{\alpha-1}$,或 $f'(x) = \alpha x^{\alpha-1}$,即 $(x^\alpha)' = \alpha x^{\alpha-1}$;特别 $(x)' = 1$.

(2) $f(x) = a^x (a > 0, a \neq 1)$

解　$f'(x_0) = \lim\limits_{\Delta x \to 0} \dfrac{f(x_0 + \Delta x) - f(x_0)}{\Delta x} = \lim\limits_{\Delta x \to 0} \dfrac{a^{x_0 + \Delta x} - a^{x_0}}{\Delta x} = a^{x_0} \lim\limits_{\Delta x \to 0} \dfrac{a^{\Delta x} - 1}{\Delta x}$

$= a^{x_0} \lim\limits_{\Delta x \to 0} \dfrac{\Delta x \ln a}{\Delta x} = a^{x_0} \ln a$.

$\qquad f'(x_0) = a^{x_0} \ln a$,或 $f'(x) = a^x \ln a$,即 $(a^x)' = a^x \ln a$,当 $a = \mathrm{e}$ 时,$(\mathrm{e}^x)' = \mathrm{e}^x$;

(3) $f(x) = \log_a x (a > 0, a \neq 1)$

解

$f'(x_0) = \lim\limits_{x \to x_0} \dfrac{\log_a x - \log_a x_0}{x - x_0} = \lim\limits_{x \to x_0} \dfrac{\log_a \frac{x}{x_0}}{x - x_0} = \dfrac{1}{\ln a} \lim\limits_{x \to x_0} \dfrac{\ln \frac{x}{x_0}}{x - x_0} = \lim\limits_{x \to x_0} \dfrac{\ln\left[1 + \left(\frac{x}{x_0} - 1\right)\right]}{x - x_0}$

$= \dfrac{1}{\ln a} \lim\limits_{x \to x_0} \dfrac{\ln\left[1 + \left(\frac{x}{x_0} - 1\right)\right]}{x - x_0} = \dfrac{1}{\ln a} \lim\limits_{x \to x_0} \dfrac{\frac{x}{x_0} - 1}{x - x_0} = \dfrac{1}{\ln a} \lim\limits_{x \to x_0} \dfrac{\frac{x - x_0}{x_0}}{x - x_0} = \dfrac{1}{x_0 \ln a} f'(x_0) = \dfrac{1}{x_0 \ln a}$,

即 $f'(x) = \dfrac{1}{x} \ln a$,或 $(\log_a x)' = \dfrac{1}{x \ln a}$;特别当 $a = \mathrm{e}$ 时,$(\ln x)' = \dfrac{1}{x}$.

例 2-8 设 $f(x) = \begin{cases} \sin x & x \leqslant 0 \\ x & x > 0 \end{cases}$，试求 $f'(0)$ 以及 $f'(x)$．

解 当 $x < 0$ 时，$f'(x) = (\sin x)' = \cos x$；当 $x > 0$ 时，$f'(x) = (x)' = 1$；对于分段函数的分界点，$x = 0$，$f(0) = \sin 0 = 0$，

$$f'_+(0) = \lim_{x \to 0^+} \frac{f(x) - f(0)}{x - 0} = \lim_{x \to 0^+} \frac{x - 0}{x} = 1$$

$$f'_-(0) = \lim_{x \to 0^-} \frac{f(x) - f(0)}{x - 0} = \lim_{x \to 0^-} \frac{\sin x - 0}{x} = 1$$

所以，$f'(0) = 1$，综上讨论，有 $f'(x) = \begin{cases} \cos x & x < 0 \\ 1 & x = 0 \\ 1 & x > 0 \end{cases} = \begin{cases} \cos x & x < 0 \\ 1 & x \geqslant 0 \end{cases}$

二、函数四则运算的求导法则

定理 2-3 设 $u = u(x)$，$v = v(x)$ 均在点 x 处可导，则

$$[u(x) \pm v(x)]' = u'(x) \pm v'(x)；$$

$$[u(x) \cdot v(x)]' = u'(x) v(x) + u(x) v'(x)；$$

$$\left[\frac{u(x)}{v(x)} \right]' = \frac{u'(x) v(x) - u(x) v'(x)}{v^2(x)}，[v(x) \neq 0]；$$

证 设 $F(x) = u(x) v(x)$，利用导数的定义，

$$F'(x_0) = \lim_{\Delta x \to 0} \frac{F(x_0 + \Delta x) - F(x_0)}{\Delta x} = \lim_{\Delta x \to 0} \frac{u(x_0 + \Delta x) v(x_0 + \Delta x) - u(x_0) v(x_0)}{\Delta x}$$

$$= \lim_{\Delta x \to 0} \frac{1}{\Delta x} [u(x_0 + \Delta x) v(x_0 + \Delta x) - u(x_0) v(x_0 + \Delta x) + u(x_0) v(x_0 + \Delta x) - u(x_0) v(x_0)]$$

$$= \lim_{\Delta x \to 0} \left[\frac{u(x_0 + \Delta x) - u(x_0)}{\Delta x} v(x_0 + \Delta x) + u(x_0) \frac{v(x_0 + \Delta x) - v(x_0)}{\Delta x} \right] = u'(x_0) v(x_0) + u(x_0) v'(x_0)$$

即 $F'(x) = u'(x) v(x) + u(x) v'(x)$，证得：$\{u(x) v(x)\}' = u'(x) v(x) + u(x) v'(x)$．

利用法则和已有的导数公式，就可以进行简单的求导运算．

点滴积累

1. 求分段函数的导数应考虑两部分内容：

(1) 函数在每一个子区间内的导数（用导数公式，或导数运算法则）；

(2) 在分界点处的导数由定义讨论．

2. 求导法则的推广：

(1) 若 c 是常数，则 $[cu(x)]' = cu'(x)$；

(2) 有限个函数的积的导数可为：

$$[u(x) v(x) w(x)]' = u'(x) v(x) w(x) + u(x) v'(x) w(x) + u(x) v(x) w'(x)$$

例 2-9 设 $f(x) = 10^x + 2$，求 $f'(1)$，$f'(0)$．

解 $f'(x) = (10^x + 2)' = (10^x)' + 2' = 10^x \ln 10$，所以：$f'(1) = 10 \ln 10$，$f'(0) = \ln 10$．

例 2-10 设 $f(x) = \sqrt{x} \sin x + \tan \dfrac{\pi}{8}$，求 $f'(1)$，$f'(\dfrac{\pi}{4})$.

解 $f'(x) = (\sqrt{x} \sin x)' + (\tan \dfrac{\pi}{8})' = (\sqrt{x})' \sin x + \sqrt{x} (\sin x)' = \dfrac{1}{2\sqrt{x}} \sin x + \sqrt{x} \cos x$,

$$f'(1) = \dfrac{1}{2} \sin 1 + \cos 1 f'(\dfrac{\pi}{4}) = \dfrac{1}{2} \sin \dfrac{\pi}{4} + \cos \dfrac{\pi}{4} = \dfrac{3\sqrt{2}\pi}{4}.$$

注：$\tan \dfrac{\pi}{8}$ 是常数，其导数等于零；$f'(1) \neq \{f(1)\}'$，$f'(\dfrac{\pi}{4}) \neq \{f(\dfrac{\pi}{4})\}'$.

例 2-11 $f(x) = \tan x$，求 $f'(x)$ 及 $f'(\dfrac{\pi}{4})$.

解 $f'(x) = (\tan x)' = (\dfrac{\sin x}{\cos x})' = \dfrac{(\sin x)' \cos x - \sin x (\cos x)'}{\cos^2 x} = \dfrac{\cos^2 x + \sin^2 x}{\cos^2 x} = \sec^2 x$.

$$f'(\dfrac{\pi}{4}) = 2.$$

即 $(\tan x)' = \sec^2 x$，同理可得，$(\cot x)' = -\csc^2 x$.

例 2-12 证明导数公式：$(\sec x)' = \sec x \tan x$ 及 $(\csc x)' = -\csc x \cot x$.

证 $(\sec x)' = (\dfrac{1}{\cos x})' = \dfrac{(1)' \cos x - 1 \cdot (\cos x)'}{\cos^2 x} = \dfrac{\sin x}{\cos^2 x} = \sec x \tan x$.

同理可得：$(\csc x)' = -\csc x \cot x$.

三、复合函数的导数

（一）复合函数的求导法则

定理 2-4 如果函数 $u = \varphi(x)$ 在 x 点可导，函数 $y = f(u)$ 在相应的 u 点可导，则复合函数 $y = f[\varphi(x)]$ 在 x 点可导，且

$$\dfrac{dy}{dx} = \dfrac{dy}{du} \cdot \dfrac{du}{dx} = f'(u) \cdot \varphi'(x)$$

证 因为 $u = \varphi(x)$ 在 x 点可导，则对于 $\Delta x \neq 0$，有函数的改变量 Δu，且有 $\lim\limits_{\Delta x \to 0} \dfrac{\Delta u}{\Delta x} = \varphi'(x)$；如果 $\Delta u \neq 0$，对于函数 $y = f(u)$ 有相应的改变量 Δy，由于函数 $y = f(u)$ 在 u 点可导，则 $\lim\limits_{\Delta u \to 0} \dfrac{\Delta y}{\Delta u} = f'(u)$；根据函数、极限与无穷小的关系，$\dfrac{\Delta y}{\Delta u} = f'(u) + \alpha$（$\alpha \to 0$，$\Delta u \to 0$），$\Delta y = f'(u) \Delta u + \alpha \Delta u$. 如果 $\Delta u = 0$，规定 $\alpha = 0$，则 $\Delta y = 0$，$\Delta y = f'(u) \Delta u + \alpha \Delta u$ 仍成立. 故 $\dfrac{\Delta y}{\Delta x} = f'(u) \dfrac{\Delta u}{\Delta x} + \alpha \dfrac{\Delta u}{\Delta x}$，从而可得

$$\dfrac{dy}{dx} = \lim\limits_{\Delta x \to 0} \dfrac{\Delta y}{\Delta x} = \lim\limits_{\Delta x \to 0} \{f'(u) \dfrac{\Delta u}{\Delta x} + \alpha \dfrac{\Delta u}{\Delta x}\} = f'(u) \cdot \varphi'(x).$$

这是复合函数求导法则，即复合函数对自变量的导数，等于已知函数对中间变量的导数乘以中间变量对自变量的导数.

> **知识链接**
>
> 1. $\dfrac{dy}{dx} = f'(u) \cdot \varphi'(x)$ 中，$\dfrac{dy}{dx}$ 表示复合函数 $y = f[\varphi(x)]$ 对其自变量 x 求导数，故可以写为：

$\dfrac{\mathrm{d}y}{\mathrm{d}x}=\{f[\varphi(x)]\}'$，又 $f'(u)=f'[\varphi(x)]$，所以 $\{f[\varphi(x)]\}'=f'(u)\cdot\varphi'(x)=f'[\varphi(x)]\cdot\varphi'(x)$；

2. $\{f[\varphi(x)]\}'$ 表示复合函数对自变量 x 求导；而 $f'[\varphi(x)]=f'(u)$ 则表示函数 $y=f(u)$ 对中间变量 u 求导；

3. 复合函数的求导法则：$y=f(u)$，$u=\varphi(x)$ 构成复合函数：$y=f[\varphi(x)]$，则
$$\{f[\varphi(x)]\}'=f'(u)\cdot\varphi'(x)=f'[\varphi(x)]\cdot\varphi'(x).$$

例 2-13 求复合函数 $y=\sin x^2$ 的导数．

解 $y=\sin x^2$：$y=\sin u$，$u=x^2$，

则 $\dfrac{\mathrm{d}y}{\mathrm{d}x}=\dfrac{\mathrm{d}y}{\mathrm{d}u}\cdot\dfrac{\mathrm{d}u}{\mathrm{d}x}=(\sin u)'\cdot(x^2)'=\cos u\cdot 2x=2x\cos x^2,$

也可以写作：$(\sin x^2)'=(\sin u)'\cdot(x^2)'=\cos u\cdot 2x=2x\cos x^2.$

例 2-14 求复合函数 $y=2^{-2x^2-x+1}$ 的导数．

解 $y=2^{-2x^2-x+1}$：$y=2^u$，$u=-2x^2-x+1$，故

$$\begin{aligned}\dfrac{\mathrm{d}y}{\mathrm{d}x}&=(2^u)'\cdot(-2x^2-x+1)'=2^u\ln 2\cdot(-2x^2-x+1)'\\&=2^{-2x^2-x+1}\ln 2\cdot(-2x^2-x+1)'=-(4x+1)2^{-2x^2-x+1}\ln 2.\end{aligned}$$

上面定理的结论可以推广到有限个函数构成的复合函数．如果可导函数 $y=f(u)$，$u=g(v)$，$v=\varphi(x)$ 构成复合函数：$y=f\{g[\varphi(x)]\}$，

$$\dfrac{\mathrm{d}y}{\mathrm{d}x}=\dfrac{\mathrm{d}y}{\mathrm{d}u}\cdot\dfrac{\mathrm{d}u}{\mathrm{d}v}\cdot\dfrac{\mathrm{d}v}{\mathrm{d}x}=f'(u)\cdot g'(v)\cdot\varphi'(x).$$

例 2-15 求复合函数 $y=[\arctan(\sqrt{x})]^2$ 的导数．

解 $y=[\arctan(\sqrt{x})]^2$：$y=u^2$，$u=\arctan v$，$v=\sqrt{x}$，则

$$\dfrac{\mathrm{d}y}{\mathrm{d}x}=\dfrac{\mathrm{d}y}{\mathrm{d}u}\cdot\dfrac{\mathrm{d}u}{\mathrm{d}v}\cdot\dfrac{\mathrm{d}v}{\mathrm{d}x}=2u\cdot\dfrac{1}{1+v^2}\cdot\dfrac{1}{2\sqrt{x}}=\dfrac{\arctan\sqrt{x}}{(1+x)\sqrt{x}}.$$

例 2-16 求函数 $y=\ln\ln\ln x$ 的导数．

解 $y=\ln\ln\ln x$：$y=\ln u$，$u=\ln\ln x$，则

$$\dfrac{\mathrm{d}y}{\mathrm{d}x}=\dfrac{\mathrm{d}y}{\mathrm{d}x}\cdot\dfrac{\mathrm{d}u}{\mathrm{d}x}=(\ln u)'(\ln\ln x)'=\dfrac{1}{u}(\ln\ln x)'=\dfrac{1}{\ln\ln x}(\ln\ln x)'=\dfrac{1}{\ln\ln x}\cdot\dfrac{1}{\ln x}\cdot\dfrac{1}{x}.$$

也可以写作：$y'=\{\ln(\ln\ln x)\}'=\dfrac{1}{\ln\ln x}\cdot(\ln\ln x)'=\dfrac{1}{\ln\ln x}\cdot\dfrac{1}{\ln x}\cdot(\ln x)'=\dfrac{1}{\ln\ln x}\cdot\dfrac{1}{\ln x}\cdot\dfrac{1}{x}.$

例 2-17 求函数 $y=\sqrt{\arctan(x^2+1)}$ 的导数．

解 $y'=\{\sqrt{\arctan(x^2+1)}\}'=\dfrac{1}{2\sqrt{\arctan(x^2+1)}}\cdot\dfrac{1}{1+(x^2+1)^2}\cdot 2x=\dfrac{x}{(x^4+2x^2+2)\sqrt{\arctan(x^2+1)}}.$

点滴积累

1. 对复合函数进行分解时，一般要求分解为一些基本初等函数或基本初等函数与常数的四则运算的形式，然后利用复合函数求导公式进行求导，最后结果中不能带有中间变量．

2. 对由多个函数复合而成的函数求导时，每一次总是将函数视为两个函数构成的复合函数，多次使用复合函数的求导法则. 事实上，就是对构成复合函数的每一层函数关系都要求一次导数.

（二）反函数的求导法则

定理 2-5 设 $x = \varphi(y)$ 单调、连续、可导，且 $\varphi'(y) \neq 0$，则其反函数 $y = f(x)$ 存在且可导，有：

$$\frac{dy}{dx} = \frac{1}{\dfrac{dx}{dy}}, \text{ 或 } f'(x) = \frac{1}{\varphi'(y)}, \text{ 或 } y' = \frac{1}{x'}.$$

证 对于反函数 $y = f(x)$ 的自变量的增量 Δx，由函数的单调性，当 $\Delta x \neq 0$ 时，$\Delta y \neq 0$，再利用 $x = \varphi(y)$ 可导，有

$$\frac{dy}{dx} = \lim_{\Delta x \to 0} \frac{\Delta y}{\Delta x} = \lim_{\Delta x \to 0} \frac{1}{\dfrac{\Delta x}{\Delta y}} = \frac{1}{\dfrac{dx}{dy}}$$

定理表明：反函数的导数是其原函数导数的倒数.

例 2-18 设函数 $y = \arcsin x \quad x \in [-1,1]$，求 y'.

解 $y = \arcsin x \quad x \in [-1,1]$ 是函数 $x = \sin y$ 在 $\left[-\dfrac{\pi}{2}, \dfrac{\pi}{2}\right]$ 上的单调连续的反函数，且 $x = \sin y$ 的导数在 $\left(-\dfrac{\pi}{2}, \dfrac{\pi}{2}\right)$ 内不为零，由定理 2-5 的条件，则：

$$\frac{dy}{dx} = \frac{1}{\dfrac{dx}{dy}} = \frac{1}{(\sin y)'} = \frac{1}{\cos y} = \frac{1}{\sqrt{1 - \sin^2 y}} = \frac{1}{\sqrt{1 - x^2}} \quad x \in (-1, 1)$$

即 $(\arcsin x)' = \dfrac{1}{\sqrt{1 - x^2}} \; x \in (-1,1)$，同理可得：$(\arccos x)' = -\dfrac{1}{\sqrt{1 - x^2}} \; x \in (-1,1)$；

例 2-19 证明：$(\arctan x)' = \dfrac{1}{1 + x^2}, x \in (-\infty, +\infty)$.

证 $y = \arctan x, x \in (-\infty, +\infty)$ 是函数 $x = \tan y$ 在 $y \in \left(-\dfrac{\pi}{2}, \dfrac{\pi}{2}\right)$ 上的单调连续的反函数，故

$$\frac{dy}{dx} = \frac{1}{\dfrac{dx}{dy}} = \frac{1}{(\tan y)'} = \frac{1}{\sec^2 y} = \frac{1}{1 + \tan^2 y} = \frac{1}{1 + x^2}.$$

即：$(\arctan x)' = \dfrac{1}{1 + x^2}, x \in (-\infty, +\infty)$；同理可得：$(\text{arccot}\, x)' = \dfrac{1}{1 + x^2}, x \in (-\infty, +\infty)$.

（三）关于对数函数的导数

对于函数 $y = \ln x$，当 $x > 0$ 时，$(\ln x)' = \dfrac{1}{x}$；当 $x < 0$ 时，函数 $y = \ln(-x)$ 有定义，由复合函数的求导法则，不难得出：$\{\ln(-x)\}' = \dfrac{1}{-x} \cdot (-1) = \dfrac{1}{x}$.

因此只要 $x \neq 0$，就有：$(\ln|x|)' = \dfrac{1}{x}$. 故在涉及对数函数的求导问题时，可以利用以上的性质，简化导数计算.

如，$f(x)=\ln(1-x)(2-x)\neq\ln(1-x)+\ln(2-x)$（定义域不同），但是

$$\{\ln(1-x)(2-x)\}'=\{\ln(2-3x+x^2)\}'=\frac{-3+2x}{2-3x+x^2}=\frac{-3+2x}{(1-x)(2-x)}.$$

如果 $1-x<0$ 且 $2-x<0$ 时，$f(x)=\ln(1-x)(2-x)=\ln(x-1)(x-2)$，

$$\{\ln(x-1)+\ln(x-2)\}'=\frac{1}{x-1}+\frac{1}{x-2}=\frac{2x-3}{(x-1)(x-2)}.$$

例 2-20　求函数 $y=\ln\dfrac{(1+x)(1-x)}{x^2+2x+2}$ 的导数.

解　$y'=\{\ln\dfrac{1-x^2}{x^2+2x+2}\}'=\{\ln(1-x^2)-\ln(x^2+2x+2)\}'=\dfrac{-2x}{1-x^2}-\dfrac{2(x+1)}{x^2+2x+2}.$

例 2-21　求函数 $y=(\dfrac{1+x}{1-x})^x$ 的导数.

解　$y'=(\mathrm{e}^{x\ln\frac{1+x}{1-x}})'=\mathrm{e}^{x\ln\frac{1+x}{1-x}}\cdot[x\ln\dfrac{1+x}{1-x}]'=\mathrm{e}^{x\ln\frac{1+x}{1-x}}\cdot\{\ln\dfrac{1+x}{1-x}+x[\ln(1+x)-\ln(1-x)]'\}$

$$=\mathrm{e}^{x\ln\frac{1+x}{1-x}}\cdot[\ln\dfrac{1+x}{1-x}+x(\dfrac{1}{1+x}+\dfrac{1}{1-x})]=(\dfrac{1+x}{1-x})^x\cdot[\ln\dfrac{1+x}{1-x}+\dfrac{2x}{1-x^2})].$$

四、隐函数的导数

（一）隐函数的求导方法

二元函数方程 $F(x,y)=0$ 如果满足一定的条件，其中便隐含了一个函数关系：$y=y(x)$. 如果能由方程 $F(x,y)=0$ 解出 $y=y(x)$，则函数关系明显化，其求导问题得以解决；如果只知 $y=y(x)$ 的存在性，但无法解出 $y=y(x)$ 的解析表达式时，如何求导数？以下通过例子介绍隐函数求导的方法.

求导关键：方程两端对自变量 x 求导，并视 y 为 x 的函数 $y=y(x)$.

例 2-22　设 $y^3+3x^2y+x=1$，求 y'，$y'(0)$.

解　$y=y(x)$ 代入方程，则：$y^3(x)+3x^2y(x)+x\equiv1$. 两端对 x 求导，得

$$3y^2(x)\cdot y'(x)+3[x^2y'(x)+2xy(x)]+1=0,$$

解出 y'：$y'(x)=-\dfrac{1+6xy(x)}{3x^2+3y^2(x)}$. 一般可以写作 $y'=-\dfrac{1+6xy}{3x^2+3y^2}$.

当 $x=0$ 时，$y=1$，从而 $y'(0)=-\dfrac{1}{3}$.

例 2-23　求曲线 $x^{\frac{2}{3}}+y^{\frac{2}{3}}=a^{\frac{2}{3}}$ 上 $P_0(\dfrac{\sqrt{2}}{4}a,\dfrac{\sqrt{2}}{4}a)$ 点处的切线方程.

解　两端对 x 求导，$\dfrac{2}{3}x^{-\frac{1}{3}}+\dfrac{2}{3}y^{-\frac{1}{3}}y'=0$，$y'=-\sqrt[3]{\dfrac{y}{x}}$；在 $P_0(\dfrac{\sqrt{2}}{4}a,\dfrac{\sqrt{2}}{4}a)$ 点切线斜率为 $k=y'|_{P_0}=-1$，

故切线方程为：$y-\dfrac{\sqrt{2}}{4}a=-1\cdot(x-\dfrac{\sqrt{2}}{4}a)$，即 $y=-x+\dfrac{\sqrt{2}}{2}a$.

例 2-24　设 $y^2-2xy+9=0$，求 $\dfrac{\mathrm{d}^2y}{\mathrm{d}x^2}$.

解　两端对 x 求导，化简得 $y'=\dfrac{\mathrm{d}y}{\mathrm{d}x}=\dfrac{y}{y-x}=\dfrac{y(x)}{y(x)-x}$，注意到 y 是 x 的函数，有

$$\frac{\mathrm{d}^2 y}{\mathrm{d}x^2} = \left(\frac{y}{y-x}\right)' = \frac{y'(y-x)-y(y'-1)}{(y-x)^2} = \frac{-xy'+1}{(y-x)^2}$$

$$= \frac{1}{(y-x)^2} - \frac{xy}{(y-x)^3}.$$

注意：求二阶导数之前，一阶导函数一定要经过适当的化简、整理.

（二）对数求导法

对数求导法主要用于幂指函数、积商型函数求导.

幂指函数 $y = [f(x)]^{\varphi(x)}$ 的导数：

两边取对数得隐函数方程 $\ln y = \varphi(x)\ln f(x)$，两端分别对 x 求导

$$\frac{1}{y} \cdot y' = \varphi'(x)\ln f(x) + \varphi(x) \cdot \frac{f'(x)}{f(x)}$$

化简得 $y' = y\left[\varphi'(x)\ln f(x) + \varphi(x) \cdot \dfrac{f'(x)}{f(x)}\right] = [f(x)]^{\varphi(x)}\left[\varphi'(x)\ln f(x) + \varphi(x) \cdot \dfrac{f'(x)}{f(x)}\right].$

注：要求掌握方法，上述公式理解即可.

例 2-25　设 $y = \left(\dfrac{x^2}{1+x}\right)^x$，求 y'.

解　取对数，得 $\ln y = x\ln\dfrac{x^2}{1+x} = x[2\ln x - \ln(1+x)]$，两边关于 x 求导：

$$\frac{1}{y}y' = \ln\frac{x^2}{1+x} + x\left[\frac{2}{x} - \frac{1}{1+x}\right]$$

即：$y' = \left(\dfrac{x^2}{1+x}\right)^x\left\{\ln\dfrac{x^2}{1+x} + x\left[\dfrac{2}{x} - \dfrac{1}{1+x}\right]\right\} = \left(\dfrac{x^2}{1+x}\right)^x\left\{\ln\dfrac{x^2}{1+x} + 2 - \dfrac{x}{1+x}\right\}.$

例 2-26　求函数 $y = x^x$ 的导数.

解　利用换底公式，$[f(x)]^{\varphi(x)} = \mathrm{e}^{\varphi(x)\ln f(x)}$，然后再求导数.

$$y' = (x^x)' = (\mathrm{e}^{x\ln x})' = \mathrm{e}^{x\ln x} \cdot (\ln x + 1) = x^x \cdot (\ln x + 1).$$

知识链接

1. $[\ln(uv)]' = (\ln u)' + (\ln v)'$，使用对数求导法时可以利用此性质；

2. $\ln x^2 \neq 2\ln x$，但 $(\ln x^2)' = (2\ln x)'$. 利用对数求导法时，$(\ln x^\alpha)' = (\alpha\ln x)'$.

（三）积商型函数的导数

例 2-27　设 $y = \sqrt{\sin x \cdot x^3 \cdot \sqrt{1-x^2}}$，求 y'.

解　取对数：$\ln y = \dfrac{1}{2}\left[\ln\sin x + 3\ln x + \dfrac{1}{2}\ln(1-x^2)\right]$，求导得

$$\frac{1}{y}y' = \frac{1}{2}\left[\frac{\cos x}{\sin x} + \frac{3}{x} + \frac{1}{2}\left(\frac{-2x}{1-x^2}\right)\right] = \frac{1}{2}\left[\cot x + \frac{3}{x} - \frac{x}{1-x^2}\right],$$

则 $y' = y \cdot \dfrac{1}{2}\left[\cot x + \dfrac{3}{x} - \dfrac{x}{1-x^2}\right] = \dfrac{1}{2}\sqrt{\sin x \cdot x^3 \cdot \sqrt{1-x^2}} \cdot \left[\cot x + \dfrac{3}{x} - \dfrac{x}{1-x^2}\right].$

1. 用定义法求函数在一点处的导数有哪几步？
2. 求复合函数导数时应注意什么？

练习题 2-2

1. 利用法则和导数公式求下列函数的导数

(1) $y=(2-3x)(5-6x^2)$；

(2) $y=\cos x \cdot \sin x$；

(3) $y=3x^5\mathrm{e}^x\cos x$；

(4) $y=x\arctan x$；

(5) $y=3^x\sqrt[3]{x^2}\arcsin x$；

(6) $y=x^{\frac{5}{4}}(\arcsin x-\arccos x)$；

(7) $y=\dfrac{\mathrm{e}^x}{x^2}+\ln 3$；

(8) $y=\dfrac{1}{\ln x}$

(9) $y=\dfrac{1+\sin t}{1+\cos t}$

(10) $y=\dfrac{1-x^2}{1+x^2}$

2. 求下列复合函数的导数

(1) $y=\arctan x^2$

(2) $y=3^{\sin x}$

(3) $y=\log_a(x^2+x+1)$

(4) $y=\sqrt[3]{\ln(ax+b)}$

(5) $y=\mathrm{e}^{-2x^2+3x-1}$

(6) $y=(\arcsin\dfrac{x^2}{2})^2$

(7) $y=\arctan(\mathrm{e}^{\sqrt{x}})$

(8) $y=\ln(x-\sqrt{1+x^2})$

第三节　高阶导数

变速直线运动的质点的路程函数为 $s=s(t)$，根据导数定义可知该质点的运动速度为

$v(t)=s'(t)=\lim\limits_{\Delta t\to 0}\dfrac{s(t+\Delta t)-s(t)}{\Delta t}$，加速度 $a(t)=\lim\limits_{\Delta t\to 0}\dfrac{\Delta v}{\Delta t}=\lim\limits_{\Delta t\to 0}\dfrac{v(t+\Delta t)-v(t)}{\Delta t}$，试思考质点运动的加速度与路程函数之间的关系.

定义 2-4　设函数 $y=f(x)$ 在点 x 的邻域内一阶导数 $f'(x)$ 存在，如果极限 $\lim\limits_{\Delta x\to 0}\dfrac{f'(x+\Delta x)-f'(x)}{\Delta x}$

存在，称函数 $y=f(x)$ 在点 x 二阶可导，并称极限值为 $y=f(x)$ 在点 x 的二阶导数，

$$\text{记作：}\ \frac{\mathrm{d}^2y}{\mathrm{d}x^2}=\frac{\mathrm{d}}{\mathrm{d}x}\left(\frac{\mathrm{d}y}{\mathrm{d}x}\right),\ \frac{\mathrm{d}^2f}{\mathrm{d}x^2},\ f''(x)\text{或}y''.$$

同理，如果将二阶导数 $f''(x)$ 作为函数，可以定义出三阶导数：$\dfrac{\mathrm{d}^3y}{\mathrm{d}x^3}=\lim\limits_{\Delta x\to 0}\dfrac{f''(x+\Delta x)-f''(x)}{\Delta x}$，

$$\text{记作：}\ \frac{\mathrm{d}^3y}{\mathrm{d}x^3}=\frac{\mathrm{d}}{\mathrm{d}x}\left(\frac{\mathrm{d}^2y}{\mathrm{d}x^2}\right),\ \frac{\mathrm{d}^3f}{\mathrm{d}x^3},\ f'''(x)\text{或}y'''.$$

一般地，利用函数 $y=f(x)$ 的 $n-1$ 阶导数 $\dfrac{\mathrm{d}^{n-1}y}{\mathrm{d}x^{n-1}}$，可以定义出 n 阶导数：

$$\frac{\mathrm{d}^n y}{\mathrm{d}x^n} = \lim_{\Delta x \to 0} \frac{f^{(n-1)}(x+\Delta x) - f^{(n-1)}(x)}{\Delta x}$$

并记为：$y^{(n)}$，$\dfrac{\mathrm{d}^n y}{\mathrm{d}x^n}$ 等；称函数的二阶及其以上阶的导数为高阶导数. 函数 $y = f(x)$ 的导数通常记作：y'，y''，y'''，$y^{(4)}$，$y^{(5)}$，$\cdots$，$y^{(n)}$，$\cdots$.

由此定义，质点的加速度可以写作：$a(t) = s''(t) = \dfrac{\mathrm{d}^2 s}{\mathrm{d}t^2}$.

例 2-28 设函数 $y = \sin x^2$，求 y''.

解 $y' = 2x\cos x^2$，

$$y'' = 2(x\cos x^2)' = 2\left[\cos x^2 + x(-2x\sin x^2)\right] = 2\cos x^2 - 4x^2\sin x^2.$$

例 2-29 求函数 $y = \ln(x + \sqrt{1+x^2})$ 的二阶导数.

解 $y' = \dfrac{1}{x+\sqrt{1+x^2}} \cdot (1 + \dfrac{2x}{2\sqrt{1+x^2}}) = \dfrac{1}{\sqrt{1+x^2}}$，

$$y'' = (y')' = (\frac{1}{\sqrt{1+x^2}})' = -\frac{1}{2}(1+x^2)^{-\frac{3}{2}} \cdot 2x = -\frac{x}{(1+x^2)^{3/2}}.$$

例 2-30 求函数 $y = f(x^2)$ 的二阶导数，其中 f 二阶可导.

解 $y' = 2xf'(x^2)$，$y'' = 2\{xf'(x^2)\}' = 2\{f'(x^2) + 2x^2 f''(x^2)\}$.

例 2-31 设 f 二阶可导，求函数 $y = f(\sin x) + \sin f(x)$ 的二阶导数.

解 $y' = \cos x f'(\sin x) + \cos f(x) \cdot f'(x)$，

$$y'' = -\sin x f'(\sin x) + \cos^2 x f''(\sin x) - \sin f(x) \cdot [f'(x)]^2 + f''(x)\cos f(x).$$

例 2-32 试求下列函数的 n 阶导数：(1) x^α，(2) a^x，(3) $\sin ax$，(4) $\dfrac{1}{a+x}$.

解 (1) $(x^\alpha)' = \alpha x^{\alpha-1}$，$(x^\alpha)'' = \alpha(\alpha-1)x^{\alpha-2}$，$\cdots$，

$$(x^\alpha)^{(n)} = \alpha(\alpha-1)\cdots(\alpha-n+1)x^{\alpha-n};$$

特别地，当 $\alpha = n$ 时，$(x^n)^{(n)} = n(n-1)(n-2)\cdots(n-n+1)x^{n-n} = n!$.

从而得到以下两个重要结论：$(x^n)^{(n)} = n!$；$(x^n)^{(m)} = 0$（$m > n$）（m，n 均为自然数）.

$$(x^5)^{(5)} = 5! = 120, \text{ 而 } (x^5)^{(6)} = 0, \left[(3x^5 + 2x^3 + 1)^{10}\right]^{(50)} = 3^{10} \cdot (50)!$$

(2) $(a^x)' = a^x \ln a$，$(a^x)'' = a^x(\ln a)^2$，$\cdots$，$(a^x)^{(n)} = a^x(\ln a)^n$；

(3) $(\sin ax)' = a\cos ax = a\sin(ax + \dfrac{\pi}{2})$，

$$(\sin ax)'' = a^2\cos(ax + \frac{\pi}{2}) = a^2\sin(ax + \frac{2\pi}{2}),$$

$$(\sin ax)''' = a^3\cos(ax + \frac{2\pi}{2}) = a^3\sin(ax + \frac{3\pi}{2}), \cdots,$$

$$(\sin ax)^{(n)} = a^n\sin(ax + \frac{n\pi}{2}).$$

同理 $(\cos ax)^{(n)} = a^n\cos(ax + \dfrac{n\pi}{2})$.

(4) $(\frac{1}{a+x})' = -\frac{1}{(a+x)^2}$，$(\frac{1}{a+x})'' = \frac{2}{(a+x)^3}$，

$$(\frac{1}{a+x})^{(3)} = -\frac{2\cdot 3}{(a+x)^4} = -\frac{3!}{(a+x)^4}, \left(\frac{1}{a+x}\right)^{(4)} = \frac{4!}{(a+x)^5}, \cdots,$$

$$(\frac{1}{a+x})^{(n)} = \frac{(-1)^n n!}{(a+x)^{n+1}}.$$

例 2-33 利用上面的高阶导数公式，求下列函数的高阶导数：

(1) $(\cos 3x)^{(20)}$ 　　　(2) $[\sin(2x+3)]^{(10)}$ 　　　(3) $(\frac{1}{x^2-2x-3})^{(4)}$

(4) $(\frac{1}{2x+1})^{(5)}$ 　　　(5) $[\ln(1+x)]^{(n)}$

解 (1) $(\cos 3x)^{(20)} = 3^{20}\cos(3x+\frac{20\pi}{2}) = 3^{20}\cos 3x$．

(2) $[\sin(2x+3)]^{(10)} = 2^{10}\sin(2x+3+\frac{10\pi}{2}) = -2^{10}\sin(2x+3)$．

(3) $(\frac{1}{x^2-2x-3})^{(4)} = (\frac{1}{(x-3)(x+1)})^{(4)} = \frac{1}{4}(\frac{1}{x-3}-\frac{1}{x+1})^{(4)}$

$$= \frac{1}{4}(\frac{1}{x-3})^{(4)} - \frac{1}{4}(\frac{1}{x+1})^{(4)} = \frac{1}{4}\frac{(-1)^4 4!}{(x-3)^5} - \frac{1}{4}\frac{(-1)^4 4!}{(x+1)^5} = \frac{1}{(x-3)^5} - \frac{1}{(x+1)^5}.$$

(4) $(\frac{1}{2x+1})^{(5)} = \frac{1}{2}(\frac{1}{x+\frac{1}{2}})^{(5)} = \frac{1}{2}\frac{(-1)^5 5!}{(x+\frac{1}{2})^6} = -\frac{1}{2}\cdot\frac{5!}{(2x+1)^6}\cdot 2^6 = -\frac{2^5\cdot 5!}{(2x+1)^6}$．

(5) $[\ln(1+x)]' = \frac{1}{1+x}$，$[\ln(1+x)]^{(n)} = (\frac{1}{1+x})^{(n-1)} = \frac{(-1)^{n-1}(n-1)!}{(1+x)^n}$．

例 2-34 设 $y = u(x)\cdot v(x)$，其中 $u(x)$，$v(x)$ 均 n 阶可导，求 $(u\cdot v)^{(n)}$．

解 $(u\cdot v)' = u'v + uv'$，$(u\cdot v)'' = (u'v+uv')' = u''v + 2u'v' + uv''$，

$(u\cdot v)^{(3)} = (u''v+uv')' = u'''v + 3u''v' + 3u'v'' + uv''' \cdots$

用数学归纳法，可得

$$(u\cdot v)^{(n)} = c_n^0 u^{(n)}v + c_n^1 u^{(n-1)}v' + c_n^2 u^{(n-2)}v'' + \cdots + c_n^{n-1}u'v^{(n-1)} + c_n^n uv^{(n)}.$$

其中，$c_n^k = \frac{n(n-1)\cdots(n-k+1)}{k!} = \frac{n!}{k!\cdot(n-k)!}$；若记 $u = u^{(0)}$，$v = v^{(0)}$，则有求两个函数乘积的高

阶导数公式——莱布尼茨公式：$(u\cdot v)^{(n)} = \sum\limits_{k=0}^{n} c_n^k u^{(n-k)}v^{(k)}$．利用此公式可以解决某些乘积的高阶导数

问题．

例 2-35 设 $y = x^2\sin 2x$，求 $y^{(10)}$．

解 因为 $(x^2)' = 2x$，$(x^2)'' = 2$，$(x^2)^{(k)} = 0,(k \geq 3)$，故取 $v = x^2$，$u = \sin 2x$．利用公式可得，

$$y^{(10)} = (x^2\sin 2x)^{(10)} = c_{10}^0(\sin 2x)^{(10)}x^2 + c_{10}^1(\sin 2x)^{(9)}(x^2)' + c_{10}^2(\sin 2x)^{(8)}(x^2)'' + 0$$

$$= -2^{10}x^2\sin 2x + 2^9\cdot 2x\cdot\cos 2x + 45\cdot 2\cdot 2^8\sin 2x$$

$$= -2^{10}x^2\sin 2x + 2^{10}x\cos 2x + 45\cdot 2^9\sin 2x$$

函数 $y=f(x)$ 在点 x 的邻域内二阶导数 y'' 存在的条件.

1. 求下列函数的二阶导数

(1) $f(x)=(x+10)^6$，求 $f''(-8)$；

(2) $y=(1+x^2)\ln(1+x^2)$，求 y''；

(3) $y=\mathrm{e}^{f(2x)}$，其中 f 二阶可导. 求 y''；

(4) $y=\ln f(x)$，其中 f 二阶可导. 求 y''.

2. 求下列函数的高阶导数

(1) $y=x^2\mathrm{e}^{-x}$，求 $y^{(7)}$；

(2) $y=\sin 2x \cdot \cos 3x$，求 $y^{(20)}$；

(3) $y=x^2(3x^5-2x^4-3x+1)^5$，求 $y^{(27)}$，$y^{(28)}$.

第四节　微　分

我们知道，圆心角为 α、半径为 R 的扇形，其面积为 $S=\dfrac{1}{2}\alpha R^2$. 当扇形的半径不变，圆心角增加 $\Delta\alpha$ 时，扇形的面积大约变化多少呢？当圆心角不变，半径增加 ΔR 时，扇形的面积大约变化多少呢？

一、微分的概念

一个正方形的铁片，受热后均匀膨胀，边长由 a 变为 $a+\Delta a$，如图 2-2 所示，试问铁片的面积改变了多少？

解　正方形铁片的面积的计算公式：$s(a)=a^2$，故面积的改变量为
$$\Delta s=s(a+\Delta a)-s(a)=(a+\Delta a)^2-r^2=2a\Delta a+(\Delta a)^2$$

Δs 由两部分构成：$2a\Delta a$ 是关于 Δa 的线性函数，$(\Delta a)^2$ 是比 Δa 高阶的无穷小，$(\Delta a)^2=o(\Delta a)$；当 $|\Delta a|$ 很小时，$(\Delta a)^2=o(\Delta a)$ 更小. 如果将高阶无穷小 $(\Delta a)^2$ 忽略不计，则有 $\Delta s\approx 2a\Delta a$.

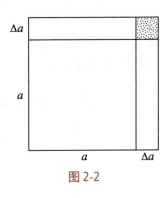

图 2-2

定义 2-5　设函数 $y=f(x)$ 在点 x_0 的某邻域 $U(x_0)$ 内有定义，$x_0+\Delta x\in U(x_0)$，函数有相应的增量为 $\Delta y=f(x_0+\Delta x)-f(x_0)$. 如果函数的增量 Δy 可以写作：$\Delta y=A\cdot\Delta x+o(\Delta x)$，且 A 只与 x_0 有关，与 Δx 无关，$o(\Delta x)$ 是比 Δx 高阶的无穷小，则称函数 $y=f(x)$ 在点 x_0 **可微**（*differentiable*），并称 $A\Delta x$ 为函数 $y=f(x)$ 在点 x_0 的**微分**（differential），记作：
$$\mathrm{d}y=A\Delta x \quad \text{或} \quad \mathrm{d}f(x)=A\Delta x$$

定理 2-6　函数 $y=f(x)$ 在点 x_0 可微的充分必要条件是函数 $y=f(x)$ 在点 x_0 可导.

1. 可微与可导是等价的概念, 而且有 $A = f'(x_0)$ 即 $dy = f'(x_0)\Delta x$, 或 $df(x) = f'(x_0)\Delta x$;

2. 对于自变量 x, 有 $dx = \Delta x$. 因此微分也常常写作: $dy = f'(x)dx$; 如果 $dx \neq 0$, 则有 $\dfrac{dy}{dx} = f'(x)$, 因此导数通常也称为微商;

3. 如果函数 $y = f(x)$ 在点 x_0 可微, 则 $\Delta y = f'(x)\Delta x + o(\Delta x) = dy + o(\Delta x)$, 或 $\Delta y - dy = o(\Delta x)$.

4. 由 $\Delta y - dy = o(\Delta x)$, 当 $|\Delta x|$ 很小时, 有 $\Delta y \approx dy$; 即 $\Delta y \approx f'(x_0)\Delta x$, 或

$$f(x_0 + \Delta x) \approx f(x_0) + f'(x_0)\Delta x, \ 或 \ f(x) \approx f(x_0) + f'(x_0)(x - x_0).$$

其几何意义: 在点 x_0 的附近, 可近似地用点 $[x_0, f(x_0)]$ 的切线段代替曲线段研究问题. 利用上式可近似计算函数增量 Δy, 或近似计算在 x_0 的附近的点的函数值 $f(x_0 + \Delta x)$ 或 $f(x)$.

二、微分的几何意义

微分的几何意义: $dy = f'(x_0)\Delta x$ 是曲线 $y = f(x)$ 在点 $[x_0, f(x_0)]$ 的切线段上纵坐标的增量.

如图 2-3 所示, 在曲线 $y = f(x)$ 上取两点

$$M[x_0, f(x_0)], N[x_0 + \Delta x, f(x_0 + \Delta x)]$$

从图中可以看出: $dx = \Delta x = MQ, \Delta y = NQ$, 经过点 M 的切线 MT 与 NQ 相交于 P, 在点 M 处的导数 $f'(x_0)$ 是经过 M 点的切线的斜率, 即

$$f'(x_0) = \tan\alpha = \frac{PQ}{MQ}.$$

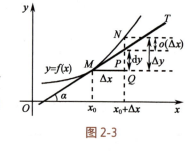

图 2-3

点 M 处的微分 $dy = f'(x_0)dx = \dfrac{PQ}{MQ} \cdot MQ = PQ$. 由此可知, 当 Δy 是曲线 $y = f(x)$ 上的点 M 的纵坐标的增量时, 微分 $dy = f'(x_0)dx$ 就是曲线 $y = f(x)$ 的切线 MT 上点 M 的纵坐标的相应增量. 这就是微分的几何意义.

三、微分基本公式和运算法则

(一) 微分基本公式

由微分的定义 $dy = f'(x)\Delta x$ 及导数的基本公式, 不难得出微分的基本公式, 如微分公式与微分运算法则:

$$d(c) = 0 \qquad\qquad d(x^\mu) = \mu x^{\mu-1}dx$$

$$d(\sin x) = \cos xdx \qquad\qquad d(\cos x) = -\sin xdx$$

$$d(\tan x) = \sec^2 xdx \qquad\qquad d(\cot x) = -\csc^2 xdx$$

$$d(\sec x) = \sec x \cdot \tan xdx \qquad\qquad d(\csc x) = -\csc x \cdot \cot xdx$$

$$d(e^x) = e^xdx \qquad\qquad d(a^x) = a^x \ln adx$$

$$d(\ln x) = \frac{1}{x}dx \qquad\qquad d(\log_a{}^x) = \frac{1}{x\ln a}dx$$

$$d(\arcsin x) = \frac{1}{\sqrt{1-x^2}}dx \qquad\qquad d(\arccos x) = -\frac{1}{\sqrt{1-x^2}}dx$$

$$d(\arctan x) = \frac{1}{1+x^2}dx \qquad\qquad d(\operatorname{arccot} x) = -\frac{1}{1+x^2}dx$$

（二）微分的四则运算法则

利用导数的四则运算法则及微分的定义，不难得出：

(1) $d(u \pm v) = du \pm dv$ (2) $d(cu) = cdu$

(3) $d(uv) = vdu + udv$ (4) $d\left(\dfrac{u}{v}\right) = \dfrac{vdu - udv}{v^2}$

（三）复合函数的微分 – 微分的形式不变性

设 $y = f(u)$，$u = \varphi(x)$ 构成复合函数 $y = f[\varphi(x)]$，$f'(u)$、$\varphi'(x)$ 存在

$$dy = d\{f[\varphi(x)]\} = \{f[\varphi(x)]\}'dx = f'(u)\varphi'(x)dx = f'(u)du$$

若记 $F(x) = f[\varphi(x)]$，则有 $dy = F'(x)dx$，或 $dy = f'(u)du$；即不论对于中间变量 u 还是自变量 x，微分的形式总是一样的，此性质称为微分的形式不变性．利用这一性质可以求复合函数的微分．

例 2-36 设 $y = \tan x^2$，求微分 dy．

解 $dy = (\tan x^2)'dx = 2x\sec^2 x^2 dx$，利用微分的形式不变性，则

$$dy = \sec^2 x^2 dx^2 = 2x\sec^2 x^2 dx．$$

例 2-37 设 $y = e^{-2x}\cos 2x$，求微分 dy．

解 $dy = d[e^{-2x}\cos 2x] = e^{-2x}d(\cos 2x) + \cos 2x d(e^{-2x})$

$$= e^{-2x}[-2\sin 2x]dx + \cos 2x[-2e^{-2x}]dx = -2e^{-2x}[\sin 2x + \cos 2x]dx$$

例 2-38 设函数 $y = \sin^2 x + x\ln x$ 求微分 dy．

解 $dy = d(\sin^2 x + x\ln x) = d(\sin^2 x) + d(x\ln x)$

$$= 2\sin x d(\sin x) + \ln x dx + x d(\ln x)$$

$$= 2\sin x \cos x dx + \ln x dx + x \cdot \frac{1}{x}dx$$

$$= (\sin 2x + \ln x + 1)dx$$

例 2-39 设 $x^2 + xy + y^2 = 1$，求微分 dy．

解 方程两边微分：$2xdx + ydx + xdy + 2ydy = 0$，解得：$dy = -\dfrac{2x+y}{x+2y}dx$；也可先求出导数，再求

微分：由 $2x + y + xy' + 2yy' = 0$，解出 $y' = -\dfrac{2x+y}{x+2y}$，所以，$dy = y'dx = -\dfrac{2x+y}{x+2y}dx$．

（四）微分的近似计算

1. 近似计算函数的增量：

$$\Delta y = f(x_0 + \Delta x) - f(x_0) \approx f'(x_0)\Delta x，\text{或} \Delta y = f(x) - f(x_0) \approx f'(x_0)(x - x_0)．$$

2. 近似计算一点的函数值：

$$f(x_0 + \Delta x) \approx f(x_0) + f'(x_0)\Delta x，\text{或} f(x) \approx f(x_0) + f'(x_0)(x - x_0)．$$

例 2-40 近似计算 $\sqrt[3]{996}$ 的值．

解 设 $f(x) = \sqrt[3]{x}$，则应近似计算 $f(996) = \sqrt[3]{996}$．取 $x_0 = 1\,000$，$\Delta x = -4$，$x_0 + \Delta x = 996$，

$f'(x) = \dfrac{1}{3\sqrt[3]{x^2}}$，$f(x_0) = f(1\,000) = 10$，$f'(x_0) = f'(1\,000) = \dfrac{1}{300}$．

利用 $f(x_0 + \Delta x) \approx f(x_0) + f'(x_0)\Delta x$, $f(996) \approx f(100) + f'(100)(-4)$ 有

$$\sqrt[3]{996} \approx \sqrt[3]{1\,000} + \frac{1}{300}(-4) = 10 - \frac{4}{300} \approx 9.99.$$

例 2-41　一个半径为 1cm 的球，为了提高表面的光洁度，需要镀上一层铜．镀层厚度为 0.01 厘米．估计每只球需要用铜多少克？（铜的密度为 8.9g/cm³）

解　球的体积 $V = \frac{4}{3}\pi r^3$，镀铜后，球的半径由 1cm 变为 1.01cm，故所镀铜的体积为：

$\Delta V = \frac{4}{3}\pi\left[(r+\Delta r)^3 - r^3\right]$，利用近似计算公式 $\Delta V \approx V'\Delta r = 4\pi r^2 \Delta r$，取 $r = 1$，$\Delta r = 0.01$，$V' = 4\pi r^2$，则 $\Delta V \approx 4\pi r^2 \Delta r \approx 0.13\text{cm}^3$；因此每只球需要用铜约为 $0.13 \times 8.9 = 1.16$ 克．

思考题

求函数 $y = \sqrt{x+1}$ 函数在 $x = 0$ 处的增量和微分．

练习题 2-4

1. 求下列函数的微分

(1) $y = ax^2 + bx + c$;

(2) $y = \tan x + 2^x - \dfrac{1}{\sqrt{x}}$;

(3) $y = e^{\sin 2x}$;

(4) $y = \arctan e^x$;

(5) $y = \ln \sqrt[3]{1+x^2}$;

(6) $y = e^{-x}\cos x$.

2. 计算下列函数值的近似值

(1) $\sqrt[4]{1.02}$;　　(2) $\sin 0.03$;　　(3) $\ln 0.98$;　　(4) $e^{1.01}$.

拓展阅读

微积分学发展简史

微积分已成为基本的数学工具，并被广泛地应用于自然科学的各个领域．恩格斯说过："在一切理论成就中，从未像 17 世纪下半叶微积分的创立那样被看作人类精神的最高胜利了，如果在某个地方我们看到人类精神的纯粹和唯一的功绩，那就正是在这里．"

微积分作为一门学科创立于 17 世纪，但是微积分的思想早在公元前就已经产生了：我国的庄周所著的《庄子》一书的"天下篇"中，记有"一尺之棰，日取其半，万世不竭"．三国时期刘徽在他的割圆术中提到"割之弥细，所失弥小，割之又割，以至于不可割，则与圆周合体而无所失矣"．这些都是朴素的、也是很典型的极限概念．公元前 3 世纪，古希腊的阿基米德在研究解决抛物弓形的面积、球和球冠面积、螺线下面积和旋转双曲体的体积等问题中，就隐含着近代积分学的思想．

到了 17 世纪，以下四类问题促使了微积分的产生：第一类是运动中的即时速度求解问题；第二类是求曲线切线的问题；第三类是求函数的最值问题；第四类是求曲线长度、曲线围成的图形面积、体积问题．

17 世纪许多著名的数学家、天文学家、物理学家都为解决上述问题做了大量的研究工作，

如法国的费尔玛、笛卡尔、罗伯瓦、笛沙格；英国的巴罗、瓦里士；德国的开普勒；意大利的卡瓦列利等人都提出许多很有建树的理论，为微积分的创立作出了贡献.17 世纪下半叶在前人工作的基础上，英国科学家牛顿和德国数学家莱布尼茨分别在自己的国度里独自研究和完成了微积分的创立工作.他们的最大功绩是把两个貌似毫不相关的问题联系在一起，切线问题（微分学的中心问题）和求积问题（积分学的中心问题）.

牛顿 1642 年生于英格兰，1661 年入英国剑桥大学受教于巴罗，同时钻研伽利略、开普勒、笛卡尔和沃利斯等人的著作.笛卡尔的《几何学》和沃利斯的《无穷算术》对他影响最深，正是这两部著作引导牛顿走上了创立微积分之路.1665 年伦敦流行鼠疫，牛顿回到乡间，终日思考各种问题，运用他的智慧和数年来获得的知识，创立了流数术（微积分）、万有引力和光的分析.1667 年牛顿完成了他的第一篇微积分论文：《运用无穷多次方程的分析学》，正式发表于 1711 年；从 1667 年到 1693 年大约四分之一世纪的时间里，牛顿始终不渝努力改进、完善自己的微积分学说，先后写成了三篇微积分论文，分别是：《运用无限多项方程的分析》，简称《分析学》，完成于 1669 年；《流数法与无穷级数》，简称《流数法》，完成于 1671 年；《曲线求积术》，简称《求积术》，完成于 1691 年.这 3 篇论文反映了牛顿微积分学说的发展过程，并且可以看到牛顿对于微积分先后给出了不同的解释.牛顿的《流数法》写于 1671 年，直到 1736 年才发表；《流数法》标志着微积分的诞生，但它在许多方面是不成熟的.

微积分学的创立，极大地推动了数学的发展.过去很多初等数学束手无策的问题，运用微积分往往迎刃而解，显示出微积分学的非凡威力.应该指出的是，和历史上任何一项重大理论的完成都要经历一段时间一样，牛顿和莱布尼茨的工作也都是很不完善的，他们在无穷和无穷小量这个问题上，十分含糊.牛顿的无穷小量，有时候是零，有时候不是零而是有限的小量；莱布尼茨的也不能自圆其说.这些基础方面的缺陷，最终导致了第二次数学危机的产生.直到 19 世纪初，法国科学学院的科学家以柯西为首，对微积分的理论进行了认真研究，建立了极限理论，后来又经过德国数学家维尔斯特拉斯进一步的严格化，使极限理论成为了微积分的坚定基础，才使微积分进一步地发展开来.任何新兴的、具有无量前途的科学成就都吸引着广大的科学工作者.在微积分的历史上也闪烁着这样的一些明星：瑞士的雅科布·贝努利和他的兄弟约翰·贝努利、欧拉、法国的拉格朗日、科西……欧氏几何也好，上古和中世纪的代数学也好，都是一种常量数学，微积分才是真正的变量数学，是数学中的大革命.

本章小结

1.本章的主要内容

导数的定义和导数的几何意义；函数的和，差，积，商的求导法则；复合函数的求导法则，隐函数的求导法，对数求导法.基本求导公式，高阶导数，函数微分的定义和几何意义，基本微分公式及其运算.

2.函数 $y = f(x)$ 的导数 $f'(x)$，就是当 $\Delta x \to 0$ 时函数的增量 Δy 与自变量的增量 Δx 的比的极限，即 $f(x)' = \lim\limits_{\Delta x \to 0} \dfrac{\Delta y}{\Delta x} = \lim\limits_{\Delta x \to 0} \dfrac{f(x_0 + \Delta x) - f(x_0)}{\Delta x}$

函数 $y = f(x)$ 在点 x_0 处的导数的几何意义，就是曲线 $y = f(x)$ 在点 $M_0[x_0, f(x_0)]$ 处的切线的斜率.

3.常用的导数公式，函数的和，差，积，商的求导法则即复合函数的求导法则是求函数导的基础,需熟练掌握.

4.应熟练掌握求导方法,提高计算能力,其中复合函数求导法则很重要,应熟练掌握.

5.求函数的导数和求函数的微分,在计算方法上有紧密联系,它们通常称为微分法.在一元函数中"可导"是"可微"的充要条件,但需要注意,不要将函数的导数和函数的微分这两个概念混淆.

(杨 莉)

复习题二

1.选择题

(1) 设函数为 $y=f(x)$,当自变量 x 由 x_0 改变到 $x_0+\Delta x$ 时,相应的函数改变量 Δy 为( ).

    A. $f(x_0+\Delta x)-f(x_0)$;   B. $f(x_0)\Delta x$;

    C. $f'(x_0)+\Delta x$;   D. $f(x_0+\Delta x)$.

(2) 设 $f(x)$ 在 (a,b) 内连续,且 $x_0\in(a,b)$,则函数 $f(x)$ 在点 x_0 处( ).

    A. $f(x)$ 极限存在,但不一定可导;   B. $f(x)$ 极限存在且可导;

    C. $f(x)$ 极限不存在但可导;   D. $f(x)$ 极限不一定存在.

(3) 设 $f(x)$ 在点 x_0 处可导,则 $\lim\limits_{\Delta x\to 0}\dfrac{f(x_0-\Delta x)-f(x_0)}{\Delta x}=$( ).

    A. $-f'(x_0)$;   B. $f'(x_0)$;   C. $f'(-x_0)$;   D. $2f'(x_0)$.

(4) 设 $\lim\limits_{x\to 0}\dfrac{\ln(1+x)-(ax+bx^2)}{x^2}=2$,则 a,b 的值为( ).

    A. $a=0,b=-2$;   B. $a=0,b=-\dfrac{5}{2}$;   C. $a=1,b=-\dfrac{5}{2}$;   D. $a=1,b=-2$.

(5) 设 $f(x)$ 处处可导,则( ).

    A. 当 $\lim\limits_{x\to\infty}f(x)=-\infty$ 时,必有 $\lim\limits_{x\to\infty}f'(x)=-\infty$;

    B. 当 $\lim\limits_{x\to-\infty}f'(x)=-\infty$ 时,必有 $\lim\limits_{x\to-\infty}f(x)=-\infty$;

    C. 当 $\lim\limits_{x\to+\infty}f(x)=+\infty$ 时,必有 $\lim\limits_{x\to-\infty}f'(x)=+\infty$;

    D. 当 $\lim\limits_{x\to-\infty}f'(x)=+\infty$ 时,必有 $\lim\limits_{x\to-\infty}f(x)=+\infty$.

(6) 两曲线 $y=x^2+ax+b^3$ 与 $2y=-1+xy$ 相切于点 $(1,-1)$ 处,则 a,b 的值为( ).

    A. $0,2$;   B. $1,-3$;   C. $-1,1$;   D. $-1,-1$.

(7) 若 $f(x)$ 在 $x=x_0$ 处可导,则 $f(x)$ 在 $x=x_0$ 处( ).

    A. 必可导;   B. 不连续;

    C. 一定不可导;   D. 连续但不一定可导.

(8) 函数 $f(x)=\begin{cases} x\arctan\dfrac{1}{x} & x\neq 0,\\ 0 & x=0,\end{cases}$ 在 $x=0$ 处( ).

    A. 既连续又可导;   B. 连续但不可导;

    C. 既不连续也不可导;   D. 不连续但可导.

(9) 设 $f(x)=|\sin x|$,则 $f(x)$ 在 $x=0$ 处( ).

    A. 不连续;   B. 连续,但不可导;

    C. 连续且有一阶导数;   D. 有任意阶导数.

(10) 若 $f(x)=\begin{cases}\sin x & x\geqslant 0,\\ x-1 & x<0.\end{cases}$，则 $f(x)$ 在 $x=0$ 处（　　）.

　　A. 不连续，必不可导；　　　　　　　　B. 不连续，但可导；

　　C. 连续，但不可导；　　　　　　　　　D. 连续，可导.

2. 填空题

(1) 若函数 $y=\ln x$ 的自变量 x 由 1 变到 100，则 x 的增量 $\Delta x=$_____，所对应的函数的增量 $\Delta y=$_____.

(2) 设函数 $f(x)=x|x|$，则 $f'(0)=$_____.

(3) 设函数 $f(x)=x\mathrm{e}^x$，则 $f''(0)=$_____.

(4) 设函数 $f(x)$ 在 x_0 处可导，且 $f(x_0)=0$，$f'(x_0)=1$，则 $\lim\limits_{n\to\infty}nf\left(x_0+\dfrac{1}{n}\right)=$_____.

(5) 曲线 $y=x^2-2x+8$ 上点_____处的切线平行于 x 轴，点_____处的切线与 x 轴正向的交角为 $\dfrac{\pi}{4}$.

(6) d_____$=\mathrm{e}^{-x}\mathrm{d}x$.

(7) 设 $f(x)=(x-1)(x-2)\cdots(x-100)$，则 $f'(1)+f(77)=$_____.

(8) 设 $f(x)$ 为可导的偶函数，$g(x)=f(\cos x)$，则 $g'\left(\dfrac{\pi}{2}\right)=$_____.

(9) 函数 $y=x+\arctan x$ 在 $x=0$ 处的切线方程是_____.

(10) 椭圆 $x^2+2y^2=27$ 上横坐标与纵坐标相等的点处的切线斜率为_____.

3. 解答题

(1) 设函数 $f(x)=(x-a)\varphi(x)$，$\varphi(x)$ 在 $x=a$ 处连续，求 $f'(a)$.

(2) 设函数 $f(x)=x^{a^a}+a^{x^a}+a^{a^x}$，求 $f'(x)$.

(3) 求曲线 $\begin{cases}x=\sin t\\ y=\cos 2t\end{cases}$ 在 $t=\dfrac{\pi}{6}$ 处的切线方程和法线方程.

(4) 求由方程 $x-y+\dfrac{1}{2}\sin y=0$ 所确定的隐函数 y 的二阶导数 $\dfrac{\mathrm{d}^2 y}{\mathrm{d}x^2}$.

(5) 若 $y^2 f(x)+xf(y)=x^2$，其中 $f(x)$ 为可微函数，求 $\mathrm{d}y$.

ER 2-3

扫一扫，
测一测

第三章 | 中值定理与导数的应用

学习目标

1. 掌握：洛必达法则及利用洛必达法则求未定式的极限.
2. 熟悉：罗尔定理和拉格朗日中值定理及函数的极值的定义.
3. 了解：利用导数来判断函数的单调性、极值和最值及利用导数来判断函数图形的凹凸性拐点的问题.
4. 具有利用导数的基本原理，建立简单医学数学模型的能力.
5. 学会用函数最值原理，强化从定性到定量来揭示事物的本质，以提高护理解决问题的职业综合能力及安全意识.

情景导入

　　咳嗽问题的数学理论模型：肺内压力的增加可以引起咳嗽，而肺内压力的增加伴随着气管半径的缩小，那么半径较小的气管是促进了还是阻碍了空气的流动？

　　解决上述问题，可以建立气管半径 r、气管长度 l、气管的两端的压力差 p、流体的黏滞度 η 之间的函数，利用函数的导数来解决下面两个实际问题：

　　(1) r 取到何值时，才使得单位时间内流过气管的气体体积最大？

　　(2) r 取到何值时，才使得单位时间内流过气管的气体气流速度最大？

　　即由物理学中的知识可知，在单位时间内流过管子的流体的体积为

$$V = \frac{\pi p r^4}{8 l \eta}. \tag{3-1}$$

实验证明：当压力差 p 增加，且在 $\left[0, \dfrac{r_0}{2a}\right]$ 范围内，半径 r 按照方程

$$r = r_0 - ap \tag{3-2}$$

减小，其中 r_0 为无压力差时的管半径，a 为正的常数.

因为 $r = r_0 - ap$ 在条件 $0 \leq p \leq \dfrac{r_0}{2a}$ 下成立，

于是　　　　　　　　　　将 $p = \dfrac{r_0 - r}{a}$ 代入 $0 \leq p \leq \dfrac{r_0}{2a}$，得 $\dfrac{r_0}{2} \leq r \leq r_0$， $\tag{3-3}$

因而式（3-2）可用 $p = \dfrac{r_0 - r}{a}$，$\dfrac{r_0}{2} \leq r \leq r_0$（3-1）替代.

于是式（3-1）变为

$$V = \frac{\pi(r_0 - r)r^4}{8\eta la} = k(r_0 - r)r^4, \frac{r_0}{2} \leqslant r \leqslant r_0 \qquad (3\text{-}4)$$

其中 $k = \pi/8\eta la$ 为常数.

　　本章从实际问题中因变量相对于自变量的变化快慢出发, 进一步加深导数概念理解, 并讨论导数的计算方法. 进而利用导数来研究函数的性质和函数曲线的某些性态, 并利用这些知识解决一些实际问题.

第一节　洛必达法则

　　首先介绍洛必达(L'Hospital)法则及微分学的中值定理, 因它们是导数应用的理论基础.

　　如果当 $x \to x_0$ 时, 函数 $f(x)$、$g(x)$ 均为无穷小量(或无穷大量), 即它们的极限 $f(x), g(x)$, 都趋近于零(或无穷), 那么极限 $\lim\limits_{x \to x_0} \dfrac{f(x)}{g(x)}$ 可能存在, 也可能不存在, 通常将这种极限叫作**不定式(未定式)**, 分别记作 $\dfrac{0}{0}$ 或 $\dfrac{\infty}{\infty}$, 其中约定用 "0" 表示无穷小量, 用 "∞" 表示无穷大量. 因此, 极限的计算要根据函数的不同类型选用相应的方法, 而洛必达法则对计算不定式的极限则是一种简便有效的方法之一.

　　不定式一般包括: $\dfrac{0}{0}$、$\dfrac{\infty}{\infty}$(商的极限); $0 \cdot \infty$(积的极限); $\infty - \infty$(差的极限); 0^0、∞^0、1^∞(幂指数函数的极限), 这四种极限皆可以化为 $\dfrac{0}{0}$ 或 $\dfrac{\infty}{\infty}$ 型. 但要注意此法并不是万能的, 并非所有 $\dfrac{0}{0}$、$\dfrac{\infty}{\infty}$ 型的极限都可以用它来计算. 下面介绍洛必达法则.

　　定理 3-1　如果函数 $f(x)$、$g(x)$ 满足下列条件:

　　(1) 当 $\lim\limits_{x \to x_0} f(x) = 0$(或 ∞), $\lim\limits_{x \to x_0} g(x) = 0$(或 ∞);

　　(2) 存在 x_0 的一个去心邻域 $N(\hat{x}_0, \delta)$, 在此邻域内, $f'(x)$、$g'(x)$ 存在, 且 $g'(x) \neq 0$;

　　(3) 极限 $\lim\limits_{x \to x_0} \dfrac{f'(x)}{g'(x)}$ 存在或者为无穷大;

　　则
$$\lim_{x \to x_0} \frac{f(x)}{g(x)} = \lim_{x \to x_0} \frac{f'(x)}{g'(x)}. \qquad (3\text{-}5)$$

　　以上所述中的 $x \to x_0$ 可换成 $x \to x_0^-$ 或 $x \to x_0^+$ 或 $x \to +\infty$ 或 $x \to -\infty$.

　　定理 3-1 说明, 在一定条件下, 可将两个函数比的极限化为这两个函数导数比的极限, 这种求不定式的方法, 称为洛必达法则. 当导数比的极限仍然是不定式, 且满足定理中的条件, 则可继续使用洛必达法则, 即有

$$\lim_{x \to x_0} \frac{f(x)}{g(x)} = \lim_{x \to x_0} \frac{f'(x)}{g'(x)} = \lim_{x \to x_0} \frac{f''(x)}{g''(x)} \qquad (3\text{-}6)$$

　　式(3-6)表明在同一题中可以多次地使用洛必达法则, 直到它不再是不定式或不满足定理 3-1 的条件为止.

一、$\dfrac{0}{0}$型的极限

例3-1 求极限 $\lim\limits_{x \to 0} \dfrac{b^x - c^x}{x}$.

解 这是 $\dfrac{0}{0}$ 型不定式,由洛必达法则,有

$$\lim_{x \to 0} \frac{b^x - c^x}{x} = \lim_{x \to 0} \frac{(b^x - c^x)'}{(x)'} = \lim_{x \to 0} \frac{b^x \ln b - c^x \ln c}{1} = \ln b - \ln c = \ln \frac{b}{c}.$$

例3-2 求极限 $\lim\limits_{x \to 0} \dfrac{x - \sin x}{2x^3}$.

解 这是 $\dfrac{0}{0}$ 型不定式,由洛必达法则,有

$$\lim_{x \to 0} \frac{x - \sin x}{2x^3} = \lim_{x \to 0} \frac{1 - \cos x}{6x^2} = \lim_{x \to 0} \frac{\sin x}{12x} = \frac{1}{12}$$

例3-3 求极限 $\lim\limits_{x \to 1} \dfrac{2\ln x}{(1-x)^2}$.

解 这是 $\dfrac{0}{0}$ 型不定式,由洛必达法则,有

$$\lim_{x \to 1} \frac{2\ln x}{(1-x)^2} = \lim_{x \to 1} \frac{\dfrac{2}{x}}{-2(1-x)} = -\lim_{x \to 1} \frac{1}{x(1-x)} = \infty.$$

例3-4 求极限 $\lim\limits_{x \to +\infty} \dfrac{\dfrac{\pi}{2} - \arctan x}{\ln \dfrac{1+x}{x}}$.

解 这是 $\dfrac{0}{0}$ 型不定式,由洛必达法则,有

$$\lim_{x \to +\infty} \frac{\dfrac{\pi}{2} - \arctan x}{\ln \dfrac{1+x}{x}} = \lim_{x \to +\infty} \frac{-\dfrac{1}{1+x^2}}{\dfrac{1}{1+x} - \dfrac{1}{x}} = \lim_{x \to +\infty} \frac{x^2 + x}{x^2 + 1} = 1.$$

注:

(1) 洛必达法则可以推广到 $x \to x_0$ 时的 $\dfrac{\infty}{\infty}$ 型不定式.

(2) 洛必达法则可以推广到 $x \to \infty$ 时的 $\dfrac{\infty}{\infty}$ 及 $\dfrac{0}{0}$ 型不定式.

(3) 综上所述,洛必达法则可以用于讨论 $\dfrac{\infty}{\infty}$ 及 $\dfrac{0}{0}$ 型的不定式.

二、$\dfrac{\infty}{\infty}$型的极限

例3-5 求极限 $\lim\limits_{x \to \frac{\pi}{2}} \dfrac{\tan x}{\cot 2x}$.

解 这是 $\dfrac{\infty}{\infty}$ 型不定式, 由洛必达法则, 有

$$\lim_{x\to\frac{\pi}{2}}\frac{\tan x}{\cot 2x}=\lim_{x\to\frac{\pi}{2}}\frac{\sec^2 x}{-2\csc^2 2x}=-\frac{1}{2}\lim_{x\to\frac{\pi}{2}}\frac{\sin^2 2x}{\cos^2 x}$$

$$=-\frac{1}{2}\lim_{x\to\frac{\pi}{2}}\frac{4\sin 2x\cos 2x}{-2\cos x\sin x}=2\lim_{x\to\frac{\pi}{2}}\cos 2x=-2$$

例3-6 求极限 $\displaystyle\lim_{x\to+\infty}\frac{\ln x}{x^\mu}(\mu\geqslant 0)$.

解 这是 $\dfrac{\infty}{\infty}$ 型不定式, 由洛必达法则, 有

$$\lim_{x\to+\infty}\frac{\ln x}{x^\mu}=\lim_{x\to+\infty}\frac{\dfrac{1}{x}}{\mu x^{\mu-1}}=\lim_{x\to+\infty}\frac{1}{\mu x^\mu}=0$$

注:

(1) $\dfrac{\infty}{\infty}$ 及 $\dfrac{0}{0}$ 型不定式在使用洛必达法则后, 可能相互转化.

(2) 在解题过程中, 注意随时化简函数是十分必要的.

例3-7 求极限 $\displaystyle\lim_{x\to+\infty}\frac{x^n}{e^{\beta x}}$ (n 为正整数, $\beta>0$).

解 这是 $\dfrac{\infty}{\infty}$ 型不定式, 由洛必达法则, 有

$$\lim_{x\to+\infty}\frac{x^n}{e^{\beta x}}=\lim_{x\to+\infty}\frac{nx^{n-1}}{\beta e^{\beta x}}=\lim_{x\to+\infty}\frac{n(n-1)x^{n-2}}{\beta^2 e^{\beta x}}=\cdots=\lim_{x\to+\infty}\frac{n!}{\beta^n e^{\beta x}}=0.$$

例3-8 求极限 $\displaystyle\lim_{x\to+\infty}\frac{e^x}{x^n}$.

解 这是 $\dfrac{\infty}{\infty}$ 型不定式, 由洛必达法则, 有

$$\lim_{x\to+\infty}\frac{e^x}{x^n}\overset{\frac{\infty}{\infty}}{=}\lim_{x\to+\infty}\frac{e^x}{nx^{n-1}}\overset{\frac{\infty}{\infty}}{=}\lim_{x\to+\infty}\frac{e^x}{n(n-1)x^{n-2}}=\cdots\overset{\frac{\infty}{\infty}}{=}\lim_{x\to+\infty}\frac{e^x}{n!}=+\infty$$

例3-9 求极限 $\displaystyle\lim_{x\to+\infty}\frac{x^n}{(\ln x)^n}$.

解 这是 $\dfrac{\infty}{\infty}$ 型不定式, 由洛必达法则, 有

$$\lim_{x\to+\infty}\frac{x^n}{(\ln x)^n}\overset{\frac{\infty}{\infty}}{=}\lim_{x\to+\infty}\frac{nx^{n-1}}{n(\ln x)^{n-1}\cdot\dfrac{1}{x}}=\lim_{x\to+\infty}\frac{nx^n}{n(\ln x)^{n-1}}$$

$$\overset{\frac{\infty}{\infty}}{=}\lim_{x\to+\infty}\frac{n^2 x^{n-1}}{n(n-1)(\ln x)^{n-2}\cdot\dfrac{1}{x}}$$

$$=\lim_{x\to+\infty}\frac{n^2 x^n}{n(n-1)(\ln x)^{n-2}}$$

$$= \cdots = \lim_{x \to +\infty} \frac{n^{n-1}x^n}{n(n-1)\cdots 2(\ln x)} \overset{\frac{\infty}{\infty}}{=\!=\!=} \lim_{x \to +\infty} \frac{n^n x^n}{n(n-1)\cdots 2 \cdot 1} = +\infty.$$

当 $x \to +\infty$ 时，e^x，x^n，$(\ln x)^n$ 均趋向于 $+\infty$. 这一结论表明，$\mathrm{e}^x \to +\infty$ 的速度最快，$x^n \to +\infty$ 次之，$(\ln x)^n \to +\infty$ 速度最慢.

三、其他类型的不定式极限

$0 \cdot \infty$，$\infty - \infty$，0^0，∞^0 及 1^∞ 型的不定式，均可以转化为 $\frac{\infty}{\infty}$ 或 $\frac{0}{0}$ 型，然后用洛必达法则求解. 其未定式的转化过程可以理解如下：

(1) "$0 \cdot \infty$" 型： $\quad\quad\quad\quad$ " $0 \cdot \infty = \dfrac{0}{\dfrac{1}{\infty}} = \dfrac{0}{0}$ " 或 " $0 \cdot \infty = \dfrac{\infty}{\dfrac{1}{0}} = \dfrac{\infty}{\infty}$ ". $\quad\quad\quad$ (3-7)

(2) "$\infty - \infty$" 型： $\quad\quad\quad\quad$ " $\infty - \infty = \dfrac{1}{\dfrac{1}{\infty}} - \dfrac{1}{\dfrac{1}{\infty}} = \dfrac{\dfrac{1}{\infty} - \dfrac{1}{\infty}}{\dfrac{1}{\infty \cdot \infty}} = \dfrac{0}{0}$ ". $\quad\quad\quad$ (3-8)

(3) "1^∞" 型： $\quad\quad\quad\quad\quad\quad$ " $1^\infty = \mathrm{e}^{\infty \ln 1} = \mathrm{e}^{\infty \cdot 0}$ ". $\quad\quad\quad\quad\quad\quad$ (3-9)

(4) "0^0" 型： $\quad\quad\quad\quad\quad\quad\quad$ " $0^0 = \mathrm{e}^{0 \ln 0} = \mathrm{e}^{0 \cdot \infty}$ ". $\quad\quad\quad\quad\quad\quad$ (3-10)

(5) "∞^0 或 0^∞" 型： $\quad\quad\quad\quad$ " $\infty^0 = \mathrm{e}^{0 \ln \infty} = \mathrm{e}^{0 \cdot \infty}$ ". $\quad\quad\quad\quad\quad$ (3-11)

1. $0 \cdot \infty$ 型(积的不定式)

例 3-10 求极限 $\lim\limits_{x \to 0^+} x^n \ln x$，$(n > 0)$.

解 这是 $0 \cdot \infty$ 型不定式，利用式 (3-7) 将其化为 $\dfrac{0}{0}$ 或 $\dfrac{\infty}{\infty}$ 型，由洛必达法则，得

$$\lim_{x \to 0^+} x^n \ln x = \lim_{x \to 0^+} \frac{\ln x}{x^{-n}} \overset{\frac{\infty}{\infty}}{=\!=\!=} \lim_{x \to 0^+} \frac{\frac{1}{x}}{-nx^{-n-1}} = -\frac{1}{n} \lim_{x \to 0^+} \frac{1}{x^{-n}} = -\frac{1}{n} \lim_{x \to 0^+} x^n = 0.$$

例 3-11 求极限 $\lim\limits_{x \to 0} x^2 \ln x$.

解 这是 $0 \cdot \infty$ 型不定式，利用式 (3-7) 式将其化为 $\dfrac{0}{0}$ 或 $\dfrac{\infty}{\infty}$ 型，由洛必达法则，得

$$\lim_{x \to 0} x^2 \ln x = \lim_{x \to 0} \frac{\ln x}{\frac{1}{x^2}} = \lim_{x \to 0} \frac{\frac{1}{x}}{-2 \cdot \frac{1}{x^3}} = -\frac{1}{2} \lim_{x \to 0} x^2 = 0.$$

例 3-12 求极限 $\lim\limits_{x \to +\infty} \mathrm{e}^x \ln\left(\dfrac{2}{\pi} \arctan x\right)$.

解 这是 $0 \cdot \infty$ 型不定式，利用式 (3-7) 将其化为 $\dfrac{0}{0}$ 或 $\dfrac{\infty}{\infty}$ 型，由洛必达法则，得

$$\lim_{x \to +\infty} \mathrm{e}^x \ln\left(\frac{2}{\pi} \arctan x\right) = \lim_{x \to +\infty} \frac{\ln\left(\frac{2}{\pi} \arctan x\right)}{\mathrm{e}^{-x}}$$

$$\overset{\frac{0}{0}}{=\!=\!=} \lim_{x \to +\infty} \frac{\left[\ln \frac{2}{\pi} + \ln(\arctan x)\right]'}{(\mathrm{e}^{-x})'}$$

$$\overset{\frac{0}{0}}{=\!=\!=} \lim_{x\to+\infty} \frac{\dfrac{1}{\arctan x}\cdot\dfrac{1}{1+x^2}}{-\mathrm{e}^{-x}}$$

$$= -\frac{2}{\pi}\lim_{x\to+\infty}\frac{\mathrm{e}^x}{1+x^2}=+\infty\,.$$

例 3-13　求极限 $\lim\limits_{x\to0}(1-\cos x)\cot x$.

解　这是 $0\cdot\infty$ 型不定式,利用式(3-7)将其化为 $\dfrac{0}{0}$ 或 $\dfrac{\infty}{\infty}$ 型,由洛必达法则,得

$$\lim_{x\to0}(1-\cos x)\cot x=\lim_{x\to0}\frac{1-\cos x}{\tan x}=\lim_{x\to0}\frac{\sin x}{\sec^2 x}=0\,.$$

注: $\lim\limits_{x\to0^+}x\mathrm{e}^{1/x}\xlongequal{0\cdot\infty}\lim\limits_{x\to0^+}\dfrac{\mathrm{e}^{1/x}}{\dfrac{1}{x}}\xlongequal{\frac{1}{x}=t}\lim\limits_{t\to+\infty}\dfrac{\mathrm{e}^t}{t}\xlongequal{\frac{\infty}{\infty}}\lim\limits_{t\to+\infty}\mathrm{e}^t=+\infty$

但是如果: $\lim\limits_{x\to0^+}x\mathrm{e}^{1/x}\xlongequal{0\cdot\infty}\lim\limits_{x\to0^+}\dfrac{x}{\mathrm{e}^{-1/x}}\xlongequal{\frac{0}{0}}\lim\limits_{x\to0^+}\dfrac{1}{\mathrm{e}^{-1/x}\cdot\dfrac{1}{x^2}}=\lim\limits_{x\to0^+}x^2\mathrm{e}^{1/x}$,不难看出,上面做法不可取.

2. $\infty-\infty$ 型(差的不定式)

例 3-14　求极限 $\lim\limits_{x\to0}\left(\dfrac{\sin^2 x}{x^4}-\dfrac{\tan x}{x^3}\right)$.

解　这是 $\infty-\infty$ 型不定式,利用式(3-8)将其化为 $\dfrac{0}{0}$ 或 $\dfrac{\infty}{\infty}$ 型,由洛必达法则,得

$$\lim_{x\to0}\left(\frac{\sin^2 x}{x^4}-\frac{\tan x}{x^3}\right)\xlongequal{\infty-\infty}\lim_{x\to0}\frac{\sin^2 x-x\tan x}{x^4}\xlongequal{\frac{0}{0}}\lim_{x\to0}\frac{\tan x}{x}\cdot\frac{\sin x\cos x-x}{x^3}$$

$$=\lim_{x\to0}\frac{\tan x}{x}\cdot\lim_{x\to0}\frac{\sin x\cos x-x}{x^3}\xlongequal{\frac{0}{0}}\lim_{x\to0}\frac{\sin x\cos x-x}{x^3}\xlongequal{\frac{0}{0}}\lim_{x\to0}\frac{\cos^2 x-\sin^2 x-1}{3x^2}$$

$$\xlongequal{\frac{0}{0}}-\lim_{x\to0}\frac{1-\cos 2x}{3x^2}=-\lim_{x\to0}\frac{2\sin^2 x}{3x^2}=-\frac{2}{3}\,.$$

例 3-15　求极限 $\lim\limits_{x\to\frac{\pi}{2}}(\sec x-\tan x)$.

解　这是 $\infty-\infty$ 型不定式,利用式(3-8)将其化为 $\dfrac{0}{0}$ 或 $\dfrac{\infty}{\infty}$ 型,由洛必达法则,得

$$\lim_{x\to\frac{\pi}{2}}(\sec x-\tan x)\xlongequal{\infty-\infty}\lim_{x\to\frac{\pi}{2}}\frac{1-\sin x}{\cos x}\xlongequal{\frac{0}{0}}\lim_{x\to\frac{\pi}{2}}\frac{-\cos x}{-\sin x}=0\,.$$

例 3-16　求极限 $\lim\limits_{x\to0}\left(\dfrac{1}{x}-\dfrac{1}{\mathrm{e}^x-1}\right)$.

解　这是 $\infty-\infty$ 型不定式,利用式(3-8)将其化为 $\dfrac{0}{0}$ 或 $\dfrac{\infty}{\infty}$ 型,由洛必达法则,得

$$\lim_{x\to0}\left(\frac{1}{x}-\frac{1}{\mathrm{e}^x-1}\right)=\lim_{x\to0}\frac{\mathrm{e}^x-1-x}{x(\mathrm{e}^x-1)}=\lim_{x\to0}\frac{\mathrm{e}^x-1}{\mathrm{e}^x-1+x\mathrm{e}^x}=\lim_{x\to0}\frac{\mathrm{e}^x}{2\mathrm{e}^x+x\mathrm{e}^x}=\lim_{x\to0}\frac{1}{2+x}=\frac{1}{2}\,.$$

例 3-17　求极限 $\lim\limits_{x\to1}\left(\dfrac{x}{x-1}-\dfrac{1}{\ln x}\right)$.

解 这是 $\infty-\infty$ 型不定式,利用式(3-8)将其化为 $\dfrac{0}{0}$ 或 $\dfrac{\infty}{\infty}$ 型,由洛必达法则,得

$$\lim_{x\to 1}\left(\frac{x}{x-1}-\frac{1}{\ln x}\right)=\lim_{x\to 1}\frac{x\ln x-x+1}{(x-1)\ln x}$$

$$=\lim_{x\to 1}\frac{\ln x+1-1}{\ln x+(x-1)\cdot\dfrac{1}{x}}=\lim_{x\to 1}\frac{x\ln x}{x\ln x+(x-1)}$$

$$=\lim_{x\to 1}\frac{\ln x+1}{\ln x+1+1}=\frac{1}{2}.$$

3. 1^∞, 0^0 及 ∞^0 型(幂指函数的不定式)

例 3-18 求极限 $\displaystyle\lim_{x\to\infty}\left(\dfrac{a_1^{1/x}+a_2^{1/x}+\cdots+a_n^{1/x}}{n}\right)^{nx}$.

解 这是 1^∞ 型不定式,利用式(3-9)将其化为 $\dfrac{0}{0}$ 或 $\dfrac{\infty}{\infty}$ 型,由洛必达法则,得

$$\lim_{x\to\infty}\left(\frac{a_1^{1/x}+a_2^{1/x}+\cdots+a_n^{1/x}}{n}\right)^{nx}$$

令: $y=\left(\dfrac{a_1^{1/x}+a_2^{1/x}+\cdots+a_n^{1/x}}{n}\right)^{nx}$, 则, $\ln y=nx\ln\left(\dfrac{a_1^{1/x}+a_2^{1/x}+\cdots+a_n^{1/x}}{n}\right)$

$$\lim_{x\to\infty}\ln y=n\lim_{x\to\infty}x\ln\left(\frac{a_1^{1/x}+a_2^{1/x}+\cdots+a_n^{1/x}}{n}\right)$$

$$=n\lim_{x\to\infty}\frac{\ln(a_1^{1/x}+a_2^{1/x}+\cdots+a_n^{1/x})-\ln n}{\dfrac{1}{x}}$$

$$\xlongequal{\frac{1}{x}=t}n\lim_{t\to 0}\frac{\ln(a_1^t+a_2^t+\cdots+a_n^t)-\ln n}{t}\quad(\text{化简})$$

$$\xlongequal{\frac{0}{0}}n\lim_{t\to 0}\frac{1}{a_1^t+a_2^t+\cdots+a_n^t}(a_1^t\ln a_1+a_2^t\ln a_2+\cdots+a_n^t\ln a_n)$$

$$=\ln a_1+\ln a_2+\cdots+\ln a_n=\ln(a_1a_2\cdots a_n)$$

$$\lim_{x\to\infty}\left(\frac{a_1^{1/x}+a_2^{1/x}+\cdots+a_n^{1/x}}{n}\right)^{nx}=\lim_{x\to\infty}\mathrm{e}^{\ln y}=\mathrm{e}^{\ln(a_1a_2\cdots a_n)}=a_1a_2\cdots a_n.$$

例 3-19 求极限 $\displaystyle\lim_{x\to 0}(\cos 2x)^{\frac{3}{x^2}}$.

解 这是 1^∞ 型不定式,利用式(3-9)将其化为 $\dfrac{0}{0}$ 或 $\dfrac{\infty}{\infty}$ 型,由洛必达法则,得

$$\lim_{x\to 0}(\cos 2x)^{\frac{3}{x^2}}=\lim_{x\to 0}\mathrm{e}^{\ln(\cos 2x)^{\frac{3}{x^2}}}=\mathrm{e}^{\lim\limits_{x\to 0}\ln(\cos 2x)^{\frac{3}{x^2}}}=\mathrm{e}^{\lim\limits_{x\to 0}\frac{3\ln(\cos 2x)}{x^2}}$$

$$\xlongequal{\frac{0}{0}}\mathrm{e}^{\lim\limits_{x\to 0}\frac{3\cdot\frac{1}{\cos 2x}\cdot(-\sin 2x)\cdot 2}{2x}}=\mathrm{e}^{\lim\limits_{x\to 0}\frac{-6\tan 2x}{2x}}=\mathrm{e}^{-6}.$$

例 3-20 求极限 $\displaystyle\lim_{x\to 1}x^{\frac{1}{1-x}}$.

解 这是 1^∞ 型不定式,利用式(3-9)将其化为 $\dfrac{0}{0}$ 或 $\dfrac{\infty}{\infty}$ 型,由洛必达法则,得

$$\lim_{x\to 1}x^{\frac{1}{1-x}}=\lim_{x\to 1}\mathrm{e}^{\ln x^{\frac{1}{1-x}}}=\mathrm{e}^{\lim\limits_{x\to 1}\frac{\ln x}{1-x}\left(\frac{0}{0}\text{型}\right)}=\mathrm{e}^{\lim\limits_{x\to 1}\frac{\frac{1}{x}}{-1}}=\mathrm{e}^{-1}.$$

例 3-21 求极限 $\lim\limits_{x\to 0^+}x^x$.

解 这是 0^0 型不定式,利用式(3-10)将其化为 $\dfrac{0}{0}$ 或 $\dfrac{\infty}{\infty}$ 型,令 $y=x^x$,两边取对数,得到

$\ln y=x\ln x=\dfrac{\ln x}{\dfrac{1}{x}}$,使 $\ln y$ 的极限为 $\dfrac{\infty}{\infty}$ 型的不定式,由洛必达法则,得

$$\lim_{x\to 0^+}\ln y=\lim_{x\to 0^+}\frac{\ln x}{\dfrac{1}{x}}\stackrel{\frac{\infty}{\infty}}{=\!=\!=}\lim_{x\to 0^+}\frac{\dfrac{1}{x}}{-\dfrac{1}{x^2}}=-\lim_{x\to 0^+}x=0,$$

于是
$$\lim_{x\to 0^+}x^x=\mathrm{e}^{\lim\limits_{x\to 0^+}\ln y}=\mathrm{e}^0=1.$$

例 3-22 求极限 $\lim\limits_{x\to 0}x^{\sin x}$.

解 这是 0^0 型不定式,利用式(3-10)将其化为 $\dfrac{0}{0}$ 或 $\dfrac{\infty}{\infty}$ 型,令 $y=x^{\sin x}$,两边取对数,得到

$\ln y=\sin x\ln x=\dfrac{\ln x}{\dfrac{1}{\sin x}}$,使 $\ln y$ 的极限为 $\dfrac{\infty}{\infty}$ 型的不定式,由洛必达法则,得

$$\lim_{x\to 0}x^{\sin x}=\lim_{x\to 0}\mathrm{e}^{\sin x\ln x}=\lim_{x\to 0}\mathrm{e}^{\frac{\ln x}{\frac{1}{\sin x}}}$$

由于
$$\lim_{x\to 0}\frac{\ln x}{\dfrac{1}{\sin x}}\stackrel{\frac{\infty}{\infty}}{=\!=\!=}\lim_{x\to 0}\frac{\dfrac{1}{x}}{\dfrac{-\cos x}{\sin^2 x}}=-\lim_{x\to 0}\left(\frac{\sin x}{x}\cdot\frac{\sin x}{\cos x}\right)=0,$$

所以
$$\lim_{x\to 0}x^{\sin x}=\mathrm{e}^0=1.$$

例 3-23 求极限 $\lim\limits_{x\to 0^+}(\tan x)^{\frac{1}{\ln x}}$.

解 这是 0^0 型不定式,利用式(3-10)将其化为 $\dfrac{0}{0}$ 或 $\dfrac{\infty}{\infty}$ 型,令 $y=(\tan x)^{\frac{1}{\ln x}}$,两边取对数,得到

$\ln y=\dfrac{1}{\ln x}\ln\tan x=\dfrac{\ln\tan x}{\ln x}$,使 $\ln y$ 的极限为 $\dfrac{\infty}{\infty}$ 型的不定式,得

$$\lim_{x\to 0^+}(\tan x)^{\frac{1}{\ln x}}=\lim_{x\to 0^+}\mathrm{e}^{\frac{1}{\ln x}\ln\tan}=\lim_{x\to 0^+}\mathrm{e}^{\frac{\ln\tan x}{\ln x}}$$

由于
$$\lim_{x\to 0^+}\frac{\ln\tan x}{\ln x}\stackrel{\frac{\infty}{\infty}}{=\!=\!=}\lim_{x\to 0^+}\frac{\dfrac{\sec^2 x}{\tan x}}{\dfrac{1}{x}}=\lim_{x\to 0^+}\frac{x}{\tan x}=1,$$

所以
$$\lim_{x \to 0^+} (\tan x)^{\frac{1}{\ln x}} = e^1 = e.$$

例 3-24 求极限 $\lim\limits_{x \to 0^+} x^{\frac{1}{\ln(e^{2x}-1)}}$.

解 这是 0^0 型不定式, 利用式 (3-11) 将其化为 $\dfrac{0}{0}$ 或 $\dfrac{\infty}{\infty}$ 型, 令 $y = x^{\frac{1}{\ln(e^{2x}-1)}}$, 两边取对数, 得到

$\ln y = \dfrac{1}{\ln(e^{2x}-1)} \ln x$, 使 $\ln y$ 的极限为 $\dfrac{\infty}{\infty}$ 型的不定式, 由洛必达法则, 得

$$\lim_{x \to 0^+} \ln y = \lim_{x \to 0^+} \frac{\ln x}{\ln(e^{2x}-1)} = \lim_{x \to 0^+} \frac{\frac{1}{x}}{\frac{e^{2x} \cdot 2}{e^{2x}-1}} = \lim_{x \to 0^+} \frac{e^{2x}-1}{2xe^{2x}} = \lim_{x \to 0^+} \frac{2x}{2xe^x} = 1$$

所以
$$\lim_{x \to 0^+} x^{\frac{1}{\ln(e^{2x}-1)}} = \lim_{x \to 0^+} e^{\ln y} = e.$$

例 3-25 求极限 $\lim\limits_{x \to +\infty} x^{\frac{1}{x}}$.

解 方法一 这是 ∞^0 型不定式, 利用式 (3-11) 将其化为 $\dfrac{0}{0}$ 或 $\dfrac{\infty}{\infty}$ 型, 令 $y = x^{\frac{1}{x}}$, 两边取对数, 得到 $\ln y = \dfrac{1}{x} \ln x$, 使 $\ln y$ 的极限为 $\dfrac{\infty}{\infty}$ 型的不定式, 由洛必达法则, 得

$$\lim_{x \to +\infty} \ln y = \lim_{x \to +\infty} \frac{\ln x}{x} = \lim_{x \to +\infty} \frac{1}{x} = 0,$$

所以
$$\lim_{x \to +\infty} x^{\frac{1}{x}} = \lim_{x \to +\infty} e^{\ln y} = e^0 = 1.$$

方法二 这是 ∞^0 型不定式, 将其指数化, 使其指数部分的极限为 $\dfrac{\infty}{\infty}$ 型的不定式, 由洛必达法则, 得

$$\lim_{x \to +\infty} x^{\frac{1}{x}} = \lim_{x \to +\infty} e^{\frac{\ln x}{x}} = e^{\lim\limits_{x \to +\infty} \frac{\ln x}{x}} = e^{\lim\limits_{x \to +\infty} \frac{\frac{1}{x}}{1}} = e^0 = 1.$$

例 3-26 求极限 $\lim\limits_{x \to \frac{\pi}{2}^-} (\tan x)^{2x-\pi}$.

解 这是 ∞^0 型不定式, 利用式 (3-11) 将其化为 $\dfrac{0}{0}$ 或 $\dfrac{\infty}{\infty}$ 型, 令 $y = (\tan x)^{2x-\pi}$, 两边取对数, 得到

$\ln y = (2x - \pi) \ln \tan x$, 使 $\ln y$ 的极限为 $\dfrac{\infty}{\infty}$ 型的不定式, 由洛必达法则, 得

$$\lim_{x \to \frac{\pi}{2}^-} (2x-\pi) \ln \tan x = \lim_{x \to \frac{\pi}{2}^-} \frac{\ln \tan x}{\frac{1}{2x-\pi}} = \lim_{x \to \frac{\pi}{2}^-} \frac{\frac{1}{\tan x} \cdot \sec x}{\frac{-2}{(2x-\pi)^2}}$$

$$= \lim_{x \to \frac{\pi}{2}^-} \frac{-(2x-\pi)^2}{\sin 2x} = \lim_{x \to \frac{\pi}{2}^-} \frac{-2(2x-\pi)}{2\cos 2x} = 0.$$

所以 $$\lim_{x \to \frac{\pi}{2}^-} (\tan x)^{2x-\pi} = e^0 = 1.$$

例 3-27 求极限 $\lim\limits_{x \to 0^+} \left(1 + \dfrac{1}{x}\right)^x$.

解 这是 ∞^0 型不定式,利用式(3-11)将其化为 $\dfrac{0}{0}$ 或 $\dfrac{\infty}{\infty}$ 型,令 $y = \left(1 + \dfrac{1}{x}\right)^x$,两边取对数,得到

$\ln y = x \ln\left(1 + \dfrac{1}{x}\right)$,使 $\ln y$ 的极限为 $\dfrac{\infty}{\infty}$ 型的不定式,由洛必达法则,得

$$\lim_{x \to 0^+} x \ln\left(x + \frac{1}{x}\right) = \lim_{x \to 0^+} \frac{\ln\left(1 + \dfrac{1}{x}\right)}{\dfrac{1}{x}}$$

$$\xlongequal{\diamondsuit \frac{1}{x} = t} \lim_{t \to +\infty} \frac{\ln(1 + t)}{t}$$

$$= \lim_{t \to +\infty} \frac{1}{1 + t} = 0.$$

所以 $$原式 = e^0 = 1.$$

四、使用洛必达法则应该注意的问题

1. 只有 "$\dfrac{0}{0}$""$\dfrac{\infty}{\infty}$" 型才可以考虑使用洛必达法则

错误的解法: $$\lim_{x \to 0} \frac{x^3 + 3x^2}{3x^2 + \sin x} = \lim_{x \to 0} \frac{3x^2 + 6x}{6x + \cos x} = \lim_{x \to 0} \frac{6x + 6}{6 - \sin x} = 1.$$

2. 应多种求极限方法综合使用,并注意随时化简

如:① $\lim\limits_{x \to 0} \dfrac{\sqrt{1 + \tan x} - \sqrt{1 + \sin x}}{x^2 \sin x}$

$$= \lim_{x \to 0} \frac{\tan x - \sin x}{x^2 \sin x (\sqrt{1 + \tan x} + \sqrt{1 + \sin x})}$$

$$= \frac{1}{2} \lim_{x \to 0} \frac{\tan x (1 - \cos x)}{x^3} = \frac{1}{4}$$

② $\lim\limits_{x \to 0} \dfrac{\sin^2 x - x^2 \cos^2 x}{\sin^4 x} = \lim\limits_{x \to 0} \dfrac{\sin x + x \cos x}{\sin x} \cdot \dfrac{\sin x - x \cos x}{\sin^3 x}$

$$= 2 \lim_{x \to 0} \frac{\sin x - x \cos x}{x^3}$$

$$\xlongequal{\frac{0}{0}} 2 \lim_{x \to 0} \frac{\cos x - (\cos x - x \sin x)}{3x^2}$$

$$= 2 \lim_{x \to 0} \frac{x \sin x}{3x^2} = \frac{2}{3}.$$

3. 注意洛必达法则中的条件3,即并非所有的 $\dfrac{0}{0}$、$\dfrac{\infty}{\infty}$ 型一定可以用洛必达法则求解. 如

$$\lim_{x \to +\infty} \frac{e^x - e^{-x}}{e^x + e^{-x}} \xlongequal{\frac{\infty}{\infty}} \lim_{x \to +\infty} \frac{e^x + e^{-x}}{e^x - e^{-x}} \xlongequal{\frac{\infty}{\infty}} \lim_{x \to +\infty} \frac{e^x - e^{-x}}{e^x + e^{-x}} \cdots$$

出现循环，应该用其他方式计算，如 $\lim\limits_{x\to+\infty}\dfrac{e^x-e^{-x}}{e^x+e^{-x}}=\lim\limits_{x\to+\infty}\dfrac{1+e^{-2x}}{1-e^{-2x}}=1$（转化无穷大的因素）;

$\lim\limits_{x\to\infty}\dfrac{x+\sin x}{x-\sin x}\overset{\frac{\infty}{\infty}}{=}\lim\limits_{x\to\infty}\dfrac{1+\cos x}{1-\cos x}$，极限 $\lim\limits_{x\to\infty}\dfrac{1+\cos x}{1-\cos x}$ 不存在，但并不能由此得出原极限不存在. 实际上此函数不满足洛必达法则中的条件 3.

正确的解法是：$\lim\limits_{x\to\infty}\dfrac{x+\sin x}{x-\sin x}=\lim\limits_{x\to\infty}\dfrac{1+\dfrac{\sin x}{x}}{1-\dfrac{\sin x}{x}}=1$.

如求 $\lim\limits_{x\to+\infty}\dfrac{x+\sin x}{x}=\lim\limits_{x\to+\infty}\left(1+\dfrac{\sin x}{x}\right)=1+\lim\limits_{x\to+\infty}\dfrac{\sin x}{x}$.

又因为 $\lim\limits_{x\to+\infty}\dfrac{1}{x}=0,|\sin x|\le 1$，所以 $\lim\limits_{x\to+\infty}\dfrac{\sin x}{x}=0$，因此，$\lim\limits_{x\to+\infty}\dfrac{x+\sin x}{x}=1$.

说明，因为 $\lim\limits_{x\to+\infty}\dfrac{(x+\sin x)'}{x'}=\lim\limits_{x\to+\infty}\dfrac{1+\cos x}{1}=\lim\limits_{x\to+\infty}(1+\cos x)$ 不存在，且不是无穷大，所以它不满足洛必达法则第三条的条件，故此题不能使用洛必达法则，即

$$\lim\limits_{x\to+\infty}\dfrac{x+\sin x}{x}\ne\lim\limits_{x\to+\infty}\dfrac{(x+\sin x)'}{x'}.$$

知识链接

使用洛必达法则求极限时，要和多种求极限方法穿插使用，尤其是重要极限，即

1. $\lim\limits_{x\to 0}\dfrac{\sin x}{x}=1$

2. $\lim\limits_{x\to\infty}\dfrac{\sin x}{x}=0$

3. $\lim\limits_{x\to\infty}(1+\dfrac{1}{x})^x=e$

4. $\lim\limits_{x\to 0}(1+x)^{\frac{1}{x}}=e$

5. x 趋近零时，等价无穷小量的相互代换.

点滴积累

从上面例题中看出，洛必达法则是计算不定式极限的有力工具，但在具体使用时应注意法则的可用条件，同时应注意任何法则都不是万能的，此外，即使可以用洛必达法则，但有时只用洛必达法则往往会十分繁琐. 因此，求函数的不定式极限时，应注意与第一章求极限的方法综合结合使用，另外，对不连续变量不能直接使用洛必达法则，首先考虑连续变量，求出极限，再利用极限过程中的任意性，求得所求极限的结果，对于复杂函数的极限问题，应当灵活应用泰勒公式，哪些项需展开，哪些项可以保留，是求复杂函数极限的一个有力且有效的工具.

1. 若 $\lim\limits_{x \to 0} \dfrac{f'(x)}{g'(x)}$ 存在, 则 $\lim\limits_{x \to 0} \dfrac{f(x)}{g(x)}$ 一定存在, 且二者相等. 对否? 请举例说明.

2. 若 $\lim\limits_{x \to 0} f(x) = \lim\limits_{x \to 0} g(x) = 0$, 而 $\lim\limits_{x \to 0} \dfrac{f'(x)}{g'(x)}$ 不存在, 则 $\lim\limits_{x \to 0} \dfrac{f(x)}{g(x)}$ 也不存在. 对否? 请举例说明.

练习题 3-1

1. 函数 $\lim\limits_{x \to \frac{\pi}{2}} \dfrac{\cos x}{x - \dfrac{\pi}{2}}$ 求极限过程中可用洛必达法则吗? 说明理由.

2. 利用洛必达法则求 $\lim\limits_{x \to \frac{\pi}{2}} \dfrac{\tan x}{\tan 5x}$ 的极限.

3. 利用洛必达法则求 $\lim\limits_{x \to 1} \dfrac{x^3 + 5x + 3}{x^3 - x^2 - x + 1}$ 的极限.

第二节　中值定理

　　本节将利用导数来进一步研究函数的性质和函数曲线的某些性态, 并利用这些知识来解决一些实际问题, 为此, 需要先介绍罗尔 (Rolle) 定理, 然后根据它推出拉格朗日 (Lagrange) 定理, 这两个中值定理是研究函数在区间上整体性质的工具, 是导数应用的理论基础.

一、罗尔定理

　　定理 3-2　设函数 $f(x)$ 满足:

　　(1) 闭区间 $[a, b]$ 上连续;

　　(2) 开区间 (a, b) 内可导;

　　(3) 端点函数值相等 $f(a) = f(b)$;

　　则存在 $\xi \in (a, b)$, 使得 $f'(\xi) = 0$.

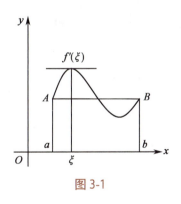

图 3-1

　　在证明定理之前, 我们先考察一下定理的几何意义. 如图 3-1 所示, 曲线是一条连续的曲线弧, 除端点外处处具有不垂直于 x 轴的切线, 且两个端点的纵坐标相等. 定理的结论表达了这样的一个几何事实: 在曲线弧上至少有一点, 在该点处曲线的切线是水平的. 从图中可以看到, 在曲线的最高点或最低点处, 切线是水平的. 这就启发了我们证明这个定理的思路.

　　证明　由于 $f(x)$ 在闭区间 $[a, b]$ 上连续, 根据闭区间上连续函数的最大值和最小值定理, $f(x)$ 在闭区间 $[a, b]$ 上的必有最大值 M、最小值 m. 这样只有两种可能情形:

　　(1) 如果 $M = m$, 则 $f(x)$ 在闭区间 $[a, b]$ 上恒为常数, 即 $f(x) \equiv c$, 从而 $f'(x) = 0$, $\forall x \in (a, b)$;

　　(2) 如果 $M \neq m$, 则必有 $M > m$, 又因为 $f(a) = f(b)$, 故 M、m 中至少有一个在开区间 (a, b) 内取得. 不妨设 $f(x)$ 在开区间 (a, b) 内取得最大值 M, 即存在 $\xi \in (a, b)$, 使得 $f(\xi) = M$. 以下证明 ξ 即为所求, 即必有 $f'(\xi) = 0$. 由定义

$$f'(\xi) = \lim_{x \to \xi} \frac{f(x) - f(\xi)}{x - \xi} = \lim_{x \to \xi} \frac{f(x) - M}{x - \xi}$$

由于 $f(x) - M \le 0$，则 $\dfrac{f(x) - M}{x - \xi} \begin{cases} \le 0 & x > \xi \\ \ge 0 & x < \xi \end{cases}$，从而由极限的保号性定理 $\lim_{x \to \xi^{\pm}} \dfrac{f(x) - M}{x - \xi} \begin{cases} \le 0 \\ \ge 0 \end{cases}$，即

$f'_+(\xi) \le 0, f'_-(\xi) \ge 0$.

已知 $f'(\xi)$ 存在，应有 $f'_+(\xi) = f'_-(\xi) = f'(\xi)$，即 $f'(\xi) = 0$.

注：

（1）罗尔定理的几何意义：在满足条件时，曲线 $y = f(x)$ 上的点 $[\xi, f(\xi)]$ 处一定有水平切线，即斜率 $k = f'(\xi) = 0$（图 3-2）.

（2）罗尔定理的条件是充分的而不是必要的.

（3）罗尔定理研究的是导函数方程 $f'(x) = 0$ 的根的存在性问题.

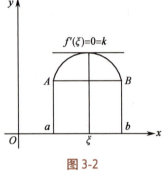

图 3-2

例 3-28 验证对于 $f(x) = \ln \sin x$ 罗尔定理在区间 $\left[\dfrac{\pi}{6}, \dfrac{5\pi}{6}\right]$ 上的正确性.

解 $f(x) = \ln \sin x$ 在区间 $\left[\dfrac{\pi}{6}, \dfrac{5\pi}{6}\right]$ 上连续，在 $\left(\dfrac{\pi}{6}, \dfrac{5\pi}{6}\right)$ 内可导，且 $f'(x) = \cot x$,

$$f\left(\frac{\pi}{6}\right) = \ln \sin \frac{\pi}{6} = -\ln 2$$

$$f\left(\frac{5\pi}{6}\right) = \ln \sin \frac{5\pi}{6} = -\ln 2$$

很显然端点函数值相等，满足罗尔定理的条件，故应存在 $\xi \in \left(\dfrac{\pi}{6}, \dfrac{5\pi}{6}\right)$,

使得 $\qquad\qquad f'(\xi) = 0$，即 $\cot \xi = 0$;

事实上也可以解得 $\qquad\qquad \xi = \dfrac{\pi}{2} \in \left(\dfrac{\pi}{6}, \dfrac{5\pi}{6}\right)$ 即满足要求.

例 3-29 验证 $f(x) = x^3 - 3x^2 + 3x$ 在区间 $[0, 2]$ 上满足罗尔定理的条件，并求出罗尔定理结论中的 ξ 值.

解 基本初等函数 $f(x) = x^3 - 3x^2 + 3x$ 在区间 $[0, 2]$ 上连续，显然在 $(0, 2)$ 内可导，且其导数为 $f'(x) = 3x^2 - 6x + 3$，同时 $f'(0) = f'(2) = 3$,

所以满足罗尔定理的三个条件，故存在点 $\xi, \xi \in (0, 2)$,

使得

$$f'(\xi) = 0.$$

即 $\qquad\qquad 3\xi^2 - 6\xi + 3 = 0$，所以 $\xi = 1$.

例 3-30 设函数 $f(x) = (x - 1)(x - 2)(x - 3)(x - 4)$，不计算 $f'(x)$，指出导函数方程 $f'(x) = 0$ 有几个实根，各属于什么区间？

解 $f(x) = (x - 1)(x - 2)(x - 3)(x - 4)$ 是四次多项式，故是 $f'(x) = 0$ 一元三次方程，最多有三个实根.

$f(x)$ 在闭区间 $[1, 2]$ 上连续，在开区间 $(1, 2)$ 上可导，端点函数值相等 $f(1) = f(2) = 0$，由罗尔

定理，存在 $\xi_1 \in (1, 2)$，使得 $f'(\xi_1) = 0$，即 ξ_1 是导函数方程 $f'(x) = 0$ 的一个实根；

同理可知，方程还有两个根 ξ_2、ξ_3 分别属于区间 $(2, 3)$ 及 $(3, 4)$.

例 3-31 证明方程 $x^3 - 3x + 1 = 0$ 在区间 $(0, 1)$ 内有唯一的实根.

证 ①存在性：设 $f(x) = x^3 - 3x + 1$，则 $f(x)$ 在闭区间 $[0, 1]$ 上连续，且 $f(0) = 1$，$f(1) = -1$，端点函数值异号.

根据闭区间上连续函数的性质，存在 $\xi \in (0, 1)$，使得 $f(\xi) = 0$. 表明方程 $f(x) = 0$ 在 $(0, 1)$ 内有根 ξ.

②唯一性（反证法）：假设方程 $f(x) = 0$ 在 $(0, 1)$ 内至少有两个实根 ξ_1，ξ_2，即 $f(\xi_1) = 0$，$f(\xi_2) = 0$，不妨设 $\xi_1 < \xi_2$，则 $f(x) = x^3 - 3x + 1$，在闭区间 $[\xi_1, \xi_2] \subset [0, 1]$ 上连续，在开区间 $(\xi_1, \xi_2) \subset (0, 1)$ 内可导，端点函数值相等 $f(\xi_1) = f(\xi_2) = 0$，根据罗尔定理，应存在 $\xi \in (\xi_1, \xi_2) \subset (0, 1)$，使得 $f'(\xi) = 0$.

但使得 $f'(x) = 3x^2 - 3 = 0$ 的点只有两个：$x = \pm 1$，均不在区间 $(0, 1)$ 内. 此矛盾表明，假设不成立，从而唯一性得证.

例 3-32 若函数 $f(x)$ 在 (a, b) 内具有二阶导数，且 $f(x_1) = f(x_2) = f(x_3)$，其中 $a < x_1 < x_2 < x_3 < b$，证明至少存在一点 $\xi \in (a, b)$，使得 $f''(\xi) = 0$.

证 $f(x)$ 在闭区间 $[x_1, x_2]$、$[x_2, x_3]$ 上连续，在开区间 (x_1, x_2)、(x_2, x_3) 内可导，且端点函数值相等 $f(x_1) = f(x_2) = f(x_3)$.

由罗尔定理，$\exists \xi_1 \in (x_1, x_2)$，$\exists \xi_2 \in (x_2, x_3)$，使得 $f'(\xi_1) = 0$ 且 $f'(\xi_2) = 0$，其中 $a < \xi_1 < \xi_2 < b$；

函数 $f'(x)$ 在闭区间 $[\xi_1, \xi_2]$ 上连续，在开区间 (ξ_1, ξ_2) 内可导，且端点函数值相等：$f'(\xi_1) = f'(\xi_2) = 0$，

再由罗尔定理，$\exists \xi \in (\xi_1, \xi_2) \subset (a, b)$，使得 $f''(\xi) = 0$.

注 作出如下的证明是不正确：由条件，$f(x)$ 在闭区间 $[x_1, x_2]$ 上连续，在开区间 (x_1, x_2) 内可导，且端点函数值相等 $f(x_1) = f(x_2)$，根据罗尔定理，$\exists \xi \in (x_1, x_2) \subset (a, b)$，使得 $f'(\xi) = 0$，则有 $f''(\xi) = 0$.

二、拉格朗日中值定理

定理 3-3 设函数 $f(x)$ 满足：

(1) 在闭区间 $[a, b]$ 上连续；

(2) 在开区间 (a, b) 内可导；

则存在 $\xi \in (a, b)$，使得 $f'(\xi) = \dfrac{f(b) - f(a)}{b - a}$.

证 构造函数 $F(x) = f(x) - \dfrac{f(b) - f(a)}{b - a} x$，则 $F(x)$ 在闭区间 $[a, b]$ 上连续，在开区间 (a, b) 内可导，且

$$F(a) = f(a) + \frac{f(b) - f(a)}{b - a} a = \frac{bf(a) - af(b)}{b - a}; \quad F(b) = f(b) + \frac{f(b) - f(a)}{b - a} b = \frac{bf(a) - af(b)}{b - a}$$

即端点函数值相等 $F(a) = F(b)$，$F(x)$ 在 $[a, b]$ 上满足罗尔定理的条件，

故 存在 $\xi \in (a, b)$，使得 $F'(\xi) = 0$. 又 $F'(x) = f'(x) - \dfrac{f(b) - f(a)}{b - a}$，

即有

$$f'(\xi) - \frac{f(b) - f(a)}{b - a} = 0$$

$$f'(\xi) = \frac{f(b) - f(a)}{b - a} \qquad \xi \in (a, b). \tag{3-12}$$

另外，我们还可以从其几何意义去理解定理，如图 3-3 所示，画出了 $[a, b]$ 上的一条曲线 $y = f(x)$，过端点 $A[a, f(a)]$，$B[b, f(b)]$ 做割线，其斜率为 $k_{割} = \dfrac{f(b) - f(a)}{b - a}$.

这说明在连续曲线弧上，除端点外，处处存在不垂直于 x 轴的切线，则在曲线弧上至少能找到一点，使得曲线在该点的切线平行两端点的连线的割线，即它们的斜率相同.

再从物理意义上去理解定理. 若变速直线运动的位移函数 $y = f(t)$ 在 $[a, b]$ 上连续，在 (a, b) 内可导，则在时间区间 (a, b) 内至少存在一时刻 ξ，使时刻 ξ 的瞬时速度 $f'(\xi)$ 等于时间 (a, b) 内的平均速度 $\dfrac{f(b) - f(a)}{b - a}$.

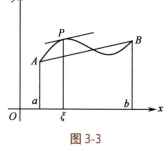

图 3-3

注：

(1) 通常称 $f'(\xi) = \dfrac{f(b) - f(a)}{b - a}$ 为拉格朗日中值公式，也可以写作

$$f(b) - f(a) = f'(\xi)(b - a) \text{ 或 } f(a) - f(b) = f'(\xi)(a - b).$$

(2) 因 $a < \xi < b$，$0 < \dfrac{\xi - a}{b - a} < 1$，记 $\theta = \dfrac{\xi - a}{b - a}$，则 $0 < \theta < 1$，且 $\xi = a + \theta(b - a)$，故拉格朗日中值公式又可写作：$f(b) - f(a) = f'[a + \theta(b - a)](b - a)$，$0 < \theta < 1$.

(3) 令 $a = x_0$，$b = x_0 + \Delta x$，则拉格朗日中值公式还可写作

$$f(x_0 + \Delta x) - f(x_0) = f'(\xi)\Delta x, \text{ 或 } \Delta y = f'(\xi)\Delta x$$

$$f(x_0 + \Delta x) - f(x_0) = f'(x_0 + \theta \Delta x)\Delta x, \text{ 或 } \Delta y = f'(x_0 + \theta \Delta x)\Delta x$$

它是函数增量 Δy 的精确表达式，有较高的理论价值. 在微分学中占有十分重要的理论地位，因此也称拉格朗日中值定理为微分中值定理.

(4) 公式中的 ξ 或 θ 一般只知其存在性.

(5) 此定理中的两个条件，若有一个不满足，则定理的结论就可能不成立. 如图 3-4(a) 中函数 $y = f(x)$ 在 $[a, b]$ 上有间断点 b；如图 3-4(b) 中函数 $y = f(x)$ 在 (a, b) 内有不可导的点 x_0，则相应的曲线 $f(x)$ 在 (a, b) 内找不到一点，使该点的切线平行于割线 AB.

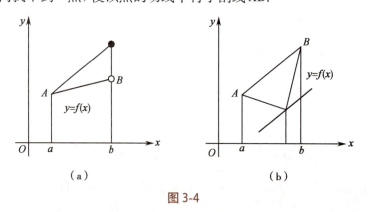

（a）   （b）

图 3-4

拉格朗日中值定理亦称微分中值定理，它是利用导数的局部性研究函数整体性的重要工具，是沟通函数与其导数之间的桥梁. 因此，它是微积分学中的重要定理.

推论 3-1 若 $f'(x) \equiv 0$，$x \in I$，则 $f(x)$ 在 I 上恒等于常数.

证 $\forall a, b \in I$，不妨设 $a < b$，则 $f(x)$ 在闭区间 $[a, b]$ 上连续，在开区间 (a, b) 内可导.

由拉格朗日中值定理，存在 $\xi \in (a, b)$，使得 $f(b) - f(a) = f'(\xi)(b-a)$.

由于 $\qquad\qquad\qquad\qquad f'(x) \equiv 0$，则 $f'(\xi) = 0$，即 $f(b) - f(a) = 0$，或 $f(b) = f(a)$.

由于 $\qquad\qquad\qquad\qquad a, b \in I$ 的任意性，$f(x)$ 在 I 上恒等于常数.

推论 3-2 若函数 $f(x)$，$g(x)$ 在 (a, b) 内可导，且 $f'(x) = g'(x)$，

则 $\qquad\qquad\qquad\qquad f(x) = g(x) + C$（$C$ 为常数）.

例 3-33 试证 $\arctan x + \operatorname{arccot} x = \dfrac{\pi}{2}$. 其中 $x \in [-1, 1]$.

证 设 $f(x) = \arctan x + \operatorname{arccot} x$，$x \in [-1, 1]$，因为

$$f'(x) = \frac{1}{1+x^2} + \left(-\frac{1}{1+x^2}\right) \equiv 0 \qquad x \in [-1, 1]$$

由推论可知，$f(x) \equiv c$，$x \in [-1, 1]$；取 $x = 1$，则 $c = f(1) = \dfrac{\pi}{4} + \dfrac{\pi}{4} = \dfrac{\pi}{2}$.

从而证得 $\qquad\qquad\qquad \arctan x + \operatorname{arccot} x = \dfrac{\pi}{2}$，$x \in [-1, 1]$.

例 3-34 试证当 $x > 0$ 时，$x > \ln(x+1) > \dfrac{x}{1+x}$.

证 设 $f(m) = \ln(1+m)$，则 $f(m)$ 在 $[0, x]$ 上连续，在 $(0, x)$ 内可导，

且 $\qquad f'(m) = \dfrac{1}{1+m}$，由拉格朗日中值定理，至少存在一 $\xi \in (0, x)$，

使 $\qquad\qquad\qquad f'(\xi) = \dfrac{f(x) - f(0)}{x - 0} \qquad\qquad \xi \in (0, x)$ ，

即 $\qquad\qquad\qquad\qquad \dfrac{1}{1+\xi} = \dfrac{\ln(1+x)}{x}$.

由 $0 < \xi < x$， $\qquad\qquad\qquad$ 则 $1 > \dfrac{1}{1+\xi} > \dfrac{1}{1+x}$，

所以， $\qquad\qquad\qquad\qquad 1 > \dfrac{\ln(1+x)}{x} > \dfrac{1}{1+x}$，

即 $\qquad\qquad\qquad\qquad x > \ln(x+1) > \dfrac{x}{1+x}$.

例 3-35 证明不等式：$na^{m-1}(b-a) < b^m - a^m < mb^{m-1}(b-a)$，（$b > a, m > 1$）.

证 构造函数 $f(x) = x^m$，则在闭区间 $[a, b]$ 上连续，在开区间 (a, b) 内可导，由拉格朗日中值定理，存在 $\xi \in (a, b)$，

使得 $\qquad\qquad\qquad\qquad f(b) - f(a) = f'(\xi)(b-a)$，

即 $\qquad\qquad b^m - a^m = n\xi^{m-1}(b-a)$；又 $a < \xi < b$，则 $a^{m-1} < \xi^{m-1} < b^{m-1}$，

证得 $\qquad\qquad\qquad ma^{m-1}(b-a) < b^m - a^m < mb^{m-1}(b-a)$.

例 3-36 设函数 $f(x)$、$g(x)$ 在闭区间 $[a, b]$ 上连续，在开区间 (a, b) 内可导，证明存在 $\xi \in (a, b)$，使得 $f(a)g(b) - g(a)f(b) = [f(a)g'(\xi) - g(a)f'(\xi)](b-a)$.

证 构造函数 $F(x) = f(a)g(x) - g(a)f(x)$，则由条件 $F(x)$ 在闭区间 $[a, b]$ 上连续，在开区间

(a,b)内可导,由拉格朗日中值定理,存在$\xi\in(a,b)$,使得

$$F(b)-F(a)=F'(\xi)(b-a),$$

$$F(b)=f(a)\,g(b)-g(a)\,f(b)\qquad F(a)=0$$

$$F'(x)=f(a)\,g'(x)-g(a)\,f'(x)$$

代入即可证得 $\qquad f(a)\,g(b)-g(a)\,f(b)=[f(a)\,g'(\xi)-g(a)\,f'(\xi)](b-a).$

知识链接

在罗尔定理与拉格朗日中值定理的基础上,了解其他两个相关的中值定理:

1. 柯西中值定理 若函数$f(x)$及$F(x)$在闭区间上连续,在开区间(a,b)可导,且$F'(x)$在(a,b)内的每一点均不为零,那么在(a,b)内至少有一点ξ,使等式$\dfrac{f(b)-f(a)}{F(b)-F(a)}=\dfrac{f'(\xi)}{F'(\xi)}$成立.

2. 泰勒中值定理 若函数$f(x)$在含有x_0的某个开区间(a,b)内具有直到$n+1$的导数,则当x在(a,b)内时,$f(x)$可以表示为$(x-x_0)$的一个n次多项式与一个余项$R_n(x)$之和

$$f(x)=f(x_0)+f'(x_0)(x-x_0)+\frac{f''(x_0)}{2!}(x-x_0)^2+\cdots+R_n(x)$$

$$R_n(x)=\frac{f^{(n+1)}(\xi)}{(n+1)!}(x-x_0)^{n+1}.$$

点滴积累

从上面的例题可知,应用罗尔定理、拉格朗日定理及柯西中值定理,往往需要先建立构造符合条件的辅助函数,使辅助函数满足以上中值定理的条件,从而利用中值定理的结论解决一些理论和实际的问题.如证明方程只有一个根时,一般需要分别证明存在性和唯一性,存在性的证明经常利用连续函数的介值定理或罗尔定理证之,而唯一性则往往用反证法或借助函数的单调性来证明.还可以利用中值定理证明一些不等式.

思考题

1. 若$f(x)$在$[a,b]$上满足罗尔定理的条件,且$f(x)$在$[a,b]$上任何子区间上不为常数,则$f(x)$在(a,b)内必有极值点,且定理结论中的ξ即是极值点.对吗?请说明理由.

2. 试讨论对于函数$y=mx^2+nx+r$应用拉格朗日中值定理时,所求的点ξ总是位于区间的正中间吗?

练习题 3-2

1. 设$f(x)=x(x-1)(x-2)(x-3)$,不求导,证明$f'(x)=0$至少有三个不同的实根.

2. 证明任何二次三项式函数$f(x)=ax^2+bx+c(a\neq0)$,在$[x_1,x_2]$上应用拉格朗日中值定理所得的ξ点位于区间的正中间.

3. 求函数$f(x)=x^3$在区间$[1,2]$上满足拉格朗日中值定理中的$\xi=?$.

第三节　函数的单调性和最值

在工农业生产、工程技术、科学实验及医学研究领域中，经常要考虑在一定条件下，怎样使"产品最多""用料最省""效率最高"等问题，怎样才能取到所研究问题的最值，如临床用药的过程中，常常考虑能获得治疗效果时的最低血药浓度，以及药物在体内产生毒性反应的最低血药浓度，这类问题在数学上可归结为求某一函数（通常称为目标函数）的最大值或最小值问题.

一、函数的单调性

对于函数的单调性，除了用单调的定义或函数的图像判定外，还可以用函数导数的符号来判定. 如果可导函数 $y=f(x)$ 在区间 (a,b) 内单调递增（单调递减），那么曲线 $y=f(x)$ 上横坐标在 (a,b) 内的每一点都存在切线，且切线斜率 $f'(x)=\tan\alpha \geqslant 0 (\leqslant 0)$，如图 3-5 所示. 由此可见，函数的单调性与导数的符号有着密切关系.

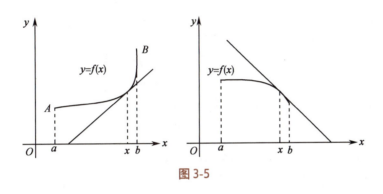

图 3-5

定理 3-4　设函数 $y=f(x)$ 在区间 (a,b) 可导，则

(1) 对应导数 $f'(x)>0$ 的区间 (a,b) 内，函数 $f(x)$ 单调递增；

(2) 对应导数 $f'(x)<0$ 的区间 (a,b) 内，函数 $f(x)$ 单调递减.

证　在区间 (a,b) 任取 x_1,x_2 且 $x_2>x_1$，则 $[x_1,x_2]\subset(a,b)$，因为函数 $f(x)$ 在区间 (a,b) 内可导，所以函数 $f(x)$ 在区间 $[x_1,x_2]$ 上可导，从而 $f(x)$ 在闭区间 $[x_1,x_2]$ 上连续，在开区间 (x_1,x_2) 内可导，由拉格朗日中值定理，有

$$f(x_2)-f(x_1)=f'(\xi)(x_2-x_1),\ (x_1<\xi<x_2).$$

已知 $f'(\xi)>0,x_2-x_1>0$，所以 $f(x_2)-f(x_1)>0$，即 $f(x_1)<f(x_2)$. 从而函数 $f(x)$ 在 (a,b) 内是单调递增.

同理可证，当 $f'(x)<0$ 时，$f'(x)$ 在 (a,b) 内是单调递减.

显然，若将闭区间换成其他区间（包括无穷区间），有个别点处的导数为零，定理的结论仍然成立.

注：

(1) 如果函数 $y=f(x)$ 在区间 I 上单调，则称区间 I 为单调区间.

(2) 函数 $y=f(x)$ 在区间 I 上可能不单调，但是在局部的子区间上也可以具有某种单调性.

例 3-37　讨论函数 $f(x)=\arctan x - x$ 的单调性.

解　函数 $f(x)$ 的定义域为 $(-\infty,+\infty)$.

$$f'(x)=\frac{1}{1+x^2}-1=-\frac{x^2}{1+x^2}.$$

除 $x=0$ 时, $f'(x)=0$ 外, 恒有 $f'(x)=-\dfrac{x^2}{1+x^2}<0$.

由此可见, $f(x)$ 在 $(-\infty,+\infty)$ 内是单调递减的.

例 3-38 讨论 $f(x)=2x^3-9x^2+12x-3$ 的单调性, 确定单调区间.

解 $f(x)$ 在 $(-\infty,+\infty)$ 上有定义, 但不是 $(-\infty,+\infty)$ 上的单调函数.

$f'(x)=6x^2-18x+12=6(x-1)(x-2)$, 故

$$f(x)=\begin{cases}6(x-1)(x-2)>0, x<1\\6(x-1)(x-2)<0, 1<x<2\\6(x-1)(x-2)>0, x>2\end{cases}$$

为了书写表达简便, 常采用列表法:

x	$(-\infty,1)$	1	$(1,2)$	2	$(2,+\infty)$
$f'(x)$	+	0	−	0	+
$f(x)$	单调递增		单调递减		单调递增

注意到, 此例中导数等于零的点 $x=1,2$ 均为单调区间的分界点.

$$\text{可知对应区间上,}\ f(x)=\begin{cases}\text{单调递增}\quad(-\infty,1)\\\text{单调递减}\quad(1,2)\\\text{单调递增}\quad(2,+\infty)\end{cases}.$$

例 3-39 求函数 $f(x)=x^3-6x^2+9x+16$ 的单调区间.

解 函数 $f(x)$ 的定义域为 $(-\infty,+\infty)$.

$$f'(x)=3x^2-12x+9=3(x-1)(x-3).$$

令
$$f'(x)=0,$$

解得两根
$$x_1=1, x_2=3.$$

它们将定义域分成三个子区间: $(-\infty,1)$, $(1,3)$, $(3,+\infty)$.

在区间 $(-\infty,1)$ 和 $(3,+\infty)$ 内, $f'(x)\geqslant 0$, 则 $f(x)$ 在该区间内单调递增; 在区间 $(1,3)$ 内 $f'(x)\leqslant 0$ 则 $f(x)$ 在该区间内单调递减 $f(-1)=0, f(0)=16, f(1)=20, f(3)=16$. 这样函数 $f(x)$ 的图形大体状况就清楚了, 如图 3-6 所示. 值得注意, 在不易判别区间上 $f'(x)$ 的符号时, 可求该子区间内某一点 x_0 的导数 $f'(x_0)$ 的符号, 则 $f(x_0)$ 的符号就是 $f'(x)$ 在该子区间上的符号.

例 3-40 求函数 $f(x)=2-(x^2-2)^{2/3}$ 的单调区间.

解 $f(x)=2-(x^2-1)^{2/3}$ 的定义域为 $(-\infty,+\infty)$,

$$f'(x)=-\frac{2}{3}(x^2-1)^{-1/3}\cdot 2x=-\frac{4}{3}\frac{x}{\sqrt[3]{x^2-1}};$$

令 $f'(x)=0$, 得 $x=0$;

注意到 $f'(x)$ 由两个不存在的点: $x=\pm 1$.

为了书写表达简便, 常采用列表法:

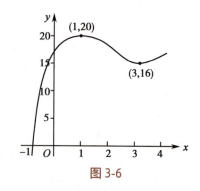

图 3-6

x	$(-\infty,-1)$	−1	$(-1,0)$	0	$(0,1)$	1	$(1,+\infty)$
$f'(x)$	+		−	0	+		−
$f(x)$	单调增		单调减		单调增		单调减

注：

(1) 称使得 $f'(x)=0$ 的点为函数 $f(x)$ 的驻点；

(2) 单调区间的分界点产生于函数的驻点以及导数不存在的点；

(3) 若 $f'(x)$ 在任一有限区间上只有有限个零点，除此之外 $f'(x)$ 保持相同的符号，则函数 $f(x)$ 仍然是单调的. 如 $f(x)=x-\cos x$，定义域 $(-\infty,+\infty)$；$f'(x)=1+\sin x$；驻点 $x=(2k+1)\pi$，$k=0,\pm1,\pm2,\cdots$；但在任意有限区间上，这样的驻点只有有限个，而 $x\neq(2k+1)\pi$ 时，均有 $f'(x)>0$，故函数 $f(x)=x-\cos x$ 在区间 $(-\infty,+\infty)$ 内仍然是单调增加的；

(4) 利用对单调性的判别，还可以证明某些不等式.

例 3-41　求函数 $f(x)=(x-2)^2(x+1)^{2/3}$ 的单调区间.

解　(1) 定义域为：$(-\infty,+\infty)$，

(2) 求驻点以及导数不存在的点；

$$f'(x)=2(x-2)(x+1)^{2/3}+\frac{2}{3}(x-2)^2(x+1)^{-1/3}=\frac{2(x-2)(4x-1)}{3(x+1)^{\frac{1}{3}}}$$

驻点为 $x=2$，$x=\dfrac{1}{4}$；不可导点 $x=-1$；

(3) 为了书写表达简便，常采用上述列表法；

x	$(-\infty,-1)$	-1	$(-1,\frac{1}{4})$	$\frac{1}{4}$	$(\frac{1}{4},2)$	2	$(2,+\infty)$
$f'(x)$	$-$		$+$		$-$		$+$
$f(x)$	单调增		单调增		单调减		单调增

一般地，对于定义区间上的连续函数 $f(x)$，除有限个点外导数处处存在，那么导数等于零的点及导数不存在的点就特别值得关注，这些点两侧的导数 $f'(x)$ 符号可能有改变.

因此，用这些点将定义区间分成若干个子区间，在每个子区间上导数符号恒定，由其符号判别出每个子区间上函数的单调性.

例 3-42　证明不等式：$\ln(1+x)>\dfrac{\arctan x}{1+x}(x>0)$.

证　构造函数 $f(x)=(1+x)\ln(1+x)-\arctan x$，则

$$f'(x)=\ln(1+x)+1-\frac{1}{1+x^2}=\ln(1+x)+\frac{x^2}{1+x^2}>0(x>0).$$

即函数 $f(x)$ 在区间 $(0,+\infty)$ 上单调增加；

又　　　　　　　　　　$f(0)=0$，故对于 $x>0$，有 $f(x)>f(0)=0$，

所以　　　　　　　　$f(x)>0$，证得 $x>0$ 时，$(1+x)\ln(1+x)-\arctan x>0$，

即　　　　　　　　　　　$$\ln(1+x)>\frac{\arctan x}{1+x}(x>0).$$

注　注意仅仅有 $f'(x)>0$，是推不出 $f(x)>0$，必须验证一个端点.

例 3-43　试证明当 $0<x<\dfrac{\pi}{2}$ 时，$\tan x+\sin x>2x$.

证　构造函数 $f(x)=\tan x+\sin x-2x$，

$$f'(x)=\sec^2 x+\cos x-2,$$

令：$g(x) = f'(x)$，则

$$g'(x) = f''(x) = 2\sec^2 x \tan x - \sin x = \sin x (\frac{2}{\cos^3 x} - 1) > 0,$$

表明 $g(x)$ 单调增加，且 $g(0) = f'(0) = \sec^2 0 + \cos 0 - 2 = 0$，

故 $0 < x < \frac{\pi}{2}$ 时，$\qquad\qquad g(x) > g(0) = 0$；

即 $f'(x) > 0$，又表明 $f(x)$ 单调增加，且 $f(0) = 0$，

故 $\frac{\pi}{2} > x > 0$ 时，$\qquad\qquad f(x) > f(0) = 0$，

即证得：$\qquad\qquad \tan x + \sin x - 2x > 0$，或 $\tan x + \sin x > 2x$．

例 3-44 若 $f(x)$ 在区间 $[a,b]$ 上连续，在 (a,b) 内可导，且满足 $f'(x) > 0$，及 $f(a) \cdot f(b) < 0$，证明方程 $f(x) = 0$ 在 (a,b) 内有唯一实根．

证 根据闭区间上连续函数的介值定理 $\exists \xi \in (a,b)$，使 $f(\xi) = 0$，$x = \xi$ 是方程 $f(x) = 0$ 的根；假设 $f(x) = 0$ 在 (a,b) 内有两个根 $\exists \xi_1, \xi_2 \in (a,b)$，且 $\xi_1 < \xi_2$，则在区间 $[\xi_1, \xi_2]$ 上 $f(x)$ 满足罗尔定理的条件，故 $\exists \xi \in (\xi_1, \xi_2) \subset (a,b)$，使得 $f'(\xi) = 0$，与 $f'(x) > 0$ 矛盾．

利用这一结论，证明 $\sin x = x$ 有唯一实根．

构造函数 $f(x) = x - \sin x$ 在 $[-1,1]$ 上可导，且 $f(-1) = -f(1)$，

即 $\qquad\qquad f(-1) \cdot f(1) < 0, f'(x) = 1 + \cos x > 0$，

所以 $\qquad\qquad f(x)$ 在 $(-1,1)$ 上单调递增，故 $f(x) = 0$，

即 $\qquad\qquad$ 方程 $\sin x = x$ 在 $(-1,1)$ 内有唯一实根．

注：如果连续函数 $f(x)$ 单调，且 $f(x) = 0$ 有实根，则必是唯一的实根．

二、函数的极值

在例 3-39 中，函数 $f(x) = x^3 - 6x^2 + 9x + 16$（图 3-6）在区间 $(-\infty, 1)$ 内单调递增，在区间 $(1, 3)$ 内单调递减，在区间 $(3, +\infty)$ 内单调递增．

因此，函数 $f(x)$ 在点 $x = 1$ 和 $x = 3$ 附近两侧的单调性不一致，从而 $f(x)$ 的曲线出现了局部的"高峰"和"低谷"．点 $(1, 20)$ 是曲线上的一个"高峰"，点 $(3, 16)$ 为曲线上的一个"低谷"．这样的"高峰"和"低谷"，就是数学里讨论的**极大值**（local maximum）和**极小值**（local minimum）．

定义 3-1 设函数 $f(x)$ 在 x_0 的某邻域 $U(x_0)$ 有定义，$\forall x \in U(\hat{x}_0)$，

若总有 $f(x) > f(x_0)$，称 $f(x_0)$ 为函数的极小值，x_0 极小值点；

若总有 $f(x) < f(x_0)$，称 $f(x_0)$ 为函数的极大值，x_0 极大值点；

注：

（1）极大值和极小值统称为**极值**（extreme value），极大值点和极小值点统称为**极值点**（extreme point）．

（2）极值是局部的概念，它是根据点 x_0 的函数值与其附近一个局部范围内的点的函数值比较而来的．极大（小）值不一定是整个所讨论区间的最大（小）值．极大值可能比极小值还小．整个区间上的最大（小）值，不一定是极大（小）值，但极大（小）有可能为最大（小）值．如图 3-7 所示．

由图 3-7 还可以看出，在函数取得极值处，若函数在这一点

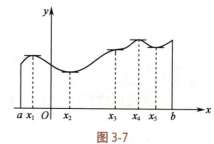

图 3-7

可导,则曲线在该点的切线是水平的,即 $f'(x)=0$;但曲线切线是水平的,即 $f'(x)=0$,该点又未必取到极值,如 $f'(x_3)=0$,但 $f(x_3)$ 不是极值.

定义 3-2 满足 $f'(x)=0$ 的点,称为函数 $y=f(x)$ 的**驻点**.显然,可导函数的极值点必是驻点.但相反之,函数的驻点并不一定的是极值.

定理 3-5 若函数 $y=f(x)$ 在点 x_0 可导,并且取得极值,则 $f'(x_0)=0$.

证 不妨设 $y=f(x)$ 在点 x_0 取得极大值,由定义存在 $U(\hat{x}_0)$,在此邻域内,$f(x)<f(x_0)$ 即 $f(x)-f(x_0)<0$,再由 $y=f(x)$ 在点 x_0 可导,导数为

$$f'(x_0)=\lim_{x \to x_0}\frac{f(x)-f(x_0)}{x-x_0} \ ,$$

且

$$f'(x_0)=f'_+(x_0)=\lim_{x \to x_0^+}\frac{f(x)-f(x_0)}{x-x_0} \leqslant 0,$$

$$f'(x_0)=f'_-(x_0)=\lim_{x \to x_0^-}\frac{f(x)-f(x_0)}{x-x_0} \geqslant 0,$$

从而可得

$$f'(x_0)=f'_+(x_0)=f'_-(x_0) ,\text{所以} f'(x_0)=0 .$$

注:

(1) $f'(x_0)=0$ 是可导函数 $f(x)$ 取得极值的必要条件;

(2) 在函数可导的条件下,导数不等于零的点一定不是极值点;即此时极值点一定产生于驻点.但驻点不一定是极值点.如 $y=x^3$,$y'=3x^2$,$x=0$ 是驻点,但不是极值点,如图 3-8 所示.

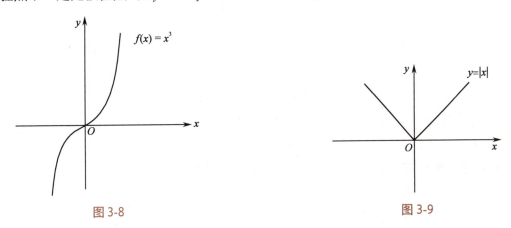

图 3-8

图 3-9

(3) 若函数 $f(x)$ 在 x_0 有定义,但在 x_0 不可导即 $f'(x_0)$ 不存在,x_0 也可能是极值点.如 $f(x)=|x|$,在 $x=0$ 点不可导,但如图 3-9 所示可知,$x=0$ 是极小值点.

(4) 一般对于函数 $f(x)$,极值点产生于驻点和导数不存在的点.

下面具体讨论判别驻点是否为极值点的方法.

定理 3-6(第一判别方法) 设函数 $f(x)$ 在 x_0 的某邻域 $U(x_0)$ 内可导,且 $f'(x_0)=0$,对 $\forall x \in N(\hat{x}_0)$,

(1) 若 $x<x_0$ 时,$f'(x)>0$,$x>x_0$ 时,$f'(x)<0$,则 x_0 是极大值点;

(2) 若 $x<x_0$ 时,$f'(x)<0$,$x>x_0$ 时,$f'(x)>0$,则 x_0 是极小值点;

(3) 如果在点 x_0 的两侧,$f'(x)$ 保持同号,则 $f(x)$ 单调,x_0 非极值点.

利用第一充分条件求极值的步骤如下:

(1) 确定函数 $f(x)$ 的定义域,求出导函数 $f'(x)$;

(2) 找出函数 $f(x)$ 的所有驻点 $[f'(x)=0]$ 及所有 $f'(x)$ 不存在的点;

(3) 利用第一充分条件，检查上述的点两侧邻近 $f'(x)$ 的符号 (列表).

例 3-45 求函数 $y=2x^3-6x^2-18x-7$ 的极值.

解 可知函数 $y=2x^3-6x^2-18x-7$ 定义域 $(-\infty,+\infty)$;

$$y'=6x^2-12x-18=6(x+1)(x-3) .$$

令: $y'=0$, 驻点: $x=-1$, $x=3$; (没有 y' 不存在的点)

x	$(-\infty,-1)$	-1	$(-1,3)$	3	$(3,+\infty)$
y'	$+$	0	$-$	0	$+$
y	单调增	3	单调减	-61	单调增

根据第一充分条件, 极大值点 $x=-1$, 极大值 $y(-1)=3$; 极小值点 $x=3$, 极小值 $y(3)=-61$.

例 3-46 设 $f(x)=(x-2)^2(x+1)^{\frac{2}{3}}$, 求极值.

解 可知函数 $f(x)=(x-2)^2(x+1)^{\frac{2}{3}}$ 定义域 $(-\infty,+\infty)$;

$$f'(x)=2(x-2)(x+1)^{\frac{2}{3}}+\frac{2}{3}(x-2)^2(x+1)^{-\frac{1}{3}}=\frac{2(x-2)(4x+1)}{3\sqrt[3]{x+1}},$$

令 $f'(x)=0$, 驻点 $x=2,-\dfrac{1}{4}$; $f'(x)$ 不存在的点: $x=-1$;

x	$(-\infty,-1)$	-1	$(-1,-\frac{1}{4})$	$-\frac{1}{4}$	$(-\frac{1}{4},2)$	2	$(2,+\infty)$
y'	$-$	$\nexists$	$+$	0	$-$		$+$
y	单调减		单调增		单调减		单调增

所以, 极小值: $f(-1)=0$, $f(2)=0$; 极大值: $f\left(-\dfrac{1}{4}\right)=\left(\dfrac{9}{4}\right)^2\left(\dfrac{3}{4}\right)^{\frac{2}{3}}$.

在某些情况下, 判断 $f'(x)$ 的符号比较困难, 则在二阶可导的条件下, 可以考虑利用驻点的二阶导数 $f''(x)$ 对驻点进行判别.

定理 3-7 (第二判别方法) 设函数 $y=f(x)$ 在 x_0 二阶可导, 且 $f'(x_0)=0$, 则

(1) 当 $f''(x_0)>0$ 时, 则 $f(x)$ 在点 x_0 处取得极小值;

(2) 当 $f''(x_0)<0$ 时, 则 $f(x)$ 在点 x_0 处取得极大值;

(3) 当 $f''(x_0)=0$ 时, 则无法判定 $f(x)$ 在 x_0 处是否取得极值.

证 (1) 由 $f''(x_0)>0$, 即 $f''(x_0)=\lim\limits_{x\to x_0}\dfrac{f'(x)-f'(x_0)}{x-x_0}=\lim\limits_{x\to x_0}\dfrac{f'(x)}{x-x_0}>0$; 根据函数极限的保号性定

理, 存在 $U(x_0)$, 在此邻域内, $\dfrac{f'(x)}{x-x_0}>0$;

即
$$当 x>x_0 时, f'(x)>0;$$
$$当 x<x_0 时, f'(x)<0;$$

所以, $f(x)$ 在点 x_0 处取得极小值.

同理可证明 (2), $f(x)$ 在点 x_0 处取得极大值.

注:

(1) 只有二阶导数 $f''(x)$ 存在且不为零的驻点才可以用定理 3-7 判别法;

(2) 使用定理 3-7 时, 一般要求二阶导数的计算相对较为容易;

(3) 对于二阶导数 $f''(x)$ 不存在的点，不可导的点，只能用第一充分条件进行判别．

例 3-47 求函数 $f(x) = e^x \cos x$ 的极值．

解 函数 $f(x) = e^x \cos x$ 定义域在 $(-\infty, +\infty)$；$f'(x) = e^x(\cos x - \sin x)$；

令 $f'(x) = 0$，所有驻点：$x_k = k\pi + \dfrac{\pi}{4}$，$k = 0, \pm 1, \pm 2, \cdots$；又 $f''(x) = -2e^x \sin x$，

故 $f''(x_k) = -2e^{x_k} \sin x_k = -2e^{k\pi + \frac{\pi}{4}} \sin\left(k\pi + \dfrac{\pi}{4}\right) \begin{cases} < 0 & k = 0, \pm 2, \pm 4, \cdots \\ > 0 & k = \pm 1, \pm 3, \cdots \end{cases}$

故极大值为：$f\left(2n\pi + \dfrac{\pi}{4}\right) = e^{2n\pi + \frac{\pi}{4}} \cos\left(2n\pi + \dfrac{\pi}{4}\right) = \dfrac{\sqrt{2}}{2} e^{2n\pi + \frac{\pi}{4}}$；

极小值为：$f\left[(2n+1)\pi + \dfrac{\pi}{4}\right] = e^{(2n+1)\pi + \frac{\pi}{4}} \cos\left[(2n+1)\pi + \dfrac{\pi}{4}\right] = -\dfrac{\sqrt{2}}{2} e^{(2n+1)\pi + \frac{\pi}{4}}$．

例 3-48 设函数 $f(x) = (x-5)^{4/3}$，求函数的极值．

解 $f'(x) = \dfrac{4}{3}(x-5)^{1/3}$，驻点为：$x = 5$；

$f''(x) = \dfrac{4}{9}(x-5)^{-2/3}$ 在 $x = 5$ 不存在，因此必须改用第一充分条件判别：

x	$(-\infty, 5)$	5	$(5, +\infty)$
y'	$-$		$+$
y	单调减		单调增

所以 $x = 5$ 是极小值点，极小值为 $f(5) = 0$．

例 3-49 求函数 $f(x) = 2x^2 - x^4$ 的极值．

解 函数 $f(x)$ 的定义域为 $(-\infty, +\infty)$，

$$f'(x) = 4x - 4x^3 = 4x(1 - x^2).$$

令 $f'(x) = 0$，得驻点 $x = 0, x = -1, x = 1$．

而 $$f''(x) = 4 - 12x^2 = 4(1 - 3x^2).$$

$f''(0) = 4 > 0$，所以 $f(x)$ 在点 $x = 0$ 处取极小值 $f(0) = 0$．

$f''(\pm 1) = -8$，所以 $f(x)$ 在 $x = -1$，$x = 1$ 处均取极大值 $f(-1) = f(1) = 1$．

例 3-50 函数 $f(x) = ax^3 + bx^2 + cx + d$，在 $x = -1$ 处有极大值 10，在 $x = 3$ 处有极小值 22，试求常数 a, b, c, d．

解 函数 $f(x)$ 的定义域为 $(-\infty, +\infty)$．

$$f'(x) = 3ax^2 + 2bx + c.$$

因为 $f(x)$ 在 $x = -1$ 处去极大值 10，

所以 $f'(-1) = 0$，$f'(-1) = 10$，即

$$3a - 2b + c = 0, \tag{3-13}$$

$$-a + b - c + d = 10, \tag{3-14}$$

又因为 $f(x)$ 在 $x = 3$ 处取极小值 22，所以 $f'(3) = 0$，$f(3) = 22$，即

$$27a + 6b + c = 0, \tag{3-15}$$

$$27a + 9b + 3c + d = 22 \tag{3-16}$$

解联立方程,得 $\qquad$ $a=1, b=-3, c=-9, d=5$.

三、函数的最大值与最小值

在医药学中,经常会遇到这样的问题,口服或肌肉注射一定剂量的某种药物后,血液浓度何时达到最高值? 在一定条件下,如何使用药物最经济,疗效最佳,毒性最小等问题. 这类问题反映到数学上来看,就是所谓的函数的最大值、最小值问题.

由第一章可知,闭区间上的连续函数必存在最大值、最小值. 函数的最大值和最小值可能是极值点及端点的函数值. 因此,求闭区间连续函数的最大值和最小值时,只需将可能极值点(驻点及导数不存在的点)和端点的函数值(有限多个函数值)求出来,比较它们的大小,最大的数值为最大值,最小的数值为最小值.

若函数是单调的,则最大值、最小值必在端点处取得,当函数是单调递增(递减)时,左(右)端点取最小值,右(左)端点取最大值. 另外,在一个区间上,函数 $f(x)$ 只有一个极值 $f(x_0)$,$f(x_0)$ 若是极大(小)值,则 $f(x_0)$ 在该区间上必是最大(小)值. 还有在实际问题中,也往往可以根据问题的具体实际意义,确定目标函数 $f(x)$ 一定有最大值(最小值),而且一定在定义区间内取得,若 $f(x)$ 在定义区间有唯一的驻点 x_0,则 $f(x_0)$ 就一定是最大值(最小值).

函数的极值是函数在局部的最大或最小值. 本小节讨论的是函数在其定义域或指定范围上的最大值或最小值.

1. 闭区间上连续函数的最大值与最小值

已知闭区间上的连续函数可以在区间上取得最大值以及最小值,即若函数 $f(x)$ 在闭区间 $[a, b]$ 上连续,则一定存在 ξ_1、$\xi_2 \in [a, b]$,对于任意 $x \in [a, b]$,均有 $m = f(\xi_1) \leqslant f(x) \leqslant f(\xi_2) = M$.

(1) 如果 m、M 在区间的端点取得,则必为 $f(a)$ 或 $f(b)$;

(2) 如果 m、M 在区间的内部取得,即存在 $\xi_1 \in (a, b)$ 或 $\xi_2 \in (a, b)$;

使得:$m = f(\xi_1)$ 或 $M = f(\xi_2)$,则此时的 ξ_1 或 ξ_2 一定是 $f(x)$ 极值点(注意到:当 $f(x)$ 可导时,极值点产生于驻点).

求闭区间上连续函数的最大值、最小值的方法步骤:

(1) 求函数 $f(x)$ 的定义域及导数;

(2) 求出 $y = f(x)$ 在定义域内的全部可能的极值点(驻点及导数不存在的点);

(3) 计算以上的各点中的函数值以及区间端点的函数值,比较大小,可得函数最大值及最小值.

例 3-51 求函数 $f(x) = (x+4) \cdot \sqrt[3]{(x-1)^2}$ 在 $[-2, +2]$ 上的最大值、最小值.

解 $f'(x) = \sqrt[3]{(x-1)^2} + \dfrac{2}{3}(x+4)(x-1)^{-\frac{1}{3}} = \dfrac{5(x+1)}{3\sqrt[3]{x-1}}$.

令 $\qquad$ $f'(x) = 0$,得驻点 $x = -1$;$x = 1$ 时,$f'(x)$ 不存在.

$$f(-2) = 2\sqrt[3]{9} \approx 4.16, \quad f(-1) = 3\sqrt[3]{4} \approx 4.76, \quad f(1) = 0, \quad f(2) = 6.$$

比较上述函数值,得 $f(x)$ 的最大值为 $f(2) = 6$,最小值为 $f(1) = 0$.

例 3-52 设函数 $f(x) = (x-2)^2(x+1)^{2/3}$ 在闭区间 $[-2, 3]$ 上最大值及最小值.

解 根据指定的区间为 $[-2, 3]$;求函数的一阶导数.

$$f'(x) = 2(x-2)(x+1)^{2/3} + \dfrac{2}{3}(x-2)^2(x+1)^{-1/3} = \dfrac{2(x-2)(4x+1)}{3\sqrt[3]{x+1}}$$

得驻点:$x = 2, -\dfrac{1}{4}$;$f'(x)$ 不存在的点:$x = -1$;

$$f(-1)=0 \quad f\left(-\frac{1}{4}\right)=\left(\frac{9}{4}\right)^2\left(\frac{3}{4}\right)^{\frac{2}{3}} \quad f(2)=0 \quad f(-2)=16 \quad f(3)=4^{\frac{2}{3}}$$

比较可得：取得最大值为 $M=f(-2)=16$，取得最小值为 $m=f(-1)=f(2)=0$.

2. 应用问题中的最大值与最小值

定理 3-8 如果连续函数在区间内有唯一的极值，则该极值一定是最值.

证 设函数 $f(x)$ 在区间 I 内连续，ξ_0 是唯一的极值点且是极大值点. 假设 $f(\xi_0)$ 不是最大值，则必然存在 $\xi^* \in I$，不妨设 $\xi_0 < \xi^*$，使得 $f(\xi_0) < f(\xi^*)$，则 $f(x)$ 在闭区间 $[\xi_0, \xi^*]$ 上连续，在 $[\xi_0, \xi^*]$ 上可以取得最大值以及最小值；

因为 $f(\xi_0)$ 是极大值，以及 $f(\xi_0) < f(\xi^*)$，从而一定存在 $x_0 \in (\xi_0, \xi^*)$，$f(x)$ 在 x_0 取得 $[\xi_0, \xi^*]$ 上最小值；即存在 $N(x_0, \delta) \subset (\xi_0, \xi^*)$，在此邻域内，有 $f(x_0) < f(x)$，表明 $f(x_0)$ 是函数 $f(x)$ 的一个极小值；与 $f(x)$ 在区间 I 内有唯一的极大值矛盾.

例 3-53 已知口服一定剂量的某种药物后，其血药浓度 c 与时间 t 的关系可表示为
$$c=c(t)=40(e^{-0.2t}-e^{-2.3t})$$
问 t 为何值时，血药浓度最高，并求其最高浓度.

解 可知函数 $c=c(t)=40(e^{-0.2t}-e^{-2.3t})$ 在定义域 $[0,+\infty)$ 内是可导函数，
$$c'(t)=40(-0.2e^{-0.2t}+2.3e^{-2.3t}).$$

令 $c'(t)=0$，得 $t=\frac{1}{2.1}\ln\frac{23}{2}\approx 1.1630$ 为唯一驻点，

则当 $t \approx 1.1630$ 时，血药浓度最高，且最高血药浓度为
$$c(1.1630)=40(e^{-0.2*1.1630}-e^{-2.3*1.1630})\approx 28.9423.$$

例 3-54 如图 3-10 所示，已知一均匀杠杆自重为 5kg/m，欲使之保持平衡，求最省力的杠杆的长度.

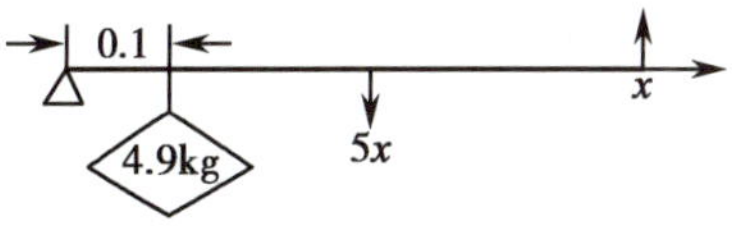

解 设杠杆的长度为 x 米，则根据物理学中的公式：
力矩 = 力 × 力臂及杠杆平衡原理，合力矩等于零：

图 3-10

$$F \cdot x - 49 \times 0.1 - 5x \times \frac{x}{2}=0, \quad F \cdot x = 49 \times 0.1 + 5x \times \frac{x}{2}$$

即：$F=\frac{4.9}{x}+\frac{5x}{2}$，$x \geqslant 0.1$；$F'=-\frac{4.9}{x^2}+\frac{5}{2}=\frac{5x^2-9.8}{2x^2}$

函数有唯一的驻点：$x=\sqrt{\frac{9.8}{5}}=1.4$；$F''=\frac{9.8}{x^3}$ 且 $F''(1.4)=\frac{9.8}{(1.4)^3}>0$，

根据定理 3-7 可知，$x=1.4$ 是唯一的极值点，而且是极小值点. 再根据定理 3-8 $x=1.4$ 是最小值点，即最省力的杠杆长度为 1.4m.

例 3-55 设 $f(x)=nx(1-x)^n$，$n=1,2,\cdots$. 求：

(1) $f(x)$ 在 $[0,1]$ 上的最大值 $M(n)$；

(2) 求极限 $\lim_{n\to\infty} M(n)$.

解 (1) $f'(x)=n[(1-x)^n-nx(1-x)^{n-1}]=n(1-x)^{n-1}[1-(n+1)x]=0$，

得驻点：$x=1$，$x=\frac{1}{n+1}$；$f(0)=f(1)=0$，$f\left(\frac{1}{n+1}\right)=\left(\frac{n}{n+1}\right)^{n+1}>0$，

则 $M(n)=\left(\frac{n}{n+1}\right)^{n+1}$；

(2) $\lim\limits_{n \to \infty} M(n) = \lim\limits_{n \to \infty} (\dfrac{n}{n+1})^{n+1} = \lim\limits_{n \to \infty} \{(1+\dfrac{1}{n})^n\}^{-1} \cdot (1+\dfrac{1}{n})^{-1} = \dfrac{1}{e}$.

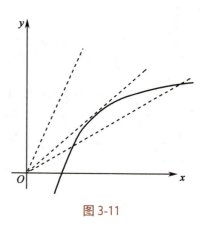

例 3-56 讨论方程 $\ln x = ax$（$a > 0$）有几个实根.

分析 方程 $\ln x = ax$ 的根在几何上就是曲线 $y = \ln x$ 与直线 $y = ax$ 交点的横坐标, 如图 3-11 所示. 从图 3-12 中可以看出应该有两个、一个交点或无交点.

解 记 $f(x) = \ln x - ax$, $f'(x) = \dfrac{1}{x} - a = \dfrac{1-ax}{x}$, 有唯一的驻点:

$x = \dfrac{1}{a}$; 且 $f''(x) = -\dfrac{1}{x^2}$, $f''(\dfrac{1}{a}) = -a^2 < 0$, 则 $x = \dfrac{1}{a}$ 是极大值点, 从而

图 3-11

是最大值点, $f(x)$ 的最大值为: $f(\dfrac{1}{a}) = \ln\dfrac{1}{a} - 1$; $\lim\limits_{x \to 0^+} f(x) = -\infty$, $\lim\limits_{x \to +\infty} f(x) = -\infty$, 即

$$f(\dfrac{1}{a}) > 0, \ln\dfrac{1}{a} > 1; \qquad f(\dfrac{1}{a}) = 0, \ln\dfrac{1}{a} = 1; \qquad f(\dfrac{1}{a}) < 0, \ln\dfrac{1}{a} < 1;$$

$$f\left(\dfrac{1}{a}\right) > 0 \qquad\qquad f\left(\dfrac{1}{a}\right) = 0 \qquad\qquad f\left(\dfrac{1}{a}\right) < 0$$

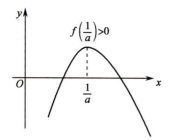 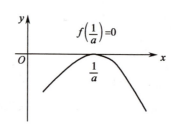 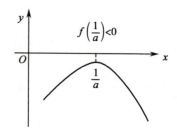

图 3-12

方程 $f(x) = 0$,

即 $\ln x = ax$: 当 $a > e^{-1}$ 时, 有两个实根;

当 $a = e^{-1}$ 时, 有唯一实根; 而当 $a < e^{-1}$ 时, 无实根.

注: 可以证明, 如果函数 $f(x)$ 连续, 单调, 且方程 $f(x) = 0$ 有实根, 则方程 $f(x) = 0$ 只有唯一的实根.

点滴积累

　　从本节知识可知如下结论: ①导函数 $f'(x)$ 可以在闭区间 $[a, b]$ 上不连续, 由此可知不可用连续函数介值定理证明导函数的介值定理即达布定理. ②导函数即使不连续, 也可以取中间值, 可以推出导函数不可能有可去间断点和其他第一类间断点, 只能有摆动第二类间断点. ③极值是一个局部的概念, 其定义中的领域具体多大没有关系, 最值是一个整体概念, 是相对整个区间而言. ④可导函数的极值点一定是驻点, 但函数的驻点不一定是极值点.

思考题

1. 函数 $f(x) = \sqrt{1+x} - x$ 在 $[0, +\infty]$ 上是单调增加的, 对吗? 为什么?

2. 函数 $f(x) = \dfrac{1}{x} + \arctan x$ 的单调递减区间为 $(-\infty, 0)$、$(0, +\infty)$. 对吗？为什么？

1. 求 p 为何值时，函数曲线方程 $y = x^3 + 3px + q$ 在 $x = \pm 1$ 处取得极值.

2. 求函数 $y = x^2 \mathrm{e}^{-x}$ 在闭区间 $[-1, 3]$ 上的最大值与最小值.

3. 已知半径为 R 的圆内接长方形，问长与宽为多少时长方形的面积最大，并求其最大面积为多少？

第四节　函数的凹凸性与拐点

函数的单调性和极值在函数图形的描绘中起着重要的作用，但仅有这些，还不能准确描绘函数的图形. 例如，$y = x^2$ 与 $y = \sqrt{x}$ 在 $[0, +\infty)$ 内都是单调递增，如图 3-13 所示.

但它们单调递增的方式有显著的差异，即函数曲线在沿 x 轴正方向上升过程中，曲线弯曲方向（曲线的凹凸性）不同. 因此研究函数曲线凹凸性及拐点（曲线改变弯曲方向的点）是十分必要的.

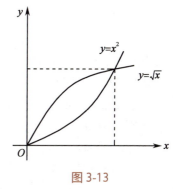

图 3-13

一、凹凸及拐点的定义

定义 3-3　设函数 $f(x)$ 在区间 $[a, b]$ 内连续，$\forall x_1, x_2 \in [a, b]$，如果

$$f\left(\frac{x_1 + x_2}{2}\right) > \frac{f(x_1) + f(x_2)}{2}.$$

称函数 $y = f(x)$ 为 $[a, b]$ 上的凸函数，亦称该曲线为凸曲线，称 $[a, b]$ 为凸区间（图 3-14）；

若　　　　　　　　　　$$f\left(\frac{x_1 + x_2}{2}\right) < \frac{f(x_1) + f(x_2)}{2}.$$

称函数 $y = f(x)$ 为 $[a, b]$ 上的凹函数，亦称该曲线为凹曲线，称 $[a, b]$ 为凹区间（图 3-15）；

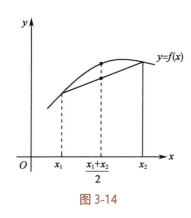

图 3-14

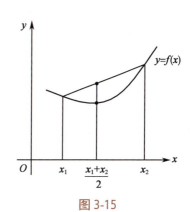

图 3-15

从几何角度观察，在凹曲线上，过任意两点的割线总在该曲线的上方；在凸曲线上，过任意两点的割线总在该曲线的下方；并且不难观察到，在凹曲线上，对应点的切线的斜率是增加的，而在凸曲线上，对应点的切线的斜率是减小的. 可以得知，函数曲线在某一区间的内的凹凸性与函数在该区间内的导数有着十分密切的关系.

定理 3-9 设函数 $f(x)$ 在区间 $[a, b]$ 上连续,在 (a, b) 内二阶可导,则有

(1) 如对任意 $x \in (a, b)$,有 $f''(x) > 0$,则曲线 $y = f(x)$ 为 (a, b) 内是凹曲线;

(2) 如对任意 $x \in (a, b)$,有 $f''(x) < 0$,则曲线 $y = f(x)$ 为 (a, b) 内是凸曲线.

根据上述定理及凹凸性的定义,可知曲线 $y = f(x)$ 是对应区间 $[a, b]$ 上是**凹的**(concave)或**凸的**(convex).

例 3-57 讨论在 $[0, 2\pi]$ 上曲线 $y = \sin x$,以及曲线 $y = x^{1/3}$ 的凹凸性.

解 $y = \sin x$: $y' = \cos x$, $y'' = -\sin x \begin{cases} < 0 & (0, \pi) \\ > 0 & (\pi, 2\pi) \end{cases}$.

表明　　　　　　　　　　在区间 $(0, \pi)$ 上对应的曲线 $y = \sin x$ 是凸曲线;

　　　　　　　　　　　　在区间 $(\pi, 2\pi)$ 上对应的曲线 $y = \sin x$ 是凹曲线.

注意:凹凸区间的分界点是二阶导数等于零的点 $x = \pi$.

$$y = x^{1/3}: \ y' = \frac{1}{3} x^{-2/3}, \ y'' = -\frac{2}{9} x^{-5/3} \begin{cases} < 0 & x > 0 \\ > 0 & x < 0 \end{cases},$$

表明曲线 $y = x^{1/3}$ 是区间 $(-\infty, 0)$ 上的凹曲线;而是区间 $(0, +\infty)$ 上是凸曲线;

很显然,该例中凹凸区间的分界点是二阶导数不存在的点 $x = 0$.

定义 3-4 对于连续曲线 $y = f(x)$ 上的点 $[x_0, f(x_0)]$,如果此点两侧曲线的凹凸性发生了改变,则称此点为曲线的**拐点**(inflection point).拐点两侧的凹凸性不同,那么 $f''(x)$ 的符号也就不同.因此,曲线上的拐点 (x, y) 对应的点 x 处的二阶导数只能是等于 0 或不存在.

注:拐点是指曲线上的点,故应写为 $[x_0, f(x_0)]$,而不能称拐点为 x_0;

由上面的讨论,拐点是位于 $f''(x) = 0$ 及 $f''(x)$ 不存在的点.

二、判断曲线的凹凸性及求拐点的步骤

1. 明确定义域或指定区间,计算二阶导数 $f''(x)$;

2. 求出二阶导数 $f''(x) = 0$ 及 $f''(x)$ 不存在的点;

3. 讨论上述各点两侧 $f''(x)$ 的符号,确定函数的凹凸区间.

例 3-58 已知曲线 $y = ax^2 + bx^2 + cx + d$ 有一拐点 $(1, 3)$,且在原点处有水平切线,求曲线方程.

解　　　　　　　　　　$y' = 3ax^2 + 2bx + c$, $y'' = 6ax + 2b$.

因为曲线 $y = ax^2 + bx^2 + cx + d$ 有一拐点 $(1, 3)$,所以 $y''(1) = 0$.

即　　　　　　　　　　　　$6a + 2b = 0$

所以　　　　　　　　　　　$y(1) = 3$,

即　　　　　　　　　　　　$a + b + c + d = 3$

又因为曲线在原点处有水平切线,所以 $y''(0) = 0$,

即　　　　　　　　　　　　$c = 0$

所以　　　　　　　　　　　$y(0) = 0$,

即　　　　　　　　　　　　$d = 0$

联立方程组,解得　　　　　$a = -\frac{3}{2}, b = \frac{9}{2}, c = 0, d = 0.$

于是所求的曲线方程为　　　$y = -\frac{3}{2} x^3 + \frac{9}{2} x^2.$

例 3-59 求函数 $y = (x-1)x^{\frac{2}{3}}$ 的凹凸区间以及曲线的拐点.

解 根据 $y = (x-1)x^{\frac{2}{3}}$ 定义域为 $(-\infty, +\infty)$;

$$y = x^{\frac{5}{3}} - x^{\frac{2}{3}}, \quad y' = \frac{5}{3}x^{\frac{2}{3}} - \frac{2}{3}x^{-\frac{1}{3}}, \quad y'' = \frac{10}{9}x^{-\frac{1}{3}} + \frac{2}{9}x^{-\frac{4}{3}} = \frac{2(5x+1)}{9\sqrt[3]{x^4}}$$

令 $y'' = 0$, 得 $x = -\frac{1}{5}$; y'' 不存在的点为 $x = 0$;

x	$(-\infty, -\frac{1}{5})$	$-\frac{1}{5}$	$(-\frac{1}{5}, 0)$	0	$(0, +\infty)$
y''	$-$	0	$+$	不存在	$+$
y	凸		凹		凹

拐点为 $\left[-\frac{1}{5}, -\frac{6}{5}(-\frac{1}{5})^{\frac{2}{3}} \right]$.

定理 3-10 若函数 $y = f(x)$ 在点 x_0 的某邻域内三阶导数存在, 且 $f''(x_0) = 0$, $f'''(x_0) \neq 0$, 则 $[x_0, f(x_0)]$ 是拐点, 且若 $f'''(x_0) > 0$ 曲线左凸右凹; $f'''(x_0) < 0$ 曲线左凹右凸.

例 3-60 求曲线 $y = e^x \cos x$ 的拐点.

解 $y' = e^x(\cos x - \sin x)$, $y'' = -2e^x \sin x$; 令 $y'' = 0$, $x_k = k\pi$, $k = 0, \pm 1, \pm 2, \cdots$.

$y''' = -2e^x(\cos x + \sin x)$, 而 $y'''(x_k) = -2e^{x_k}(\cos x_k + \sin x_k) = -2e^{k\pi}\cos k\pi \neq 0$

从而 $(k\pi, -2e^{k\pi}\cos k\pi)$ 为拐点, $k = 0, \pm 1, \pm 2, \cdots$.

例 3-61 求曲线 $\begin{cases} x = t^2 \\ y = 3t + t^3 \end{cases}$ 的拐点.

解 $\dfrac{dy}{dx} = \dfrac{3 + 3t^2}{2t} = \dfrac{3}{2}(\dfrac{1}{t} + t)$, $\dfrac{d^2y}{dx^2} = \dfrac{3}{2}(-\dfrac{1}{t^2} + 1) \cdot \dfrac{1}{2t} = \dfrac{3}{4}(\dfrac{1}{t} - \dfrac{1}{t^3}) = \dfrac{3}{4} \cdot \dfrac{t^2 - 1}{t^3}$

令: $\dfrac{d^2y}{dx^2} = 0$, 得 $t = \pm 1$, $x = 1$.

$$\frac{d^3y}{dx^3} = \frac{3}{4}(-\frac{1}{t^2} + \frac{3}{t^4}) \cdot \frac{1}{2t} = \frac{3}{8} \cdot \frac{3 - t^2}{t^5} \qquad \frac{d^3y}{dx^3}\bigg|_{t=\pm 1} = \pm \frac{9}{8}$$

$\dfrac{d^3y}{dx^3}\bigg|_{t=1} = \dfrac{9}{8} > 0$, 故 $(1, 4)$ 是拐点, 且曲线是左凸右凹的;

$\dfrac{d^3y}{dx^3}\bigg|_{t=-1} = -\dfrac{9}{8} < 0$, 故 $(1, -4)$ 也是拐点, 且曲线是左凹右凸的.

知识链接

了解函数的单调性、极值、最值以及凹凸性, 为了进一步知道函数对应图形的平面分布范围, 以及画图的精准性, 需了解曲线的渐近线:

1. 水平渐近线 设曲线 $y = f(x)$, 若 $\lim\limits_{x \to \infty} f(x) = A$, 则直线 $y = A$ 是曲线 $y = f(x)$ 的水平渐近线.

2. 垂直渐近线 设曲线 $y = f(x)$, 若 $\lim\limits_{x \to x_0} f(x) = \infty$, 则直线 $x = x_0$ 是曲线 $y = f(x)$ 的垂直渐近线.

3. 斜渐近线　如果 $\lim\limits_{x\to\infty}[f(x)-(ax+b)]=0$，则直线 $y=ax+b$ 是曲线 $y=f(x)$ 的一条斜渐近线，其中 $a=\lim\limits_{x\to\infty}\dfrac{f(x)}{x}$，$b=\lim\limits_{x\to\infty}[f(x)-ax]$．

以往我们用描点法描绘函数的图形，函数的一些重要特性不易掌握，也极易被忽略，本节用导数讨论函数的单调性、极值、最值、凹凸性、驻点、拐点及渐近线，从而能比较准确地描绘函数的图形．描绘函数图形的基本步骤如下：

1. 求出函数的定义域，以确定函数图形的描绘范围；

2. 讨论函数的基本性质：奇偶性、周期性以便缩小函数图形的描绘范围；

3. 求函数的曲线的渐近线；

4. 求出方程 $f'(x)=0$ 的全部实根，导数不存在的点，列表判断并写出函数的单调区间与极值点；

5. 求出方程 $f''(x)=0$ 的全部实根，导数不存在的点，列表判断并写出函数的凹凸性及拐点；

6. 按照曲线的性态沿 x 轴增大的方向逐段描绘，画出图形．

1. 函数二阶导数等于 0 点，一定是拐点．对吗？

2. 函数 $f(x)$，在 x_0 的某邻域内具有二阶导数，如果 $f'(x_0)=0$，$f''(x_0)=0$，试问：$[x_0,f(x_0)]$ 是否拐点，为什么？

1. 判别函数曲线 $y=x\arctan x$ 的凹凸性．

2. 求函数曲线 $y=3x^4-4x^3+1$ 的凹凸区间．

3. 设函数 $f(x)=xe^{2-x}$，求曲线在拐点处的切线方程．

拉格朗日的生平简介

拉格朗日父亲是法国陆军骑兵里的一名军官，后由于经商破产，家道中落．据拉格朗日本人回忆，如果幼年时家境富裕，他也就不会作数学研究了，因为父亲一心想把他培养成为一名律师．拉格朗日个人却对法律毫无兴趣，他的科学研究涉及的领域极其广泛．他在数学上最突出的贡献是使数学分析与几何与力学脱离开来，使数学的独立性更为清楚．从此数学不再仅仅是其他学科的工具．拉格朗日总结了 18 世纪的数学成果，同时又为 19 世纪的数学研究开辟了道路，堪称法国最杰出的数学大师．同时，他的关于月球运动（三体问题）、行星运动、轨道计算、两个不动中心问题、流体力、其他科学等方面的成果，在使天文学力学化、力学分析化上，也起到了历史性的作用，促进了力学和天体力学的进一步发展，成为这些领域的开创性或奠基性研究、在柏林工作的前十年，拉格朗日把大量时间花在代数方程和超越方程的解法上，做出了有价值的贡献，推动一代数学的发展、他提交给柏林科学院两篇著名的论文：《关于解数值方程》和《关于方程的代数解法的研究》、把前人解三四次代数方程的各种解法，总结为一套标准方法，即把方程化为低一次的方程（称辅助方程或预解式）以求解、拉格朗日也是分析力学的创立者、拉格朗日在其名著《分析力学》中，在总结历史上各种力学基本原理的基础上，发展达朗贝尔、欧拉等人研究成果，引入了势和等势面的概念，进一步把数学分析应用于质点和刚体力学，提出了运用于静力学和动力学的普遍方程，引进广义坐标的概念，建立了拉格朗日方程，把力学体系的运动方程从以力为基本概念的牛顿形式，改变为以能量为基本概念的分析力学形式，奠定了分析力学的基础，为把力学理论推广应用到物理学其他领域开辟了道路、他还给出刚体在重力作用下，绕旋转对称轴上的定点转动（拉格朗日陀螺）的欧拉动力学方程的解，对三体问题的求解方法有重要贡献，解决了限制性三体运动的定型问题、拉格朗日对流体运动的理论也有重要贡献，提出了描述流体运动的拉格朗日方法、拉格朗日的研究工作中，约有一半同天体力学有关、他用自己在分析力学中的原理和公式，建立起各类天体的运动方程、在天体运动方程的解法中，拉格朗日发现了三体问题运动方程的五个特解，即拉格朗日平动解、此外，他还研究了彗星和小行星的摄动问题，提出了彗星起源假说等、近百年来，数学领域的许多新成就都可以直接或间接地溯源于拉格朗日的工作、所以他在数学史上被认为是对分析数学的发展产生全面影响的数学家之一、

到了青年时代，在数学家雷维里的教导下，拉格朗日喜爱上了几何学、17岁时，他读了英国天文学家哈雷的介绍牛顿微积分成就的短文《论分析方法的优点》后，感觉到"分析才是自己最热爱的学科"，从此他迷上了数学分析，开始专攻当时迅速发展的数学分析、18岁时，拉格朗日用意大利语写了第一篇论文，是用牛顿二项式定理处理两函数乘积的高阶微商，他又将论文用拉丁语写出寄给了当时在柏林科学院任职的数学家欧拉、不久后，他获知这一成果早在半个世纪前就被莱布尼茨取得了、这个并不幸运的开端并未使拉格朗日灰心，相反，更坚定了他投身数学分析领域的信心、1755年拉格朗日19岁时，在探讨数学难题"等周问题"的过程中，他以欧拉的思路和结果为依据，用纯分析的方法求变分极值、第一篇论文"极大和极小的方法研究"，发展了欧拉所开创的变分法，为变分法奠定了理论基础、变分法的创立，使拉格朗日在都灵声名大振，并使他在19岁时就当上了都灵皇家炮兵学校的教授，成为当时欧洲公认的第一流数学家、1756年，受欧拉的举荐，拉格朗日被任命为普鲁士科学院通讯院士、1764年，法国科学院悬赏征文，要求用万有引力解释月球天平动问题，他的研究获奖、接着又成功地运用微分方程理论和近似解法研究了科学院提出的一个复杂的六体问题（木星的四个卫星的运动问题），为此又一次于1766年获奖、1766年德国的腓特烈大帝向拉格朗日发出邀请时说，在"欧洲最大的王"的宫廷中应有"欧洲最大的数学家"、于是他应邀前往柏林，任普鲁士科学院数学部主任，居住达20年之久，开始了他一生科学研究的鼎盛时期、在此期间，他完成了《分析力学》一书，这是牛顿之后的一部重要的经典力学著作、书中运用变分原理和分析的方法，建立起完整和谐的力学体系，使力学分析化了、他在序言中宣称：力学已经成为分析的一个分支、1783年，拉格朗日的故乡建立了"都灵科学院"，他被任命为名誉院长、1786年腓特烈大帝去世以后，他接受了法王路易十六的邀请，离开柏林，定居巴黎，直至去世、这期间他参加了巴黎科学院成立的研究法国度量衡统一问题的委员会，并出任法国米制委员会主任、1799年，法国完成统一度量衡工作，制定了被世界公认的长度、面积、体积、质量的单位，拉格朗日为此作出了巨大的努力、1791年，拉格朗日被选为英国皇家学会会员，又先后在巴黎高等师范学院和

巴黎综合工科学校任数学教授. 1795 年建立了法国最高学术机构——法兰西研究院后,拉格朗日被选为科学院数理委员会主席. 此后,他才重新进行研究工作,编写了一批重要著作:《论任意阶数值方程的解法》《解析函数论》和《函数计算讲义》,总结了那一时期的特别是他自己的一系列研究工作. 1813 年 4 月 3 日,拿破仑授予他帝国大十字勋章,但此时的拉格朗日已卧床不起,4 月 11 日早晨,拉格朗日逝世.

本章小结

   本章主要介绍罗必达法则的三个约束条件,并用此来求未定式极限的具体方法. 初步理解罗尔、拉格朗日中值定理的内涵和几何意义,及其应用. 从而揭示了函数与导数之间的内在联系. 并利用一阶导数判断函数的单调性,驻点、极值点、极值(极大值与极小值)及最值. 利用二阶导数判断函数的凹凸性及拐点.

(王宏军)

复习题三

1. 填空题

(1) 利用洛必达法则求 $\lim\limits_{x\to\frac{\pi}{2}}\dfrac{\ln\sin x}{(\pi-2x)^2}=$ _____.

(2) 利用洛必达法则求 $\lim\limits_{x\to\frac{\pi}{2}}\dfrac{\tan x}{\tan 3x}=$ _____.

(3) 求函数 $f(x)=3x-x^3$ 的极值为 _____.

(4) 求函数 $f(x)=\dfrac{x}{\ln x}$ 的极值为 _____.

(5) 求曲线 $y=3x^4-4x^3+1$ 的拐点为 _____.

(6) 利用洛必达法则求 $\lim\limits_{x\to 0}\dfrac{x-x\cos x}{x-\sin x}=$ _____.

(7) 函数 $y=x^4-2x^2+5$ 在 $[-2,2]$ 上的最大值 _____.

(8) 函数 $y=|x-1|+2$ 的最小值点 $x=$ _____.

(9) 函数 $y=x+\dfrac{4}{x}$ 的单调减小区间为 _____.

(10) 函数 $y=\dfrac{2x}{\ln x}$ 的单调增加区间为 _____.

2. 选择题

(1) 下列函数在给定区间上满足罗尔定理条件的是(   ).

    A. $y=xe^{-x},[0,1]$;
           B. $y=x^{\frac{2}{3}},[-1,1]$;

    C. $y=|x|,[-1,1]$;
              D. $y=x(x+1),[-1,0]$.

(2) 函数 $y=\sin\left(x+\dfrac{\pi}{2}\right)+\pi$ 在区间 $[-\pi,\pi]$ 上的极大值点是(   ).

A. 0;   B. π;   C. $-\pi$;   D. $\dfrac{\pi}{2}$.

(3) 设函数 $f(x)=x^{\frac{1}{3}}$ 则下列结论不正确的是（   ）.

    A. 点 $(0,0)$ 是函数曲线的拐点；   B. 在 $(-\infty,+\infty)$ 内函数曲线是单调增的；

    C. $f'(0)$ 是不存在；   D. $x=0$ 是函数曲线的极值点.

(4) 设函数 $f(x)=(x-1)^3+1$，则下列正确的是（   ）.

    A. 点 $(1,1)$ 是曲线的拐点；   B. $f'(1)$ 的不存在；

    C. $x=1$ 是极值点；   D. 在 $(-\infty,+\infty)$ 内 $f(x)$ 是奇函数.

(5) 二阶可导函数 $f(x)$ 在 x_0 处取得极大值的充分条件是（   ）.

    A. $f'(x_0)=0$；   B. $f'(x_0)=0$ 且 $f''(x_0)>0$；

    C. $f''(x_0)<0$；   D. $f'(x_0)=0$ 且 $f''(x_0)<0$.

(6) 函数 $y=\sin x$ 在区间 $[0,\pi]$ 上满足罗尔定理的 $\xi=$（   ）.

A. 0;   B. $\dfrac{\pi}{4}$;   C. $\dfrac{\pi}{2}$;   D. π.

(7) 求极限 $\lim\limits_{x\to+\infty}\dfrac{x^2}{e^x}=$（   ）.

A. 1;   B. 0;   C. -1;   D. $\dfrac{1}{2}$.

(8) 函数 $y=2x^2-x+1$ 在区间 $[-1,3]$ 上满足拉格朗日中值定理的 $\xi=$（   ）.

A. $-\dfrac{3}{4}$;   B. 0;   C. $\dfrac{3}{4}$;   D. 1.

(9) 求极限 $\lim\left(\dfrac{1}{x}-\dfrac{1}{\sin x}\right)=$（   ）.

A. 0;   B. $\dfrac{1}{2}$;   C. 1;   D. $-\dfrac{1}{2}$.

(10) 曲线 $y=\dfrac{x}{1-x^2}$ 的上凸（下凹）的区间为（   ）.

    A. $(-\infty,-1)$；   B. $(-1,0)$ 及 $(1,+\infty)$；

    C. $(-1,0)$ 及 $(0,1)$；   D. $(0,1)$ 及 $(1,+\infty)$.

3. 计算题

(1) 试确定常数 a,b,c 使曲线 $y=x^3+ax^2+bx+c$ 有一拐点 $(1,-1)$ 且在 $x=0$ 处有极大值.

(2) 用洛必达法则及导数的定义，求 $\lim\limits_{x\to0}(1+\dfrac{f(x)}{x})^{\frac{1}{x}}$ 的极限，其中函数 $f(x)$ 具有二阶连续导数，

且 $\lim\limits_{x\to0}\dfrac{f(x)}{x}=0$，$f''(0)=4$.

(3) 试确定函数 $f(x)=2x^2-\ln x$ 的单调区间.

(4) 试确定函数 $f(x)=\dfrac{\sqrt{x}}{1+x}$ 的单调区间.

(5) 试求函数 $f(x)=\dfrac{6x}{x^2+1}$ 的极大值与极小值.

（6）试问 a 何值时，函数 $f(x) = a\sin x + \dfrac{1}{3}\sin 3x$，在 $x = \dfrac{\pi}{3}$ 处具有极值？

（7）求函数曲线 $y = x^3 - 6x^2 + 2$ 的凹向区间和拐点.

（8）求函数曲线 $y = 2x^3 + 3x^2 - 12x + 14$ 的拐点.

4. 应用题

（1）要开一条地下通道，其截面积拟建成矩形加半圆，截面积为 $5\mathrm{m}^2$，问底宽 x 为多少时才能使得截面积的周长最小，从而使建造时用的材料最省？

（2）已知口服一定剂量的某种药物后，其血药浓度 c 与时间 t 的关系可表示为

$$c = c(t) = 40(\mathrm{e}^{-0.2t} - \mathrm{e}^{-2.3t})$$

问 t 为何值时，血药浓度最高，并求其最高浓度.

（3）$1 \sim 9$ 个月婴儿体重 $W(g)$ 的增长与月龄 t 的关系有经验公式

$$\ln W - \ln(341.5 - W) = k(t - 1.66)$$

问 t 为何值时，婴儿的体重增长率 v 最快？

5. 证明题

（1）若函数 $f(x)$ 在 $[a, b]$ 上有二阶导数，且 $f(a) = f(c) = f(b)(a < c < b)$，使证明在 (a, b) 内至少存在一点 ξ，使得 $f''(\xi) = 0$ 成立（提示：用罗尔定理）.

（2）证明 当 $x > 0$ 时，不等式 $\dfrac{x}{1+x} \leqslant \ln(1+x) \leqslant x$ 成立（提示：用拉格朗日中值定理）.

扫一扫，
测一测

第四章 | 不定积分

教学课件

思维导图

学习目标

1. 掌握：原函数的概念；不定积分的概念；求解不定积分的第一类换元积分法（凑微分法）、第二类换元积分法（三角代换，根式代换，倒代换）、分部积分法等方法，并能灵活运用．

2. 熟悉：原函数的两个结论，不定积分的性质，不定积分的基本积分表及有理函数的积分．

3. 了解不定积分存在的条件、几何意义．

4. 能利用不定积分解决一些简单的医学等实际问题．

5. 提高在数学领域的专业素质，会智慧巧妙地解决生活中的数学问题．

情景导入

在一元微分学中，已知函数求其导数及微分．但在实际生产中往往是知道函数的导数或微分去求该函数，这就是求导或求微分的逆运算问题，也是本章要讨论的中心问题．

引例：

若曲线通过点$(1,2)$，且曲线上任一点处的切线斜率等于这点横坐标的两倍，如何求出这曲线方程．

又例如：美丽的冰城常年积雪，结冰的速度由$\dfrac{\mathrm{d}y}{\mathrm{d}x}=k\sqrt{t}$（$k\geqslant 0$ 的常数）确定，其中y是从结冰起到时刻t时冰的厚度，如何求出结冰的厚度y关于时间t的函数．

上述的问题，也就是不定积分的问题．

请思考：

1. 微分学与积分学的区别是什么？如何利用微分学来研究积分学？

2. 如何用一元函数的导数研究一元函数的原函数？

第一节　不定积分的概念

在以前的学习过程中，我们掌握了已知函数来求导数的概念及方法，比如基本初等函数、简单函数、初等函数、复合函数、隐函数、幂指函数、参数方程等函数的导数．在实际生活中遇到的导函数，我们如何去求它的原函数呢？本节以位移速度为引入，通过各种导函数求出原函数，给出不定积分的概念及其性质．学习时需要注意掌握不定积分的基本积分表．

一、原函数与不定积分

引入：如果质点的路程函数为$s=s(t)$，速度函数为$v(t)$，由导数的定义可知，该质点的瞬时速度：$s'(t) = v(t)$.

但有时会遇到已知质点的瞬时速度 $v(t)$，而求其路程函数 $s = s(t)$ 的问题. 这类问题就是不定积分（indefinite integral）的问题.

（一）原函数的概念

定义 4-1 设函数 $F(x)$、$f(x)$ 在区间 I 上有定义，若在 I 上对任意 $x \in I$ 都有 $F'(x) = f(x)$ 或 $dF(x) = f(x) dx$，则称 $F(x)$ 是 $f(x)$ 在区间 I 上的一个**原函数**（primitive function）.

例如：在引入中 $s(t)$ 是 $v(t)$ 的一个原函数；又由于 $(\sin x)' = \cos x$，故 $\sin x$ 是 $\cos x$ 的一个原函数，……

问题：①在什么条件下，一个函数一定有原函数，是否唯一？

②如何求原函数？

定理 4-1（原函数存定理） 如果函数 $f(x)$ 在区间 I 上连续，那么在该区间存在可导函数 $F(x)$，对区间 I 内任一点均有 $F'(x) = f(x)$. 简言之，连续函数一定有原函数.

注：

(1) 初等函数在定义区间内连续，故初等函数在其定义区间内一定有原函数；

(2) 如果 $F(x)$ 是 $f(x)$ 的一个原函数 $[$即 $F'(x) = f(x)]$，则原函数不唯一；

因为 $[F(x) + C]' = f(x)$，说明 $F(x) + C$ 也是 $f(x)$ 的原函数（C 是任意常数），即原函数不唯一.

定理 4-2 $f(x)$ 的任意两个原函数之间最多相差一个常数.

证：设 $F(x)$、$G(x)$ 都是函数 $f(x)$ 在区间 I 上的原函数，即 $F'(x) = f(x)$，$G'(x) = f(x)$，对任意的 x，有

$$[F(x) - G(x)]' = F'(x) - G'(x) = f(x) - f(x) \equiv 0$$

根据中值定理可知：$F(x) - G(x) = C$，或 $F(x) = G(x) + C$.

由此可见：如果已知 $f(x)$ 在区间 I 上的一个原函数为 $F(x)$，则 $f(x)$ 的所有原函数可以表示为 $F(x) + C$. 我们把 $f(x)$ 的原函数的全体 $F(x) + C$ 称为 $f(x)$ 的原函数族.

（二）不定积分的概念

定义 4-2 $f(x)$ 在区间 I 上的一个原函数为 $F(x)$，则 $f(x)$ 的所有的全部原函数 $F(x) + C$ 称为 $f(x)$ 的**不定积分**，记作

$$\int f(x) dx = F(x) + C$$

其中 $\int$ 为积分号，x 为积分变量，$f(x)$ 为被积函数，$f(x) dx$ 为被积表达式，任意常数 C 称为积分常数.

说明：

(1) $\int f(x) dx$ 是一个整体记号；

(2) $f(x)$ 有不定积分，称函数 $f(x)$ 可积；

(3) 不定积分与原函数之间的关系是总体与个体的关系，即若 $F(x)$ 是 $f(x)$ 的一个原函数，则 $f(x)$ 的不定积分是一个函数族 $F(x) + C$，其中 C 是任意常数.

由此定义，因为 $s'(t) = v(t)$，则 $\int v(t) dt = s(t) + C$；

因为 $(\sin x)' = \cos x$，则 $\int \cos x dx = \sin x + C$，

$$\int \frac{1}{1 + x^2} dx = \arctan x + C \cdots$$

二、不定积分的几何意义

不定积分的几何意义如图 4-1 所示：

由不定积分的定义，$f(x)$ 的不定积分 $F(x)+C$ 是一族曲线，称之为积分曲线族．其特点：只要作出其中一条曲线 $y=F(x)$ 的图像，通过沿 y 轴的上下平移，即可得到所有的积分曲线 $y=F(x)+C$ 的图形．显然，族中的每一条积分曲线在具有同一横坐标 x 的点处有互相平行的切线，其斜率都等于 $f(x)$．

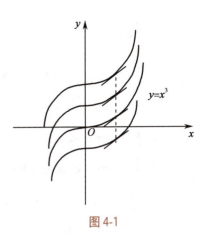

图 4-1

例 4-1 求经过点 $(0,3)$，且其切线的斜率为 $3x^2$ 的曲线方程．

解 设所求曲线方程为 $y=F(x)+C$，由题意知 $F'(x)=3x^2$，而

$$\int 3x^2 dx = x^3 + C$$

即 $3x^2$ 的积分曲线族为 $y=x^3+C$．将 $x=0$，$y=3$ 代入，得 $C=3$，故所求的曲线方程为 $y=x^3+3$．

三、不定积分的性质

1. 和差的不定积分等于不定积分的和差：

$$\int [f(x) \pm g(x)] dx = \int f(x) dx \pm \int g(x) dx;$$

证 设 $F'(x)=f(x)$，$G'(x)=g(x)$，则由定义可知，

$$\int f(x) dx \pm \int g(x) dx = [F(x)+C_1] \pm [G(x)+C_2] = F(x) \pm G(x) + C$$

$$[F(x) \pm G(x)]' = F'(x) \pm G'(x) = f(x) \pm g(x)$$

即：$F(x) \pm G(x)$ 是 $f(x) \pm g(x)$ 的一个原函数，则

$$\int [f(x) \pm g(x)] dx = F(x) \pm G(x) + C = \int f(x) dx \pm \int g(x) dx.$$

推广： $\int [f_1(x) \pm f_2(x) \pm \cdots \pm f_{n(x)}] dx = \int f_1(x) dx \pm \int f_2(x) dx \pm \cdots \pm \int f_n(x) dx.$

2. 非零常数因子可以从积分号中提出来：$\int kf(x) dx = k \int f(x) dx;$

3. 积分与微分（导数）的关系：

因为：$[\int f(x) dx]' = [F(x)+C]' = f(x)$，所以 $d[\int f(x) dx] = f(x) dx$

又因为：$\int f'(x) dx = f(x) + C$，所以 $\int df(x) = f(x) + C.$

由此可见：在忽略任意常数的基础上，积分与微分互为逆运算．

四、基本积分公式

根据不定积分的定义，即若 $F'(x)=f(x)$，则 $\int f(x) dx = F(x)+C$ 以及已知的基本初等函数的导数公式，直接推出以下 14 个**基本积分公式**：

(1) $\int 0 dx = C;$

(2) $\int k dx = kx + C$（k 为常数）；

(3) $\int x^\alpha dx = \dfrac{x^{\alpha+1}}{\alpha+1} + C;$

(4) $\int \dfrac{1}{x} dx = \ln|x| + C;$

(5) $\int e^x dx = e^x + C$;

(6) $\int a^x dx = \dfrac{a^x}{\ln a} + C$;

(7) $\int \cos x dx = \sin x + C$;

(8) $\int \sin x dx = -\cos x + C$;

(9) $\int \sec x dx = \ln|\sec x + \tan x| + C$;

(10) $\int \csc x dx = \ln|\csc x - \cot x| + C$;

(11) $\int \sec x \tan x dx = \sec x + C$;

(12) $\int \csc x \cot x dx = -\csc x + C$;

(13) $\int \dfrac{1}{1+x^2} dx = \arctan x + C = -\operatorname{arccot} x + C$;

(14) $\int \dfrac{1}{\sqrt{1-x^2}} dx = \arcsin x + C = -\arccos x + C$.

对于公式 $\int \dfrac{1}{x} dx = \ln|x| + C$ 说明如下：$x > 0$ 时，$\int \dfrac{1}{x} dx = \ln x + C$，且 $(\ln|x|)' = (\ln x)' = \dfrac{1}{x}$；$x < 0$ 时，$\ln|x| = \ln(-x)$，且 $(\ln|x|)' = [\ln(-x)]' = \dfrac{1}{x}$；因此 $\dfrac{1}{x}$ 的原函数是 $\ln|x|$，即 $\int \dfrac{1}{x} dx = \ln|x| + C$，为了书写简便，$\int \dfrac{1}{x} dx = \ln|x| + C$ 常常也被写作：$\int \dfrac{1}{x} dx = \ln x + C$.

五、简单的不定积分的计算

例 4-2 计算下列不定积分

(1) $\int \left(10^x + 3\cos x + \dfrac{1}{\sqrt{x}}\right) dx$;

(2) $\int \dfrac{(1-x)^3}{x^2} dx$;

(3) $\int \dfrac{1}{\cos^2 x \sin^2 x} dx$;

(4) $\int \dfrac{1+x+x^2}{x(1+x^2)} dx$;

(5) $\int \dfrac{dx}{1+\cos x}$;

(6) $\int \sqrt{\dfrac{1-x}{1+x}} dx$.

解 (1) 原式 $= \dfrac{1}{\ln 10} 10^x + 3\sin x + 2\sqrt{x} + C$.

(2) 原式 $= -\int \dfrac{-x^3 + 3x^2 - 3x + 1}{x^2} dx$

$= \int \left(-x + 3 - \dfrac{3}{x} + \dfrac{1}{x^2}\right) dx$

$= -\dfrac{x^2}{2} + 3x - 3\ln|x| - \dfrac{1}{x} + C$

(3) 原式 $= \int \dfrac{\sin^2 x + \cos^2 x}{\cos^2 x \sin^2 x} dx$

$= \int \sec^2 x dx + \int \csc^2 x dx$

$= \tan x - \cot x + C$

利用了三角的公式 $\sin^2 x + \cos^2 x = 1$.

(4) 原式 $= \int (\dfrac{1}{x} + \dfrac{1}{1+x^2})\,dx$

$\qquad = \ln|x| + \arctan x + C$

利用分数运算公式化为两个基本积分表已有的积分公式.

(5) 原式 $= \int \dfrac{1-\cos x}{\sin^2 x}\,dx$

$\qquad = \int (\csc^2 x - \csc x \cot x)\,dx$

$\qquad = -\cot x + \csc x + C$

利用了三角公式将商转化为和与差, 然后分别求出积分.

(6) 因为 $\sqrt{\dfrac{1-x}{1+x}} = \dfrac{1-x}{\sqrt{1-x^2}}$, 且 $\left(\sqrt{1-x^2}\right)' = \dfrac{-x}{\sqrt{1-x^2}}$,

$\qquad$ 所以 $\int \sqrt{\dfrac{1-x}{1+x}}\,dx = \int \dfrac{1-x}{\sqrt{1-x^2}}\,dx$

$\qquad\qquad\qquad\qquad\quad = \int \dfrac{1}{\sqrt{1-x^2}}\,dx + \int d\sqrt{1-x^2}$

$\qquad\qquad\qquad\qquad\quad = \arcsin x + \sqrt{1-x^2} + C$

从上面的例题可知, 一些被积函数在基本积分公式中不能直接查到, 但是只要把被积函数稍做变形, 如采用将被积函数重新加以组合, 对被积函数作代数或三角的恒等变形、将被积表达式做"加一项减一项"的恒等变形等方法就可运用基本积分公式求得, 这种积分方法称为直接积分法.

例 4-3 已知 $f'(\tan x) = \sec^2 x$, $f(0) = 2$, 求 $f(x)$.

解 $f'(\tan x) = \sec^2 x = 1 + \tan^2 x$, 故 $f'(t) = 1 + t^2$, 则

$$f(t) = \int f'(t)\,dx = t + \dfrac{1}{3}t^3 + C$$

由条件 $f(0) = 2$, 求得 $C = 2$, 所求函数为: $f(x) = x + \dfrac{1}{3}x^3 + 2$.

注: 利用基本积分公式时, 必须严格按照公式的形式. 如已知, $\int \sin x\,dx = -\cos x + C$, 但 $\int \sin 2x\,dx \neq -\cos 2x + C$.

点滴积累

求不定积分: 可以应用微分学求导数的方法的逆运算求函数的积分, 比如: 已知函数的导数, 来求函数的原函数, 导数公式, 复合函数导数等.

思考题

函数 $\ln x$, $\ln(ax)$(常数 $a > 0$)和 $\ln x + b$(b 为常数)是否是同一个函数的原函数?

1. 判断下列命题是否真命题？

(1) 若 $f(x)$ 的一个原函数是 $x^2 - e^x$，则 $\int f(x)\,dx = x^2 - e^x$.

(2) 若 $f(x)$ 的一个原函数是 x^3，则 $f(x) = 3x^2$.

(3) 若 $f(x)$ 的一个原函数是 $\sin x$，则 $\int f'(x)\,dx = \sin x + C$.

(4) 若 $f(x)$ 的一个原函数是 $\sin x$，则 $\left[\int f(x)\,dx\right]' = \cos x$.

(5) 若 $\int f(x)\,dx = \sin x + 2x + C$，则 $f(x) = \cos x + 2x + C$.

2. 已知某曲线上任意一点的切线斜率等于该点的横坐标，且通过点 $(0,1)$，求些曲线方程，并作图.

3. 已知某药品产量的变化率是时间 t 的函数，$g(t) = at + b$ (a，b 是常数). 设此种药品 t 时的产量函数是 $f(t)$，已知 $f(0) = 0$，求 $f(t)$.

4. 求下列函数的不定积分.

(1) $\int (x^2 - 3x + 2)\,dx$;

(2) $\int (2^x + 3^x)^2\,dx$;

(3) $\int \dfrac{\cos 2x}{\cos x - \sin x}\,dx$;

(4) $\int \dfrac{1}{\sin^2 \dfrac{x}{2} \cos^2 \dfrac{x}{2}}\,dx$;

(5) $\int e^x (3 + 2^x)\,dx$;

(6) $\int \dfrac{x + \sqrt{x}}{x\sqrt{x}}\,dx$;

(7) $\int \cot 2x\,dx$;

(8) $\int \dfrac{4x - 3\sqrt{x} - 5}{x}\,dx$.

第二节　换元积分法

除了少量简单函数可以直接利用基本积分公式求出不定积分外，大量初等函数的原函数并不能利用公式直接求得. 例如不定积分 $\int \sin 2x\,dx$ 就不能直接用基本积分公式 $\int \sin x\,dx = -\cos x + C$ 来计算，因此，有必要进一步研究不定积分的求解方法. 本节我们将把复合函数的微分法反过来用于求不定积分，利用中间变量的代换，得到复合函数的积分法，称为换元积分法，简称换元法. 换元法通常分为两类，第一类是把积分变量 x 作为自变量，引入中间变量 $u = \varphi(x)$；第二类把积分变量 x 作为中间变量，引入自变量 t 作变换 $x = \varphi(t)$ 从而将复杂的被积函数化为较简单的类型，进一步利用基本积分表和积分性质求出积分.

一、第一换元积分法（凑微分法）

引入：求 $\int \sin 2x\,dx$，不能直接用公式来求，因为它是一个复合函数，可考虑用变量代换方法来求解.

令 $u = 2x$，$du = d2x = (2x)'\,dx = 2dx$，因此，$dx = \dfrac{1}{2}du$.

则有

$$\int \sin 2x dx = \frac{1}{2} \int \sin u du = -\frac{1}{2} \cos u + C$$

将 $u = 2x$ 代回，则 $\int \sin 2x dx = -\frac{1}{2} \cos 2x + C$.

检验：$\left(-\frac{1}{2} \cos 2x + C\right)' = \frac{1}{2} \sin 2x \cdot (2x)' = \sin 2x$，则 $\int \sin 2x dx = -\frac{1}{2} \cos 2x + C$ 成立.

求不定积分时与函数的积分变量用什么字母无关，只与被积函数有关，这种方法具有普遍性.

定理 4-3 设 $F(u)$ 是 $f(u)$ 的一个原函数，且 $u = \varphi(x)$ 可导，则

$$\int f[\varphi(x)] \varphi'(x) \, dx = F[\varphi(x)] + C.$$

证 因为 $F'(u) = f(u)$，而 $F[\varphi(x)]$ 是由 $F(u)$、$u = \varphi(x)$ 复合而成，故

$$\{F[\varphi(x)]\}' = F'(u) \varphi'(x) = f(u) \varphi'(x) = f[\varphi(x)] \varphi'(x)$$

由不定积分的定义可得：$\int f[\varphi(x)] \varphi'(x) \, dx = F[\varphi(x)] + C$.

$\int f[\varphi(x)] \varphi'(x) \, dx$ 不是基本积分表中的积分，我们先将

$$\int f[\varphi(x)] \varphi'(x) \, dx = \int f[\varphi(x) \, d\varphi(x)] \underline{\underline{u = \varphi(x)}} \int f(u) \, du$$

而 $\int f(u) \, du$ 是可在积分表中求得，即

$$\int f(u) \, du = F(u) + C.$$

最后代回原变量[将 $u = \varphi(x)$ 回代]，称此方法为第一换元法，也称为凑微分法.

例 4-4 求下列函数的不定积分.

(1) 求积分 $\int e^{at} dt$;　　　　(2) $\int 2x e^{x^2} dx$;　　　　(3) $\int x\sqrt{1-x^2} \, dx$.

解 (1) $\int e^{at} dt = \frac{1}{a} \int e^{at} d at \underline{\underline{at = u}} \frac{1}{a} \int e^u du = \frac{1}{a} e^u + C = \frac{1}{a} e^{at} + C$.

(2) $\int 2x e^{x^2} dx = \int e^{x^2} dx^2 \underline{\underline{x^2 = u}} \int e^u du = e^u + C = e^{x^2} + C$.

(3) $\int x\sqrt{1-x^2} \, dx = \frac{1}{2} \int \sqrt{1-x^2} \, dx^2 = \frac{-1}{2} \int \sqrt{1-x^2} \, d(1-x^2)$

$\underline{\underline{1-x^2 = u}} -\frac{1}{2} \int \sqrt{u} du = -\frac{1}{3} u^{\frac{3}{2}} + C$

$= -\frac{1}{3} (1-x^2)^{\frac{3}{2}} + C.$

运算中的换元过程在熟练之后可以省略. 即不需要写出换元变量 u，下面是一些凑微分形式，有助于求不定积分. 下列各式中 a, b 均为常数，且 $a \neq 0$.

(1) $dx = \frac{1}{a} d(ax + b)$;　　　　　　(2) $x dx = \frac{1}{2a} d(ax^2 + b)$;

(3) $x^a dx = \frac{1}{a(a+1)} d(ax^{a+1} + b)$;　　　　(4) $\frac{1}{\sqrt{x}} dx = \frac{2}{a} d(a\sqrt{x} + b)$;

(5) $\frac{1}{x^2} dx = -\frac{1}{a} d(\frac{a}{x} + b)$;　　　　(6) $\frac{1}{x} dx = d(\ln|x| + b)$;

(7) $e^x dx = d(e^x + b)$;　　　　　　(8) $\cos x dx = \frac{1}{a} d(a\sin x + b)$;

(9) $\sin x dx = -\dfrac{1}{a}\mathrm{d}(a\cos x + b)$; (10) $\dfrac{1}{\sqrt{1-x^2}}\mathrm{d}x = \mathrm{d}\arcsin x = -\mathrm{d}\arccos x$;

(11) $\dfrac{1}{1+x^2}\mathrm{d}x = \mathrm{d}\arctan x = -\mathrm{d}\,\mathrm{arccot}\, x$.

上述等式 $f(x)\mathrm{d}x = \mathrm{d}[F(x)]$ 中，$F(x)$ 是 $f(x)$ 的一个原函数.

例 4-5 用凑微分法计算下列积分

(1) $\displaystyle\int \tan x \mathrm{d}x$; (2) $\displaystyle\int \dfrac{1}{a^2+x^2}\mathrm{d}x$;

(3) $\displaystyle\int \dfrac{1}{\sqrt{a^2-x^2}}\mathrm{d}x$; (4) $\displaystyle\int x^2\sqrt{1-4x^3}\mathrm{d}x$;

(5) $\displaystyle\int \dfrac{x^2}{x^3+3}\mathrm{d}x$; (6) $\displaystyle\int \dfrac{1}{\sqrt{x}(1+x)}\mathrm{d}x$.

解 (1) $\displaystyle\int \tan x \mathrm{d}x = \int \dfrac{\sin x}{\cos x}\mathrm{d}x = -\int \dfrac{1}{\cos x}\mathrm{d}(\cos x) = -\ln|\cos x| + C$;

(2) $\displaystyle\int \dfrac{1}{a^2+x^2}\mathrm{d}x = \dfrac{1}{a^2}\int \dfrac{1}{1+(\frac{x}{a})^2}\cdot a\mathrm{d}(\dfrac{x}{a}) = \dfrac{1}{a}\arctan\dfrac{x}{a} + C$;

(3) $\displaystyle\int \dfrac{1}{\sqrt{a^2-x^2}}\mathrm{d}x = \int \dfrac{1}{\sqrt{1-(\frac{x}{a})^2}}\mathrm{d}(\dfrac{x}{a}) = \arcsin\dfrac{x}{a} + C$;

(4) $\displaystyle\int x^2\sqrt{1-4x^3}\mathrm{d}x = \dfrac{1}{3}\int \sqrt{1-4x^3}\mathrm{d}x^3 = -\dfrac{1}{4}\dfrac{1}{3}\int \sqrt{1-4x^3}\mathrm{d}(-4x^3) = -\dfrac{1}{12}\int \sqrt{1-4x^3}\mathrm{d}(-4x^3+1)$

$= -\dfrac{1}{18}\sqrt{(1-4x^3)^3} + C$;

(5) $\displaystyle\int \dfrac{x^2}{x^3+3}\mathrm{d}x = \dfrac{1}{3}\int \dfrac{\mathrm{d}(x^3+3)}{x^3+3} = \dfrac{1}{3}\ln|x^3+3| + C$;

(6) $\displaystyle\int \dfrac{1}{\sqrt{x}(1+x)}\mathrm{d}x = 2\int \dfrac{1}{1+x}\mathrm{d}\sqrt{x} = 2\int \dfrac{1}{1+(\sqrt{x})^2}\mathrm{d}\sqrt{x} = 2\arctan\sqrt{x} + C$.

在被积函数中含有三角函数时，往往需要用三角函数的恒等式，有时还需用到一些代数的恒等式，先变形再作凑微分法求解. 下面是一些常用的方法：

(1) 当被积函数是三角函数相乘时，可拆分奇次项凑微分.

例 4-6 求不定积分 $\displaystyle\int \sin^2 x \cos^3 x \mathrm{d}x$.

解 $\displaystyle\int \sin^2 x \cos^3 x \mathrm{d}x = \int \sin^2 x(1-\sin^2 x)\mathrm{d}\sin x = \dfrac{1}{3}\sin^3 x - \dfrac{1}{5}\sin^5 x + C$.

(2) 当被积函数是三角函数的偶次幂，一般应先降幂（利用倍角公式）.

例 4-7 求不定积分 $\displaystyle\int \cos^2 x \mathrm{d}x$.

解 $\displaystyle\int \cos^2 x \mathrm{d}x = \int \dfrac{\cos 2x + 1}{2}\mathrm{d}x = \dfrac{1}{4}\sin 2x + \dfrac{1}{2}x + C$.

(3) 两个不同三角函数相乘，可利用积化和差公式.

例 4-8 求不定积分 $\displaystyle\int \sin 6x \cos 2x \mathrm{d}x$.

解 $\displaystyle\int \sin 6x \cos 2x dx = \int \frac{\sin 8x + \sin 4x}{2} dx = -\frac{1}{16}\cos 8x - \frac{1}{8}\cos 4x + C.$

在换元积分法中,有时由于采用的换元不同,其结果也会有所差异,但它们只是形式上的不同,都属于同一原函数族,之间相差一个常数.

例 4-9 求不定积分 $\displaystyle\int \sin 2x dx.$

解法一 $\displaystyle\int \sin 2x dx = \frac{1}{2}\int \sin 2x d2x = -\frac{1}{2}\cos 2x + C;$

解法二 $\displaystyle\int \sin 2x dx = 2\int \sin x \cos x dx = 2\int \sin x d\sin x = \sin^2 x + C;$

解法三 $\displaystyle\int \sin 2x dx = 2\int \sin x \cos x dx = -2\int \cos x d\cos x = -\cos^2 x + C.$

二、第二换元积分法

在第一换元法中,代换 $u = \varphi(x)$,使得积分由 $\displaystyle\int f[\varphi(x)]\varphi'(x) dx$ 变为积分 $\displaystyle\int f(u) du$,从而利用 $f(u)$ 的原函数求出积分. 但是对于这样一类积分如 $\displaystyle\int \sqrt{1-x^2} dx$,若仍然采用代换 $u = \varphi(x)$,则总是无法完成积分的计算. 因此必须寻求新的积分的方法.

定理 4-4 设函数 $x = \varphi(t)$ 单调且 $\varphi(t)' \neq 0$,函数 $f[\varphi(t)]\varphi'(t)$ 的一个原函数为 $F(t)$,则有:

$$\int f(x)\, dx = F[\varphi^{-1}(x)] + C.$$

事实上,$F[\varphi^{-1}(x)]$ 由函数 $F(t)$ 与 $t = \varphi^{-1}(x)$ 复合而成,故

$$\{F[\varphi^{-1}(x)]\}' = F'(t)\cdot[\varphi^{-1}(x)]' = f[\varphi(t)]\varphi'(t)\cdot\frac{1}{\varphi'(t)} = f[\varphi(t)] = f(x).$$

注:$\displaystyle\int f(x)\, dx \overset{x=\varphi(t)}{=\!=\!=} \int f[\varphi(t)]\varphi(t)\, dt = F(t) + C = F[\varphi^{-1}(x)] + C$,相当于作了代换 $x = \varphi(t)$,称此换元的方法为第二换元法. 也就是说第一换元积分法是令 $u = \varphi(x)$,而第二换元法选择 $u = \varphi(x)$ 的反函数 $x = \varphi^{-1}(u)$ 进行换元,目的是去掉根号或将被积函数有理化为基本积分公式中的某个形式.

被积函数中含有 $\sqrt{a^2 - x^2}$、$\sqrt{x^2 \pm a^2}$ 的积分.

例 4-10 求下列函数的不定积分:

(1) $\displaystyle\int \sqrt{a^2 - x^2} dx$;　　　(2) $\displaystyle\int \frac{1}{\sqrt{x^2 + a^2}} dx$;　　　(3) $\displaystyle\int \frac{1}{\sqrt{x^2 - a^2}} dx$.

解 (1) 令 $x = a\sin t$ $\left(|t| < \dfrac{\pi}{2}\right)$,则 $\sqrt{a^2 - x^2} = a\cos t, dx = a\cos t dt$,于是

$$\int \sqrt{a^2 - x^2} dx \overset{x=a\sin t}{=\!=\!=} \int \sqrt{a^2 - a^2\sin^2 t}\, a\cos t dt = a^2\int \cos^2 t dt$$

$$= \frac{a^2}{2}\int (1 + \cos 2t)\, dt = \frac{a^2}{2}\left(t + \frac{1}{2}\sin 2t\right) + C$$

$$= \frac{a^2}{2}(t + \sin t \cos t) + C$$

$$= \frac{a^2}{2}\left(\arcsin \frac{x}{a} + \frac{x}{a}\cdot\frac{\sqrt{a^2 - x^2}}{a}\right) + C$$

$$= \frac{a^2}{2}\arcsin \frac{x}{a} + \frac{x\sqrt{a^2 - x^2}}{2} + C.$$

(2) 令 $x = a \tan t$ $\left(|t| < \dfrac{\pi}{2}\right)$，则 $\sqrt{a^2 + x^2} = a \sec t$，$\mathrm{d}x = a \sec^2 t \mathrm{d}t$，于是

$$\int \frac{1}{\sqrt{x^2 + a^2}} \mathrm{d}x \overset{x = a\tan t}{=\!=\!=} \int \frac{1}{\sqrt{a^2 + a^2 \tan^2 t}} a \sec^2 t \mathrm{d}t = \int \frac{1}{\sec t} \sec^2 t \mathrm{d}t$$

$$= \int \sec t \mathrm{d}t = \ln|\sec t + \tan t| + C^*$$

$$= \ln\left|\left(\frac{\sqrt{a^2 + x^2}}{a} + \frac{x}{a}\right)\right| + C^*$$

$$= \ln\left|\left(x + \sqrt{a^2 + x^2}\right)\right| + C \qquad (C = C^* - \ln a).$$

(3) 令 $x = a \sec t$ $\left(0 < t < \dfrac{\pi}{2}\right)$，则 $\sqrt{x^2 - a^2} = a \tan t$，$\mathrm{d}x = a \sec t \tan t \mathrm{d}t$，于是

$$\int \frac{1}{\sqrt{x^2 - a^2}} \mathrm{d}x \overset{x = a\sec t}{=\!=\!=} \int \frac{1}{a \tan t} a \sec t \tan t \mathrm{d}t$$

$$= \int \sec t \mathrm{d}t = \ln|\sec t + \tan t| + C^*$$

$$= \ln\left|\frac{\sqrt{x^2 - a^2}}{a} + \frac{x}{a}\right| + C^*$$

$$= \ln\left|x + \sqrt{x^2 - a^2}\right| + C \qquad (C = C^* - \ln a).$$

*注：

(1) 被积函数中如果含 $\sqrt{a^2 - x^2}$、$\sqrt{x^2 \pm a^2}$ 可以考虑使用三角代换，分别作 $x = a \sin t$（或 $x = a \cos t$）、$x = a \tan t$（或 $x = a \cot t$）、$x = a \sec t$（或 $x = a \csc t$）三角代换，其目的之一是去掉被积函数中的根号；去掉根号后，还应该结合凑微分法完成整个积分.

(2) 如果使用三角代换，则应在 t 转换为 x 时，作出相应的变换三角形.

例 4-11 求积分 $\displaystyle\int \frac{1}{x^2 \sqrt{1 + x^2}} \mathrm{d}x$.

解法一

$$\int \frac{1}{x^2 \sqrt{1 + x^2}} \mathrm{d}x \overset{x = \tan u}{=\!=\!=} \int \frac{1}{\tan^2 u \cdot \sec u} \sec^2 u \mathrm{d}u$$

$$= \int \frac{\cos u}{\sin^2 u} \mathrm{d}u = -\frac{1}{\sin u} + C$$

$$= -\frac{\sqrt{1 + x^2}}{x} + C.$$

解法二 利用倒代换.

$$\int \frac{1}{x^2 \sqrt{1 + x^2}} \mathrm{d}x \overset{x = \frac{1}{u}}{=\!=\!=} \int \frac{1}{\dfrac{1}{u^2} \sqrt{1 + \dfrac{1}{u^2}}} \left(-\frac{1}{u^2} \mathrm{d}u\right)$$

$$= -\int \frac{u}{\sqrt{1 + u^2}} \mathrm{d}u = -\sqrt{1 + u^2} + C$$

$$= -\frac{\sqrt{1 + x^2}}{x} + C.$$

解法三 利用三角代换.

$$\int \frac{1}{x^2\sqrt{1+x^2}}\mathrm{d}x \overset{\substack{x=\tan t\\0<t<\frac{\pi}{2}}}{=\!=\!=} \int \frac{\sec^2 t}{\tan^2 t\sec t}\mathrm{d}t$$

$$=\int \frac{\sec t}{\tan^2 t}\mathrm{d}t = \int \cot t\csc t\mathrm{d}t = -\csc t + C$$

$$=-\frac{\sqrt{1+x^2}}{x}+C.$$

如果被积函数中含有不同根指数的同一个函数的根式,则可取各不同根指数的最小公倍数作为这函数的根指数,并以所得根式为新的积分变量,从而同时消除了被积函数中的这些根式.

例 4-12 求积分 $\displaystyle\int \frac{1}{\sqrt{x}+\sqrt[3]{x}}\mathrm{d}x$.

解 令 $x=u^6\,(u>0)$,则

$$\int \frac{1}{\sqrt{x}+\sqrt[3]{x}}\mathrm{d}x \overset{x=u^6}{=\!=\!=} \int \frac{1}{u^3+u^2}6u^5\mathrm{d}u = 6\int \frac{u^3}{1+u}\mathrm{d}u$$

$$=6\int \left(u^2-u+1-\frac{1}{1+u}\right)\mathrm{d}u$$

$$=6\left[\frac{u^3}{3}-\frac{u^2}{2}+u-\ln(1+u)\right]+C$$

$$=2\sqrt{x}-3\sqrt[3]{x}+6\sqrt[6]{x}-6\ln(1+\sqrt[6]{x})+C.$$

从上述的例题可知,换元法虽然也有规律可循,但在具体运用时十分灵活.不定积分的求出在很大程度上依赖于我们的实际经验、运算技巧和机智,这就要求我们要有更多的练习,熟练掌握各种求不定积分的方法.

点滴积累

利用凑微分法求解不定积分时,一般比利用复合函数求导法则求导数要困难得多,需要一定的技巧.在被积表达式中凑出 $\varphi'(x)$ 是解决问题的核心,但无一定的规律可循,需要不断练习,方可熟能生巧.除了熟悉一些典型例题外,还要熟记一些常用的微分公式和常见的微分类型.求解不定积分时遇到被积函数有根号的题目需要进行变量代换,方法很多,常用的有三角代换、根式代换和倒代换.

思考题

在求解不定积分时如何灵活使用第一类换元积分法和第二类换元积分法?

练习题 4-2

1.用第一换元法计算下列积分(要求写出所采用的代换)

(1) $\displaystyle\int \frac{1}{1-x}\mathrm{d}x$;

(2) $\displaystyle\int \csc^2 3x\mathrm{d}x$;

(3) $\displaystyle\int \frac{2x}{x^2+2}dx$;　　　　　　　　　(4) $\displaystyle\int x^2\cos x^3 dx$;

(5) $\displaystyle\int x^2 e^{x^3}dx$;　　　　　　　　　　(6) $\displaystyle\int x\sin(2x^2-1)dx$;

(7) $\displaystyle\int \frac{e^x}{1+e^x}dx$;　　　　　　　　　(8) $\displaystyle\int \frac{\sin\sqrt{x}}{\sqrt{x}}dx$.

2. 求下列不定积分

(1) $\displaystyle\int \frac{x^2}{x^3+3}dx$;　　　　　　　　(2) $\displaystyle\int \frac{x}{\sqrt[3]{3-2x^2}}dx$;

(3) $\displaystyle\int \frac{1}{\sqrt{x}(1+x)}dx$;　　　　　　(4) $\displaystyle\int \cos^3 x\cos xdx$;

(5) $\displaystyle\int \frac{\sin x}{\cos x}dx$;　　　　　　　　(6) $\displaystyle\int \frac{1+\ln x}{(x\ln x)^2}dx$;

(7) $\displaystyle\int \frac{1}{(x+1)(x-2)}dx$;　　　　　(8) $\displaystyle\int \frac{1}{x\sqrt{x^2-1}}dx$;

(9) $\displaystyle\int \frac{1}{e^x+1}dx$;　　　　　　　　(10) $\displaystyle\int \frac{1}{x\sqrt{4-x^2}}dx$.

第三节　分部积分法

上一节我们在复合函数求导法则的基础上研究了复合函数的积分方法, 即换元积分法. 这一节我们将在乘积求导公式的基础上研究函数乘积的积分方法, 对积分 $\displaystyle\int xe^x dx$, 无论怎样换元均无法求出其原函数, 本节介绍一种新的积分方法——**分部积分法**(integration by parts).

设函数 $u=u(x)$、$v=v(x)$ 均可微, 由乘积的求导数法则 $(uv)'=u'v+uv'$, 有
$$uv'=(uv)'-u'v.$$
等式的两边求不定积分, 得到
$$\int uv'dx=\int (uv)'dx-\int u'vdx=uv-\int u'vdx$$
或
$$\int udv=uv-\int vdu.$$
这就是不定积分的**分部积分公式**, 能使不便求 $\displaystyle\int udv$ 转变为比较容易求的 $\displaystyle\int vdu$.

注:

(1) 使用此公式时, 首先应将被积函数分成两部分, 即 $f(x)=uv'$.

(2) 一般应注意使积分 $\displaystyle\int u'vdx$ 较积分 $\displaystyle\int uv'dx$ 容易计算.

例4-13　求不定积分 $\displaystyle\int xe^x dx$.

解　$f(x)=xe^x$, 令 $u=x$, $v'=e^x$, 则 $u'=1$, $v=e^x$, 利用分部积分公式
$$\int xe^x dx=xe^x-\int e^x dx=e^x(x-1)+C.$$
若令 $u=e^x$, $v'=x$ 则 $u'=e^x$, $v=\frac{1}{2}x^2$, 利用分部积分公式:
$$\int xe^x dx=\int e^x d\left(\frac{1}{2}x^2\right)=\frac{1}{2}x^2 e^x dx.$$

可见, 不恰当的分部将直接影响到积分的计算.

例 4-14　求积分 $\int x\sin 2x\mathrm{d}x$.

解　$f(x)=x\sin 2x$, 令 $u=x, v'=\sin 2x$, 则 $u'=1, v=-\dfrac{1}{2}\cos 2x$, 则

$$\int x\sin 2x\mathrm{d}x = -\frac{1}{2}x\cos 2x - \int(-\frac{1}{2}\cos 2x)\,\mathrm{d}x$$

$$= -\frac{1}{2}x\cos 2x + \frac{1}{4}\sin 2x + C$$

注: 如果被积函数形如: $x^k\mathrm{e}^{ax}$、$x^k\sin ax$、$x^k\cos ax$, 则积分时必须采用分部积分法, 而且总是设 $u=x^k$, 设 $v'=\mathrm{e}^{ax}$、$\sin ax$、$\cos ax$, 其中 k 是非负整数.

例 4-15　求不定积分 $\int x\ln x\mathrm{d}x$.

解　$f(x)=x\ln x$, 令 $u=\ln x, v'=x$, 则 $u'=\dfrac{1}{x}, v=\dfrac{x^2}{2}$, 则

$$\int x\ln x\mathrm{d}x = \frac{x^2}{2}\ln x - \int \frac{1}{x}\cdot\frac{x^2}{2}\mathrm{d}x = \frac{x^2}{2}\ln x - \frac{x^2}{4} + C.$$

例 4-16　求不定积分 $\int \arcsin x\mathrm{d}x$.

解　$f(x)=\arcsin x$, 令 $u=\arcsin x, v'=1$, 则 $u'=\dfrac{x^2}{2}, v=x$, 则

$$\int \arcsin x\mathrm{d}x = x\arcsin x - \int x\cdot\frac{\mathrm{d}x}{\sqrt{1-x^2}}$$

$$= x\arcsin x + \frac{1}{2}\int\frac{\mathrm{d}(1-x^2)}{\sqrt{1-x^2}}$$

$$= x\arcsin x + \sqrt{1-x^2} + C$$

注: 如果被积函数形如 $x^k\ln x$、$x^k\arctan ax$、$x^k\arcsin ax$, 则积分时也必须采用分部积分法, 且取 $u=\ln x$、$\arctan ax$、$\arcsin ax$, 而取 $v'=x^k$, k 是非负整数.

分部积分公式通常也写作: $\int u\mathrm{d}v=uv-\int v\mathrm{d}u$. 在较为熟练的情况下, 要求掌握此公式.

例 4-17　求不定积分 $\int x^2\mathrm{e}^x\mathrm{d}x$.

解　$\displaystyle\int x^2\mathrm{e}^x\mathrm{d}x = \int x^2\mathrm{d}\mathrm{e}^x = x^2\mathrm{e}^x - \int 2x\mathrm{e}^x\mathrm{d}x$

$$= x^2\mathrm{e}^x - 2\int x\mathrm{d}\mathrm{e}^x$$

$$= x^2\mathrm{e}^x - 2x\mathrm{e}^x + 2\int \mathrm{e}^x\mathrm{d}x$$

$$= (x^2 - 2x + 2)\mathrm{e}^x + C$$

例 4-18　求不定积分 $\int \mathrm{e}^x\sin x\mathrm{d}x$.

解　$\displaystyle\int \mathrm{e}^x\sin x\mathrm{d}x = -\int \mathrm{e}^x\mathrm{d}\cos x = -(\mathrm{e}^x\cos x - \int \cos x\mathrm{d}\mathrm{e}^x)$

$$= -(\mathrm{e}^x\cos x - \int \mathrm{e}^x\cos x\mathrm{d}x)$$

$$= -(\mathrm{e}^x\cos x - \int \mathrm{e}^x\mathrm{d}\sin x)$$

$$= -(\mathrm{e}^x\cos x - \mathrm{e}^x\sin x + \int \mathrm{e}^x\sin x\mathrm{d}x)$$

（出现循环）

移项后即得：$\int e^x \sin x dx = \dfrac{e^x(\sin x - \cos x)}{2} + C$.

注：如果被积函数形如 $e^x \sin xbx$、$e^x \cos xbx$，则积分时也必须采用分部积分法，u、dv 的选择可以是任意，但要进行两次的分部积分，在运算过程中 u、dv 要始终保持选择同类函数. 当出现循环时，移项整理.

除上例外，有些时候也会出现循环积分，移项整理就可得出不定积分了.

例 4-19　求不定积分 $\int \sec^3 x dx$.

解　$\displaystyle\int \sec^3 x dx = \int \sec x d\tan x = \sec x \tan x - \int \tan x \cdot \sec x \tan x dx$

$\qquad\qquad = \sec x \tan x - \int \sec x(\sec^2 x - 1)\,dx$

$\qquad\qquad = \sec x \tan x - \int \sec^3 x dx + \int \sec x dx$

移项后，可得：$\displaystyle\int \sec^3 x dx = \dfrac{1}{2}\sec x \tan x + \dfrac{1}{2}\ln(\sec x + \tan x) + C$.

值得注意的是，分部积分法的使用远非限于上述几种函数乘积的形式，结合换元积分法，对它的灵活运用会大大扩充其适用范围.

例 4-20　求不定积分 $\int \sqrt{a^2 - x^2}\,dx$.

解　$\displaystyle\int \sqrt{a^2 - x^2}\,dx = x\sqrt{a^2 - x^2} - \int x d\sqrt{a^2 - x^2}$

$\qquad\qquad = x\sqrt{a^2 - x^2} - \int \dfrac{-x^2}{\sqrt{a^2 - x^2}}\,dx$

$\qquad\qquad = x\sqrt{a^2 - x^2} - \int \dfrac{a^2 - x^2 - a^2}{\sqrt{a^2 - x^2}}\,dx$

$\qquad\qquad = x\sqrt{a^2 - x^2} - \int \sqrt{a^2 - x^2}\,dx + \int \dfrac{a^2}{\sqrt{a^2 - x^2}}\,dx$

$\qquad\qquad = x\sqrt{a^2 - x^2} - \int \sqrt{a^2 - x^2}\,dx + a^2 \arcsin \dfrac{x}{a}$

（采用了换元积分，并出现循环）

移项后，可得：$\displaystyle\int \sqrt{a^2 - x^2}\,dx = \dfrac{1}{2}x\sqrt{a^2 - x^2} + \dfrac{a^2}{2}\arcsin \dfrac{x}{a} + C$.

例 4-21　求不定积分 $\int x e^{\sqrt{x}}\,dx$.

解　令 $\sqrt{x} = t$，则 $x = t^2$，$dx = 2t dt$.

$$\int x e^{\sqrt{x}}\,dx = 2\int t^3 e^t dt = 2\int t^3 de^t$$

$$= 2t^3 e^t - 6\int t^2 e^t dt$$

$$= 2t^3 e^t - 6t^2 e^t + 12\int t e^t dt$$

$$= 2t^3 e^t - 6t^2 e^t + 12t e^t - 12 e^t + C$$

$$= 2(x\sqrt{x} - 3x + 6\sqrt{x} - 6)\,e^{\sqrt{x}} + C$$

有时，分部积分法还可与其他积分法结合起来运用，更加有效. 本例先用第二换元积分法，然后使用分部积分法求解.

以上两节求积分的例子中,我们现将一些经常运用的结果汇总起来,作为对基本积分表的补充:

(1) $\int \tan x \mathrm{d}x = -\ln|\cos x| + C$;

(2) $\int \cot x \mathrm{d}x = \ln|\sin x| + C$;

(3) $\int \sec x \mathrm{d}x = \ln|\sec x + \tan x| + C$;

(4) $\int \csc x \mathrm{d}x = \ln|\csc x - \cot x| + C$;

(5) $\int \sin^2 x \mathrm{d}x = \dfrac{x}{2} - \dfrac{\sin 2x}{4} + C$;

(6) $\int \cos^2 x \mathrm{d}x = \dfrac{x}{2} + \dfrac{\sin 2x}{4} + C$;

(7) $\int \dfrac{\mathrm{d}x}{x^2 + a^2} = \dfrac{1}{a}\arctan\dfrac{x}{a} + C$;

(8) $\int \dfrac{\mathrm{d}x}{a^2 - x^2} = \dfrac{1}{2a}\ln\left|\dfrac{a+x}{a-x}\right| + C$;

(9) $\int \dfrac{\mathrm{d}x}{x^2 - a^2} = \dfrac{1}{2a}\ln\left|\dfrac{x-a}{x+a}\right| + C$;

(10) $\int \dfrac{\mathrm{d}x}{\sqrt{a^2 - x^2}} = \arcsin\dfrac{x}{a} + C$;

(11) $\int \dfrac{\mathrm{d}x}{\sqrt{a^2 + x^2}} = \ln(x + \sqrt{a^2 + x^2}) + C$;

(12) $\int \dfrac{\mathrm{d}x}{\sqrt{x^2 - a^2}} = \ln(x + \sqrt{x^2 - a^2}) + C$;

(13) $\int \sqrt{a^2 - x^2}\,\mathrm{d}x = \dfrac{x}{2}\sqrt{a^2 - x^2} + \dfrac{a^2}{2}\arcsin\dfrac{x}{a} + C$;

(14) $\int \sqrt{a^2 + x^2}\,\mathrm{d}x = \dfrac{x}{2}\sqrt{a^2 + x^2} + \dfrac{a^2}{2}\ln(x + \sqrt{a^2 + x^2}) + C$;

(15) $\int \sqrt{x^2 - a^2}\,\mathrm{d}x = \dfrac{x}{2}\sqrt{x^2 - a^2} - \dfrac{a^2}{2}\ln(x + \sqrt{x^2 - a^2}) + C$.

点滴积累

使用分部积分法求不定积分时,合理地选取 u 和 v' 是非常重要的. 当被积函数为幂函数和三角正弦(或余弦、指数)相乘时,选幂函数为 u;当被积函数为幂函数和反三角函数(或对数函数)相乘时,选幂函数为 v',当指数函数和三角正弦(余弦)相乘时,u 和 v' 任意选取,但两次选取保持一致.

思考题

求不定积分 $\int x f'(x)\,\mathrm{d}x$,其中 $f(x)$ 的原函数是 $\dfrac{\cos x}{x}$.

练习题 4-3

求下列不定积分:

(1) $\int x\mathrm{e}^{-x}\mathrm{d}x$;

(2) $\int x\cos\dfrac{x}{2}\mathrm{d}x$;

(3) $\int x^2 \ln x \mathrm{d}x$;

(4) $\int \arcsin x \mathrm{d}x$;

(5) $\int \dfrac{\ln x}{x^2}\mathrm{d}x$;

(6) $\int x\sin x\cos x \mathrm{d}x$;

(7) $\int x^2 \arctan x \mathrm{d}x$;

(8) $\int \dfrac{\ln \cos x}{\cos^2 x}\mathrm{d}x$;

(9) $\int \cos(\ln x)\,dx$;

(10) $\int e^{-x}\cos x\,dx$;

(11) $\int \dfrac{1}{\sqrt{x}}\arcsin\sqrt{x}\,dx$;

(12) $\int e^{\sqrt[3]{x}}\,dx$.

第四节　有理函数的不定积分

前面两节介绍了两种基本的求解不定积分的方法,即换元积分法和分部积分法,这一节介绍有理函数的积分和可化为有理函数的积分.

有理函数是指由两个多项式的商所表示的函数,即具有如下形式的函数:

$$\frac{P(x)}{Q(x)} = \frac{a_n x^n + a_{n-1}x^{n-1} + \cdots + a_1 x + a_0}{b_m x^m + b_{m-1}x^{m-1} + \cdots + b_1 x + b_0}$$

其中 m,n 为正整数,$a_n, b_m \neq 0$. 另外,不妨设 $P(x), Q(x)$ 没有公因子,当 $m \le n$ 时为假分式,当 $m > n$ 时为真分式.

结论: 任何一个假分式都可以利用多项式除法变成多项式和真分式的和. 因此我们只求真分式.

对于一般的有理函数(真分式)应该如何分,即分为多少个基本分式,每个基本分式的形式又如何呢?下面从理论上我们介绍一种分法,即**部分分式法**.

按照代数学的基本原理,我们总可以把分母当 $Q(x)$ 在实数范围里分为若干个一次因式(可以重复)及若干个不可分解因式的二次因式(可以重复)的乘积,然后按照分母中因式的情况,写出部分分式的形式,

(1) 当分母中含有因式 $(x+a)^k$ 时,部分分式可以分解成为:

$$\frac{A_1}{x+a} + \frac{A_2}{(x+a)^2} + \cdots + \frac{A_k}{(x+a)^k}$$

(2) 当分母中含有因式 $(x^2+px+q)^k (p^2 - 4q < 0)$ 时,部分分式形式中所含的对应项应为:

$$\frac{B_1 + C_1}{x^2+px+q} + \frac{B_2 x + C_2}{(x^2+px+q)^2} + \cdots + \frac{B_k x + C_k}{(x^2+px+q)^k}$$

我们把所有对应的项加在一起,即所谓部分分式形式,然后依照恒等关系求出待定系数.

也就是说,我们认为有理函数是由所分的部分分式相加得到的,我们只不过是在做分式加减法的逆运算,只是这种部分分式法比分式加减法更加麻烦.

例 4-22　求不定积分 $\int \dfrac{x+3}{x^2-5x+6}\,dx$.

解　令 $\dfrac{x+3}{x^2-5x+6} = \dfrac{x+3}{(x-2)(x-3)} = \dfrac{A}{x-2} + \dfrac{B}{x-3}$

$$= \frac{A(x-3) + B(x-2)}{(x-2)(x-3)}$$

$$= \frac{(A+B)x + (-3A-2B)}{(x-2)(x-3)}$$

则 $\begin{cases} A+B=1 \\ -3A-2B=3 \end{cases}$,得 $\begin{cases} A=-5, \\ B=6, \end{cases}$ 故

$$\int \frac{x+3}{x^2-5x+6}\,dx = \int \left(\frac{-5}{x-2} + \frac{6}{x-3} \right) dx$$

$$= -5\ln|x-2| + 6\ln|x-3| + C$$

例 4-23 求不定积分 $\int \dfrac{1}{x(x-1)^2}\,dx$.

解

$$\frac{1}{x(x-1)^2} = \frac{A}{x} + \frac{B}{x-1} + \frac{C}{(x-1)^2}$$

$$= \frac{A(x-1)^2 + Bx(x-1) + Cx}{x(x-1)^2}$$

$$= \frac{(A+B)x^2 + (-2A-B+C)x + A}{x(x-1)^2}$$

则 $\begin{cases} A+B=0 \\ -2A-B+C=0 \\ A=1 \end{cases}$ 得 $\begin{cases} A=1, \\ B=-1, \\ C=1 \end{cases}$ 故

$$\int \frac{1}{x(x-1)^2}\,dx = \int \left(\frac{1}{x} - \frac{1}{x-1} + \frac{1}{(x-1)^2} \right) dx$$

$$= -\ln|x| - \ln|x-1| - \frac{1}{x-1} + C$$

例 4-24 求不定积分 $\int \dfrac{1}{(1+2x)(1+x^2)}\,dx$.

解

$$\frac{1}{(1+2x)(1+x^2)} = \frac{A}{1+2x} + \frac{Bx+C}{1+x^2}$$

$$= \frac{A(1+x^2) + (Bx+C)(1+2x)}{(1+2x)(1+x^2)}$$

$$= \frac{(A+2B)x^2 + (B+2C)x + (A+C)}{(1+2x)(1+x^2)}$$

则 $\begin{cases} A+2B=0 \\ B+2C=0 \\ A+C=1 \end{cases}$ 得 $\begin{cases} A=\dfrac{4}{5}, \\ B=-\dfrac{2}{5}, \\ C=\dfrac{1}{5} \end{cases}$ 故

$$\int \frac{1}{(1+2x)(1+x^2)}\,dx = \int \left(\frac{\dfrac{4}{5}}{1+2x} + \frac{-\dfrac{2}{5}x + \dfrac{1}{5}}{1+x^2} \right) dx$$

$$= \frac{4}{5} \int \frac{dx}{1+2x} - \frac{2}{5} \int \frac{x\,dx}{1+x^2} + \frac{1}{5} \int \frac{dx}{1+x^2}$$

$$= \frac{2}{5}\ln|1+2x| - \frac{1}{5}\ln|x^2+1| + \frac{1}{5}\arctan x + C$$

以上三个例子的求解过程中，我们都是先把被积函数分为若干个基本类型的分式函数，且分母都是一次因式或平方和因式，再分别进行积分，这种方法称为**待定系数法**. 若分母是不能分解因式的二次三项式又怎么办呢？我们就用**配平方法**.

有理函数积分时，假分式通过多项式除法变为多项式和真分式，真分式看分母是否为最简因式，不是的分解因式化为最简，最简因式化完后裂项就可以求出原函数.

思考题

一切的连续函数都可以求出原函数吗？

练习题 4-4

求下列不定积分：

(1) $\int \dfrac{x^3}{(x+2)} \mathrm{d}x$;

(2) $\int \dfrac{3x+1}{x^2+3x-10} \mathrm{d}x$;

(3) $\int \dfrac{x^5+x^4-8}{x^3-x} \mathrm{d}x$;

(4) $\int \dfrac{6}{x^3+1} \mathrm{d}x$;

(5) $\int \dfrac{(1-x)}{(x+1)(x^2+1)} \mathrm{d}x$;

(6) $\int \dfrac{x^2+1}{(x+1)^2(x-1)} \mathrm{d}x$;

(7) $\int \dfrac{2}{(x+1)(x+2)(x+3)} \mathrm{d}x$;

(8) $\int \dfrac{1}{x^4+1} \mathrm{d}x$.

拓展阅读

微积分中几个重要数学符号的由来

使用符号，是数学史上的一件大事. 一套合适的符号，绝不仅仅是起速记、节省时间的作用. 它能够精确、深刻地表达某种概念、方法和逻辑关系. 一个较复杂的公式，如果不用符号而用日常语言来叙述，往往十分冗长而且含糊不清. 下面介绍微积分中几个重要数学符号的由来.

1. 积分符号 $\int$ 的由来 积分的本质是无穷小的和，拉丁文中"Summa"表示"和"的意思. 将"Summa"的头一个字母"S"拉长就是 $\int$.

发明这个符号的人是德国数学家莱布尼茨. 莱布尼茨具有渊博的知识，在数学史上他是最伟大的符号学者，并且具有符号大师的美誉. 莱布尼茨曾说："要发明，就要挑选恰当的符号，要做到这一点，就要用含义简明的少量符号来表达和比较忠实地描绘事物的内在本质，从而最大限度地减少人的思维劳动."莱布尼茨创设了积分、微分符号，以及商"$\frac{b}{a}$"，比"$a:b$"，相似"$\backsim$"，全等"$\cong$"，并"$\cap$"，交"$\cup$"等符号.

牛顿和莱布尼茨在微积分方面都作出了巨大贡献，只是两者在选择的方法和途径方面存在一定的差异. 在研究力学的基础上，牛顿利用几何的方法对微积分进行研究；在对曲线的切线和面积的问题进行研究的过程中，莱布尼茨采用分析学方法，同时引进微积分要领. 在研究微积分具体内容的先后顺序方面，牛顿是先有导数概念，后有积分概念；莱布尼茨是先有求积概念，后有导数概念. 在微积分的应用方面，牛顿充分结合了运动学，并且造诣较深；而莱布尼茨则追求简洁与准确. 另外，牛顿与莱布尼茨在学风方面也迥然不同. 牛顿作为科学家，具有严谨的治学风格．牛顿迟迟没有发表他的微积分著作《流数术》的原因，主要是他没有找到科学、合理的逻辑基础，另外，可能也是担心别人的反对．与此相反，莱布尼茨作为哲学家，富于想象，比较大胆，勇于推广，主要表现为，在创作年代方面：牛顿比莱布尼茨领先10年，然而在发表时间方面，莱布尼茨却领先牛顿3年．对于微积分的研究，虽然牛顿和莱布尼茨采用的方法不同，但是却殊途同归，并且各自完成了创建微积分的盛业．

2．无穷大符号∞的由来　将8水平置放成"∞"来表示"无穷大"符号．有人说这个符号的创意来自莫比乌斯带，但有人反驳说"∞"的发明比莫比乌斯带还要早．罗马人将"∞"表示为1 000，后来用于表示任意的非常大的数，无穷大．牛津大学的教授约翰．威廉在公元1665年第一次将这个符号表示为无限，但该符号直至1713年贝努利使用它之后，才被广为采纳．

3．极限符号lim的由来　"极限"一词源于拉丁文"limes"，缩写为"lim".1786年瑞士数学家鲁易理（Lhuillier）首次引入，后人不断完善，发展了长达122年之久，由英国数学家哈代（Haddy）的完善极限符号才成为今天通用的符号．

4．其他数学符号由来

（1）任意符号 ∀：任意符号来源于英语中的 any 一词，因为小写和大写均容易造成混淆，故将其单词首字母大写后倒置．

（2）存在符号 ∃：存在符号来源于英语中的 exist 一词，因为小写和大写均容易造成混淆，故将其单词首字母大写后反置．

（3）函数符号 $f(x)$：函数符号来源于英语中的来源于英语中 fuction，是由欧拉最终创建的．

（4）微分符号 dx：1684年，莱布尼茨发表了一篇论文《一种求极大极小和切线的新方法，它也运用于分式和无理量，以及这种新方法的奇妙类型的计算》，这是世界上最早的微积分文献．这篇论文正式出现了微分符号，他取拉丁字"differentia"即"细分"的第一个字母．

本章小结

1．本章主要介绍了原函数的概念、不定积分的概念、几何意义、基本积分表，不定积分的第一类换元积分法、第二类换元积分法、分部积分法及有理函数的积分．

2．理解原函数的概念要结合函数的导数和微分．

3．对不定积分的求解，原函数的求解有三种方法：

（1）第一类换元积分法（凑微分法）：灵活运用复合函数的求导公式的逆运算．

（2）第二类换元积分法：三角代换、根式代换、倒代换．

（3）分部积分法：合理地选取 u 和 v' 非常重要．

4．有理函数的积分：注重真分式的裂项．

（陈 娟）

复习题四

1．选择题

（1）设 $f(x)$ 为可导函数，则下列各式中正确的是（　　　　）．

A. $\left[\int f'(x)\,dx\right]' = f(x)$；
B. $\int f'(x)\,dx = f(x)$；

C. $\left[\int f(x)\,dx\right]' = f(x)$; D. $\left[\int f(x)\,dx\right]' = f(x) + C$.

(2) 若 $\int f(x)\,dx = 2\sin\dfrac{x}{2} + C$，则 $f(x) = ($ 　　$)$.

A. $\cos\dfrac{x}{2}$; B. $\cos\dfrac{x}{2}$; C. $2\cos\dfrac{x}{2} + C$; D. $\sin\dfrac{x}{2}$.

(3) 设 $f'(x)$ 连续，则下列各式中正确的是（　　）.

A. $\int f'(x)\,dx = f(x)$; B. $\left[\int f(x)\,dx\right]' = f(x) + C$;

C. $\int f'(2x)\,dx = f(2x) + C$; D. $\left[\int f(2x)\,dx\right]' = f(2x)$.

(4) $\int \dfrac{x}{2}\,dx^2 = ($ 　　$)$.

A. $x^2 + C$; B. $2x^2 + C$; C. $\dfrac{1}{3}x^3 + C$; D. $\dfrac{3}{2}x^3 + C$.

(5) $\int \cos(1 - 2x)\,dx = ($ 　　$)$.

A. $-\dfrac{1}{2}\sin(1 - 2x) + C$; B. $-\dfrac{1}{2}\sin(1 - 2x)$;

C. $-\sin(1 - 2x) + C$; D. $2\sin(1 - 2x) + C$.

(6) 设 $f(x) = e^{-x}$，则 $\int \dfrac{f'(\ln x)}{x}\,dx = ($ 　　$)$.

A. $-\dfrac{1}{x} + C$; B. $-\ln x + C$; C. $\dfrac{1}{x} + C$; D. $\ln x + C$.

(7) $\int \sin x \cos^2 x\,dx = ($ 　　$)$.

A. $\cos x - \dfrac{1}{3}\cos 3x + C$; B. $-\dfrac{1}{3}\cos^3 x + C$;

C. $-\dfrac{1}{3}\sin^3 x + C$; D. $\dfrac{1}{3}\cos^3 x + C$.

(8) $\int \dfrac{x}{\sqrt{1 + x^2}}\,dx = ($ 　　$)$.

A. $\sqrt{1 + x^2} + C$; B. $\ln\left|x + \sqrt{1 + x^2}\right| + C$;

C. $\arctan x + C$; D. $\dfrac{1}{2}\ln\left|1 + x^2\right| + C$.

(9) 若 $\int f(x)\,dx = x + C$，则 $\int f(1 - x)\,dx = ($ 　　$)$.

A. $1 - x + C$; B. $-x + C$; C. $x + C$; D. $\dfrac{1}{2}(1 - x)^2 + C$.

(10) 在下列不定积分中，常用分部积分法求解的是（　　）.

A. $\int \cos(2x + 1)\,dx$; B. $\int x\sqrt{1 - x^2}\,dx$;

C. $\int x\sin 2x\,dx$; D. $\int \dfrac{x^2}{1 + x^2}\,dx$.

2. 填空题

(1) 若 $\forall x \in I$, 都有 $F'(x) = f(x)$, 则_____是_____的原函数.

(2) 函数 $f(x)$ 的_____称为 $f(x)$ 的不定积分.

(3) 若 $\int f(x)\,dx = \sin 2x + C$, 则 $f(x) = $_____.

(4) $\int (\sin x)'\,dx = $_____.

(5) 函数 $y = \arctan x$ 是函数 $f(x) = $_____的一个原函数.

(6) $\int x\sqrt{x}\,dx = $_____.

(7) 若 $\int f(x)\,dx = F(x) + C$, 则 $\int f(x)\,dx$ 的几何的意义是_____.

(8) 已知一个函数的导数 $f'(x) = 2x$, 且 $x = 1$, $y = 2$, 则 $f(x) = $_____.

(9) 计算 $\int x^2 \ln x\,dx$, 可设 $u = $_____, $dv = $_____.

(10) $e^{-\frac{x}{2}}\,dx = $_____ $d(1 + e^{-\frac{x}{2}})$.

3. 求下列不定积分

(1) $\int \dfrac{\sqrt{1 + x^2}}{\sqrt{1 - x^4}}\,dx$;

(2) $\int \dfrac{x\,dx}{(1 - x)^3}$;

(3) $\int \sin^2 x \cos^3 x\,dx$;

(4) $\int \dfrac{\ln(\ln x)}{x}\,dx$;

(5) $\int \dfrac{dx}{e^x - e^{-x}}$;

(6) $\int \dfrac{\sin^2 x}{\cos^3 x}\,dx$;

(7) $\int \dfrac{1 + \cos x}{x + \sin x}\,dx$;

(8) $\int \dfrac{x}{\sqrt{4 - x^4}}\,dx$;

(9) $\int \dfrac{dx}{x^2 \sqrt{x^2 + 3}}$;

(10) $\int \ln(x^2 + 1)\,dx$.

扫一扫，
测一测

第五章 | 定积分及其应用

教学课件

思维导图

学习目标

1. 掌握定积分的概念、几何意义及性质.
2. 熟悉牛顿 - 莱布尼茨公式、定积分的各种计算方法.
3. 了解定积分的各种应用，特别在医学上应用.
4. 具有通过观察、联想、归纳、分析、类比等方法，提高逻辑推理能力.
5. 能运用定积分思想解决一些实际问题的能力.

情景导入

定积分是积分学的一个重要概念，在科学研究和生产实践中应用十分广泛，如平面图形面积、变力所做的功等都可以归结为定积分问题. 定积分和不定积分有着密切的内在联系，这种联系的基础是牛顿－莱布尼茨公式. 在这一章里，我们将从实际问题出发引出定积分的概念，然后讨论它的性质及计算方法，最后还介绍定积分的一些应用例子.

"割之弥细，所失弥少，割之又割，以至于不可割，则与圆周合体而无所失矣"，这就是刘徽"割圆术". 用一系列边数无限增加的内接正多边形的面积的极限来求圆的面积. "割圆术"是利用已知的、可求的来逼近未知的、要求的，用有限来逼近无穷的数学思维方式，这就是重要的"分割、逼近、极限"的数学思想，其实质也就是定积分.

请思考：

如何利用"分割、逼近、极限"的数学思想来求曲面梯形的面积？

第一节 定积分的概念

在以前的学习过程中，我们掌握了各自规则图形的面积的求法，比如三角形、矩形、圆等. 在实际生活中遇到的各种图形大多数都是不规则的，我们如何去求不规则图形的面积呢？本节以计算一种不规则的图形（即曲边梯形）的面积为引入，通过各种生活中的实际例子抽象出定积分的概念及其性质. 学习时需要注意掌握定积分的几何意义.

一、引例

1. 求曲边梯形的面积　曲边梯形是指在直角坐标系中，由区间$[a, b]$上的连续曲线$y=f(x)$$[f(x) \geqslant 0]$，直线$x=a$ 和 $x=b$ 与 x 轴围成的平面图形，如图 5-1 所示，其中的曲线弧称为曲边，x 轴上对应$[a, b]$的线段称为底边. 如何计算此曲边梯形面积 A 呢？

我们知道，矩形的面积＝底×高．因此，为了计算曲边梯形的面积 A，可以先将它分割成若干个小曲边梯形，每个小曲边梯形用相应的小矩形近似代替，把这些小矩形的面积累加起来，就得到曲边梯形面积 A 的近似值，当分割无限变细时，这个近似值就无限接近于所求的曲边梯形面积．

具体可按下述步骤求曲边梯形面积 A 的值 [设 $f(x) \geqslant 0$，$a < b$]，如图 5-2 所示．

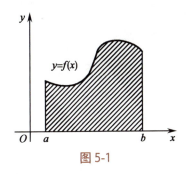

图 5-1

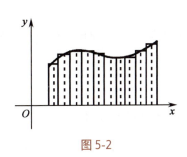

图 5-2

(1) **分割**：将曲边梯形分割为 n 个小曲边梯形．

用分点把 $[a, b]$ 任意划分成 n 个小区间：$[x_0, x_1]$，$[x_1, x_2]$，$\cdots$，$[x_{i-1}, x_i]$，$\cdots$，$[x_{n-1}, x_n]$，每个小区间的长度为：

$$\Delta x_1 = x_1 - x_0, \Delta x_2 = x_2 - x_1, \cdots, \Delta x_n = x_n - x_{n-1}.$$

记 $\lambda = \max\{\Delta x_1, \Delta x_2, \cdots, \Delta x_n\}$．过每一个分点作平行于 y 轴的直线，把曲边梯形分成 n 个小曲边梯形，它们的面积分别记为 $\Delta A_1, \Delta A_2, \cdots, \Delta A_n$．

(2) **近似**：用小矩形面积近似代替小曲边梯形面积．

在小区间 $[x_{i-1}, x_i]$ 上任取一点 $\xi_i (i = 1, 2, \cdots, n)$，可近似地用 $f(\xi_i)$ 为高，Δx_i 为底的小矩形面积代替相应的小曲边梯形面积 ΔA_i，即

$$\Delta A_i \approx f(\xi_i) \Delta x_i (i = 1, 2, \cdots, n).$$

(3) **求和**：把各个小矩形的面积相加即可求得整个曲边梯形面积 A 的近似值

$$A = \sum_{i=1}^{n} \Delta A_i \approx \sum_{i=1}^{n} f(\xi_i) \Delta x_i.$$

(4) **取极限**：使曲边梯形的面积的近似值转化为精确值．

当 $\lambda \to 0$，表示每个小区间长度趋于零，则曲边梯形面积 A 的精确值为

$$A = \lim_{\lambda \to 0} \sum_{i=1}^{n} f(\xi_i) \Delta x_i.$$

2. 求变速直线运动的路程　设某物体沿着直线运动，它的速度 $v = v(t)$，$v \geqslant 0$ 是时间间隔 $[T_1, T_2]$ 上的连续函数，求物体在这段时间所经过的路程 S．

我们知道，匀速直线运动的路程公式是：路程＝速度×时间．现在我们研究的是非匀速直线运动，不能直接应用上面的公式来求路程．但是，当时间间隔很短时，速度变化很小，可以近似地认为速度是不变的，从而在这段很短的时间间隔内可以应用上面的公式．为此，我们采用与求曲边梯形面积相同的思路来解决这个问题．

(1) **分割**：用分点 $T_1 = t_0 < t_1 < t_2 < \cdots < t_i \cdots < t_{n-1} < t_n = T_2$ 将时间间隔 $[T_1, T_2]$ 任意分成 n 个小段时间 $[t_0, t_1]$，$[t_1, t_2]$，$\cdots$，$[t_{n-1}, t_n]$，各段时间长度为：

$$\Delta t_1 = t_1 - t_0, \Delta t_2 = t_2 - t_1, \cdots, \Delta t_n = t_n - t_{n-1}.$$

记 $\lambda = \max\{\Delta t_1, \Delta t_2, \cdots, \Delta t_n\}$．相应地，在各段时间内物体走过的路程为 $\Delta S_1, \Delta S_2, \cdots, \Delta S_n$．

(2) **近似**：在时间间隔 $[t_{i-1}, t_i]$ 上任取一个时刻 $a_i \in [t_{i-1}, t_i]$，以 a_i 时刻的速度 $v(a_i)$ 近似代替

$[t_{i-1}, t_i]$ 上各个时刻的速度, 于是得到部分路程 ΔS_i 的近似值, 即

$$\Delta S_i \approx v(a_i)\Delta t_i, i = 1, 2, \cdots, n.$$

(3) **求和**: 求出总路程的近似值

$$S = \sum_{i=1}^{n}\Delta S_i \approx \sum_{i=1}^{n}v(a_i)\Delta t_i$$

(4) **取极限**: 当 $\lambda \to 0$ 时, 得到总路程的精确值为

$$S = \lim_{\lambda \to 0}\sum_{i=1}^{n}v(a_i)\Delta t_i.$$

二、定积分的概念与几何意义

1. 定积分的概念 以上两例分别讨论了几何量面积和物理量速度, 尽管其背景不同, 但是处理的方式是相同的. 采用的是化整为零、以直代曲、以不变代变、逐渐逼近的方式; 共同点是: 取决于一个函数以及其自变量的范围, 其解决问题的方法与步骤完全相同, 并且归结为求一个具有完全相同的数学结构"和式的极限". 舍弃其实际背景, 给出定积分的定义.

定义 5-1 设函数 $y=f(x)$ 在 $[a, b]$ 上有定义, 任取分点

$$a = x_0 < x_1 < x_2 < \cdots < x_{n-1} < x_n = b,$$

将 $[a, b]$ 分为 n 个小区间 $[x_{i-1}, x_i]$ $(i = 1, 2, \cdots, n)$, 且记

$$\Delta x_i = x_i - x_{i-1}(i = 1, 2, \cdots, n), \ \lambda = \max_{1 \leqslant i \leqslant n}\{\Delta x_i\}.$$

再在每一个小区间 $[x_{i-1}, x_i]$ 上任取一点 $\xi_i(x_{i-1} \leqslant \xi_i \leqslant x_i)$, 作乘积 $f(\xi_i)\Delta x_i$ 的和式:

$$\sum_{i=1}^{n}f(\xi_i)\Delta x_i$$

如果 $\lambda \to 0$ 时上述和式的极限存在 (这个极限与 $[a, b]$ 的分割及点 ξ_i 的取法均无关), 则称此极限值为函数 $f(x)$ 在 $[a, b]$ 上的定积分, 记作

$$\int_a^b f(x)\,\mathrm{d}x = \lim_{\lambda \to 0}\sum_{i=1}^{n}f(\xi_i)\Delta x_i$$

其中, x 称为积分变量, $f(x)$ 称为被积函数, $f(x)\,\mathrm{d}x$ 称为被积表达式, a 称为积分下限, b 称为积分上限, $[a, b]$ 称为积分区间, 函数 $f(x)$ 在 $[a, b]$ 上的定积分存在, 也称 $f(x)$ 在 $[a, b]$ 上可积.

根据定义, 在引例中的曲边梯形的面积用定积分可以表示为 $A = \int_a^b f(x)\,\mathrm{d}x$; 变速直线运动的路程可以表为 $S = \int_{T_1}^{T_2} v(t)\,\mathrm{d}t$.

注:

(1) 在定积分定义中的两个任意性, 函数可积, 即意味着极限值与对区间的分割方式及在 $[x_i, x_{i+1}]$ 上点 ξ_i 的取法无关.

(2) 定积分是一个数值, 这个值取决于被积函数和积分区间, 而与积分变量用什么字母表示无关, 即 $\int_a^b f(x)\,\mathrm{d}x = \int_a^b f(t)\,\mathrm{d}t = \int_a^b f(u)\,\mathrm{d}u$.

(3) 当 $a = b$ 时, $\int_a^b f(x)\,\mathrm{d}x = 0$; 当 $a > b$ 时, $\int_a^b f(x)\,\mathrm{d}x = -\int_b^a f(x)\,\mathrm{d}x$.

2. 定积分存在的条件
(1) 闭区间上的连续函数一定可积;

(2) 在闭区间上有有限个第一类间断点的函数可积.

3. 定积分的几何意义　在前面的曲边梯形面积问题中,我们看到如果 $f(x)>0$,图形在 x 轴上,积分值为正,有 $\int_a^b f(x)\mathrm{d}x=A$.

如果 $f(x)\leqslant 0$,则 $A=\int_a^b[-f(x)]\mathrm{d}x$ 为位于 x 轴下方的曲边梯形面积,从而定积分 $\int_a^b f(x)\mathrm{d}x$ 代表该面积的负值,即 $\int_a^b f(x)\mathrm{d}x=-A$.

定积分 $\int_a^b f(x)\mathrm{d}x$ 的几何意义:如果 $f(x)$ 在 $[a,b]$ 上有正有负时,则积分值就等于曲线 $y=f(x)$ 在 x 轴上方部分与下方部分面积的代数和,如图 5-3 所示,有

$$\int_a^b f(x)\mathrm{d}x=A_1-A_2+A_3.$$

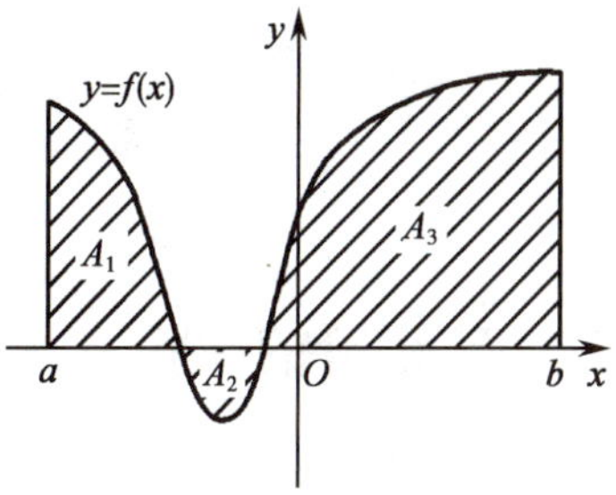

图 5-3

例 5-1　用定积分定义计算 $\int_0^1 x^2\mathrm{d}x$.

解　因被积函数 $f(x)=x^2$ 在 $[0,1]$ 连续,故可积. 由于定积分与区间的分割及点 ξ_i 的取法无关,我们不妨把 $[0,1]$ 分成 n 等分,每个小区间的长度为:

$$\Delta x_i=\frac{1}{n}(i=1,2,\cdots,n)$$

分点为: $x_0=0,x_1=\dfrac{1}{n},x_2=\dfrac{2}{n},\cdots,x_{n-1}=\dfrac{n-1}{n},x_n=1$,取 $\xi_i=x_i=\dfrac{i}{n}(i=1,2,\cdots,n)$,则

$$\sum_{i=1}^n f(\xi_i)\Delta x_i=\sum_{i=1}^n\left(\frac{i}{n}\right)^2\cdot\frac{1}{n}=\frac{1}{n^3}\sum_{i=1}^n i^2=\frac{1}{n^3}\cdot\frac{n(n+1)(2n+1)}{6}=\frac{1}{6}\left(1+\frac{1}{n}\right)\left(2+\frac{1}{n}\right).$$

当 $\lambda=\dfrac{1}{n}\to 0$ 时,得 $\int_0^1 x^2\mathrm{d}x=\lim\limits_{n\to\infty}\dfrac{1}{6}\left(1+\dfrac{1}{n}\right)\left(2+\dfrac{1}{n}\right)=\dfrac{1}{3}$.

例 5-2　根据定积分的几何意义,指出下列积分的值.

(1) $\int_{-a}^b 3\mathrm{d}x$;　　　(2) $\int_0^a x\mathrm{d}x$;　　　(3) $\int_{-a}^a \sqrt{a^2-x^2}\,\mathrm{d}x$.

解　由定积分的几何意义,得

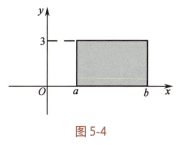

图 5-4

(1) 定积分 $\int_a^b 3\mathrm{d}x$ 表示由 $x=a,x=b,y=3$ 及 x 轴围成的矩形面积,如图 5-4 所示,即

$$\int_a^b 3\mathrm{d}x=3(b-a).$$

(2) 定积分 $\int_0^a x\mathrm{d}x$ 表示由 $x=0,x=a,y=x$ 及 x 轴围成的直角三角形的面积,如图 5-5 所示,即

$$\int_0^a x\mathrm{d}x=\frac{a^2}{2}.$$

(3) 定积分 $\int_{-a}^a \sqrt{a^2-x^2}\,\mathrm{d}x$ 表示由 $x=-a,x=a,y=\sqrt{a^2-x^2}$ 及 x 轴围成的以坐标原点为圆心,a 为半径的上半个圆的面积,如图 5-6 所示,即

$$\int_{-a}^a \sqrt{a^2-x^2}\,\mathrm{d}x=\frac{1}{2}\pi a^2.$$

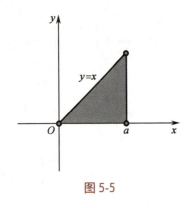

图 5-5

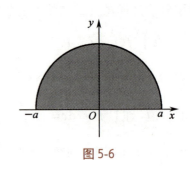

图 5-6

三、定积分的性质

设 $f(x)$ 和 $g(x)$ 在 $[a,b]$ 上可积，则定积分有以下的性质：

性质 5-1 $\int_a^b \mathrm{d}x = b - a$.

性质 5-2 $\int_a^b [mf(x) + ng(x)] \mathrm{d}x = m\int_a^b f(x)\,\mathrm{d}x + n\int_a^b g(x)\,\mathrm{d}x$.

性质 5-3 若 $a < c < b$，则 $\int_a^b f(x)\,\mathrm{d}x = \int_a^c f(x)\,\mathrm{d}x + \int_c^b f(x)\,\mathrm{d}x$，$c$ 为内分点.

注：如果 c 是 $[a,b]$ 的外分点，且 $b < c$，$f(x)$ 在 $[a,b]$ 上可积，则等式

$$\int_a^b f(x)\,\mathrm{d}x = \int_a^c f(x)\,\mathrm{d}x + \int_c^b f(x)\,\mathrm{d}x$$

仍成立；即不论 a、b、c 之间是否有大小关系，上述等式均成立.

性质 5-4 对任意 $x \in [a,b]$，若 $f(x) \geqslant g(x)$，则 $\int_a^b f(x)\,\mathrm{d}x \geqslant \int_a^b g(x)\,\mathrm{d}x$.

推论 5-1 在 $[a,b]$ 上 $f(x) \geqslant 0$，则 $\int_a^b f(x)\,\mathrm{d}x \geqslant 0$.

推论 5-2 若函数 $f(x)$ 在 $[a,b]$ 上可积，则 $|f(x)|$ 在 $[a,b]$ 上也可积，且

$$\left| \int_a^b f(x)\,\mathrm{d}x \right| \leqslant \int_a^b |f(x)|\,\mathrm{d}x.$$

例 5-3 比较积分的大小：$\int_0^1 x\mathrm{d}x$，$\int_0^1 \ln(1+x)\,\mathrm{d}x$.

解 设 $f(x) = x - \ln(1+x)$，$x \in [0,1]$，$f'(x) = 1 - \dfrac{1}{1+x} = \dfrac{x}{1+x} > 0$. 故 $f(x)$ 单调增加，且 $f(0) = 0$，

从而 $f(x) > 0$ 即 $x > \ln(1+x)$，即得 $\int_0^1 x\mathrm{d}x > \int_0^1 \ln(1+x)\,\mathrm{d}x$.

性质 5-5（估值定理） 若函数 $f(x)$ 在 $[a,b]$ 上可积，且 $m \leqslant f(x) \leqslant M$，则

$$m(b-a) \leqslant \int_a^b f(x)\,\mathrm{d}x \leqslant M(b-a).$$

证 因为 $m \leqslant f(x) \leqslant M\ (a \leqslant x \leqslant b)$，由性质 5-4 可知

$$\int_a^b m\mathrm{d}x \leqslant \int_a^b f(x)\,\mathrm{d}x \leqslant \int_a^b M\mathrm{d}x.$$

再由性质 5-1、性质 5-2，可得

$$m(b-a) \leqslant \int_a^b f(x)\,\mathrm{d}x \leqslant M(b-a).$$

例5-4 估计积分值 $\int_{\frac{\pi}{4}}^{\frac{5\pi}{4}} (1+\sin 2x)\,\mathrm{d}x$.

解 在 $\left[\dfrac{\pi}{4}, \dfrac{5\pi}{4}\right]$ 上，$1 \leqslant 1+\sin 2x \leqslant 2$，$b-a = \dfrac{5\pi}{4} - \dfrac{\pi}{4} = \pi$，所以

$$\pi \leqslant \int_{\frac{\pi}{4}}^{\frac{5\pi}{4}} (1+\sin 2x)\,\mathrm{d}x \leqslant 2\pi.$$

性质 5-6(定积分中值定理) 设 $f(x)$ 在 $[a,b]$ 上连续，则存在 $\xi \in [a,b]$，使得

$$\int_a^b f(x)\,\mathrm{d}x = f(\xi)(b-a).$$

证 将性质 5-5 中的不等式除以区间长度 $b-a$，得 $m \leqslant \dfrac{1}{b-a}\int_a^b f(x)\,\mathrm{d}x \leqslant M$. 这表明数值

$\dfrac{1}{b-a}\int_a^b f(x)\,\mathrm{d}x$ 介于函数 $f(x)$ 的最小值与最大值之间，由闭区间上连续函数的介值定理知，在 $[a,b]$ 上至少存在一个点 ξ，使得

$$\frac{1}{b-a}\int_a^b f(x)\,\mathrm{d}x = f(\xi),$$

即

$$\int_a^b f(x)\,\mathrm{d}x = f(\xi)(b-a) \quad (a \leqslant \xi \leqslant b).$$

中值定理的几何解释：如图 5-7 所示，从图中可以看出：若 $f(x)$ 在 $[a,b]$ 上连续，则在 $[a,b]$ 内至少可以找到一点 ξ，使得用它所对应的函数值 $f(\xi)$ 作高，以 $[a,b]$ 的长度 $b-a$ 作为底的矩形面积 $f(\xi)\cdot(b-a)$，恰好等于同一底上以曲线 $y=f(x)$ 为曲边的曲边梯形的面积.

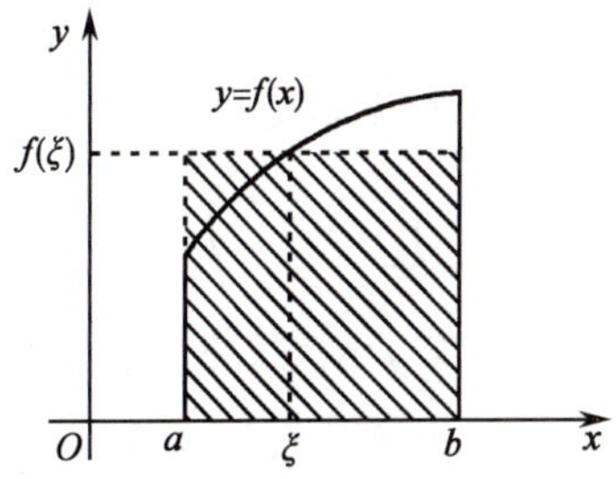

图 5-7

通常称 $\dfrac{1}{b-a}\int_a^b f(x)\,\mathrm{d}x$ 为连续函数 $y=f(x)$ 在 $[a,b]$ 上的平均值. 例如，在药物动力学中计算平均血药浓度，在物理学中计算平均速度、平均功率等.

例5-5 求函数 $y=f(x)=2x$ 在 $[0,1]$ 上的平均值 $\bar{y}$ 及在该区间上 $f(x)$ 恰取这个值的点.

解 利用定积分的几何意义，可得：

$$\int_0^1 2x\,\mathrm{d}x = 1.$$

所以，函数 $y=2x$ 在 $[0,1]$ 上的平均值为

$$\bar{y} = \frac{1}{1-0}\int_0^1 2x\,\mathrm{d}x = 1.$$

当 $2x=1$ 时，得 $x=\dfrac{1}{2}$. 即函数在 $x=\dfrac{1}{2}$ 处的值等于它在 $[0,1]$ 上的平均值.

例5-6 证明 $\lim\limits_{t\to 0}\int_a^b \sqrt{1+\cos^3(tx)}\,\mathrm{d}x = \sqrt{2}(b-a)$.

证 由定积分中值定理知

$$\lim_{t\to 0}\int_a^b \sqrt{1+\cos^3(tx)}\,\mathrm{d}x = \lim_{t\to 0}\sqrt{1+\cos^3(t\xi)}\,(b-a), \quad a \leqslant \xi \leqslant b.$$

由夹逼准则知当 $t \to 0$ 时，$t\xi \to 0$，故

$$\lim_{t \to 0} \int_a^b \sqrt{1 + \cos^3(t\xi)}\, dx = \sqrt{2}(b-a)$$

1. 对于定义在区间 $[a, b]$ 上的可积函数 $f(x)$ 和 $g(x)$，如果除了有限个点外，均满足 $f(x) < g(x)$，讨论 $\int_a^b f(x)\, dx$ 与 $\int_a^b g(x)\, dx$ 的大小关系。

2. 函数 $f(x)$ 是定义在区间 $[a, b]$ 上的可积函数，判断 $f(x)$ 在区间 $[a, b]$ 上是否有界。

练习题 5-1

1. 试用定积分表示下列几何量或物理量：

(1) 由曲线 $y = \dfrac{1}{1+x^2}$，直线 $x = -1$，$x = 1$ 及 x 轴所围成的曲边梯形的面积 $A = $ _____.

(2) 单位圆的上半圆及 x 轴所围成的图形面积.

(3) 一质点做直线运动，其速率为 $v = t^2 - t + 2$，则从 $t = 0$ 到 $t = 4$ 的时间内，该质点所走的路程 $s = $ _____.

2. 用定积分的定义计算定积分 $\int_a^b k\, dx$，其中 k 为常数.

3. 求函数 $f(x) = x^2 - x + 1$ 在 $[-1, 1]$ 上的平均值.

4. 不计算定积分，利用定积分的性质和几何意义比较下列各组积分值的大小：

(1) $\int_2^3 x^2\, dx$ 和 $\int_2^3 x^3\, dx$；　　　　　(2) $\int_1^2 \ln x\, dx$ 和 $\int_1^2 \ln^2 x\, dx$.

5. 若 $f(x)$ 在 $[3, 5]$ 是连续的，而且 $\int_3^4 f(x)\, dx = 2$ 和 $\int_3^5 f(x)\, dx = 6$，求 $\int_4^5 f(x)\, dx$ 的值.

6. 用定积分的几何意义求下列积分：

(1) $\int_{-2}^2 \sqrt{4 - x^2}\, dx$；　　　　　(2) $\int_0^\pi \cos x\, dx$.

第二节　牛顿 - 莱布尼茨公式

从理论上说，用定积分的定义可以计算定积分，但在实际问题中，我们发现仅有少数几种特殊的被积函数可以计算，且计算过程较为繁杂. 对于普通的被积函数如何计算其定积分？这一节将给出计算定积分的一般方法.

一、变上限的定积分及导数

设函数 $f(x)$ 在 $[a, b]$ 上连续，则对 $[a, b]$ 上的任意一点 x，$f(x)$ 在 $[a, x]$ 上连续，因此 $f(x)$ 在 $[a, x]$ 上可积，即积分 $\int_a^x f(x)\, dx$ 存在，为了区别积分上限与积分变量，用 t 表示积分变量，于是这个积分就表示为 $\int_a^x f(t)\, dt$.

当 x 在 $[a, b]$ 上变动时，对应于每一个取定的 x 值，积分 $\int_a^x f(t)\, dt$ 必有唯一确定的对应值，因

此它是一个定义在 $[a,b]$ 上的函数,记作 $\varphi(x)$,即 $\varphi(x)=\int_a^x f(t)\,\mathrm{d}t(a\leqslant x\leqslant b)$.

通常称函数 $\varphi(x)$ 为积分上限函数,其几何意义如图 5-8 所示.对 x 的每一个取值,都表示一块平面区域的面积,所以又叫面积函数.

定理 5-1　如果函数 $f(x)$ 在 $[a,b]$ 上连续,则变上限积分函数 $\varphi(x)=\int_a^x f(t)\,\mathrm{d}t$ 在 $[a,b]$ 上可导,

且其导数是 $\varphi'(x)=\dfrac{\mathrm{d}}{\mathrm{d}x}\int_a^x f(t)\,\mathrm{d}t=f(x)\,(a\leqslant x\leqslant b)$.

证　当上限 x 获得改变量 Δx 时,函数 $\varphi(x)$ 获得改变量 $\Delta\varphi$,由图 5-9 知

$$\Delta\varphi=\varphi(x+\Delta x)-\varphi(x)=\int_a^{x+\Delta x} f(t)\,\mathrm{d}t-\int_a^x f(t)\,\mathrm{d}t$$

$$=\int_a^{x+\Delta x} f(t)\,\mathrm{d}t+\int_x^a f(t)\,\mathrm{d}t=\int_x^{x+\Delta x} f(t)\,\mathrm{d}t.$$

由积分中值定理,得 $\Delta\varphi=f(\xi)\Delta x,\xi\in[x,x+\Delta x]$,所以

$$\varphi'(x)=\lim_{\Delta x\to 0}\frac{\Delta\varphi(x)}{\Delta x}=\lim_{\Delta x\to 0}\frac{f(\xi)\,\Delta x}{\Delta x}=\lim_{\Delta x\to 0}f(\xi)=\lim_{\xi\to 0}f(\xi)=f(x).$$

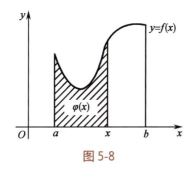

图 5-8

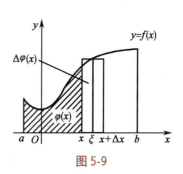

图 5-9

注:

(1) 由 $\varphi'(x)=f(x)$ 知,$\varphi(x)$ 是 $f(x)$ 的一个原函数,也就是说连续函数的原函数是一定存在的.这个定理同时揭示了定积分与不定分之间的内在联系.

(2) $\varphi'(x)=f(x)$,或 $\dfrac{\mathrm{d}\varphi(x)}{\mathrm{d}x}=f(x)$,即 $\left(\int_a^x f(t)\,\mathrm{d}t\right)'=f(x)$,或 $\dfrac{\mathrm{d}}{\mathrm{d}x}\int_a^x f(t)\,\mathrm{d}t=f(x)$.

例 5-7　设 $\varphi(x)=\int_x^1 \sqrt[3]{\sin t^2}\,\mathrm{d}t$,求导数 $\varphi'(x)$.

解　$\varphi(x)=\int_x^1 \sqrt[3]{\sin t^2}\,\mathrm{d}t=-\int_1^x \sqrt[3]{\sin t^2}\,\mathrm{d}t$,故 $\varphi'(x)=-\sqrt[3]{\sin x^2}$.

例 5-8　求下列函数的导数

(1) $\varphi(x)=\int_0^{\mathrm{e}^x}\dfrac{\ln t}{t}\,\mathrm{d}t\,(t>0)$;　　　　(2) $\varphi(x)=\int_{x^2}^1\dfrac{\sin\sqrt{t}}{t}\,\mathrm{d}t\,(t>0)$.

解　(1) 这里 $\varphi(x)$ 是一个复合函数,其中中间变量 $u=\mathrm{e}^x$,所以根据复合函数求导法则有

$$\frac{\mathrm{d}\varphi}{\mathrm{d}x}=\frac{\mathrm{d}\varphi}{\mathrm{d}u}\cdot\frac{\mathrm{d}u}{\mathrm{d}x}=\frac{\mathrm{d}}{\mathrm{d}u}\left(\int_a^u\frac{\ln t}{t}\,\mathrm{d}t\right)\frac{\mathrm{d}\mathrm{e}^x}{\mathrm{d}x}=\frac{\ln u}{u}\mathrm{e}^x=\frac{\ln\mathrm{e}^x}{\mathrm{e}^x}\mathrm{e}^x=x.$$

(2) $\dfrac{\mathrm{d}\varphi}{\mathrm{d}x}=-\dfrac{\mathrm{d}}{\mathrm{d}x}\left(\int_1^{x^2}\dfrac{\sin\sqrt{t}}{t}\,\mathrm{d}t\right)=-\left.\dfrac{\sin\sqrt{t}}{t}\right|_{t=x^2}\cdot(x^2)'=-\dfrac{\sin x}{x^2}\cdot(2x)=-\dfrac{2\sin x}{x}$.

一般地,对积分上限函数求导,有下面公式:

(1) $\varphi'(x) = \dfrac{\mathrm{d}}{\mathrm{d}x}\left(\int_a^x f(t)\,\mathrm{d}t\right) = f(x)$;

(2) $\dfrac{\mathrm{d}}{\mathrm{d}x}\left(\int_a^{\varphi(x)} f(t)\,\mathrm{d}t\right) = f[\varphi(x)]\,\varphi'(x)$;

(3) $\dfrac{\mathrm{d}}{\mathrm{d}x}\left[\int_{\varphi_1(x)}^{\varphi_2(x)} f(t)\,\mathrm{d}t\right] = f[\varphi_2(x)]\varphi_2'(x) - f[\varphi_1(x)]\varphi_1'(x)$.

例 5-9 求 $\dfrac{\mathrm{d}}{\mathrm{d}x}\displaystyle\int_{x^2}^{\sqrt{x}} \cos t^2\,\mathrm{d}t$.

解 因为

$$\int_{x^2}^{\sqrt{x}} \cos t^2\,\mathrm{d}t = \int_{x^2}^{0} \cos t^2\,\mathrm{d}t + \int_{0}^{x^2} \cos t^2\,\mathrm{d}t = -\int_{0}^{x^2} \cos t^2\,\mathrm{d}t + \int_{0}^{\sqrt{x}} \cos t^2\,\mathrm{d}t,$$

故

$$\begin{aligned}
\frac{\mathrm{d}}{\mathrm{d}x}\int_{x^2}^{\sqrt{x}} \cos t^2\,\mathrm{d}t &= -\frac{\mathrm{d}}{\mathrm{d}x}\int_{0}^{x^2} \cos t^2\,\mathrm{d}t + \frac{\mathrm{d}}{\mathrm{d}x}\int_{0}^{\sqrt{x}} \cos t^2\,\mathrm{d}t \\
&= -\cos(x^2) \cdot (x^2)' + \cos(\sqrt{x})^2 \cdot (\sqrt{x})' \\
&= -2x\cos x^4 + \frac{\cos x}{2\sqrt{x}}
\end{aligned}$$

例 5-10 求极限 $\displaystyle\lim_{x\to 0}\left(\dfrac{\int_1^{\cos x} \mathrm{e}^{-t^2}\,\mathrm{d}t}{x^2}\right)$.

解 当 $x \to 0$ 时，$\displaystyle\lim_{x\to 0}\left(\dfrac{\int_1^{\cos x} \mathrm{e}^{-t^2}\,\mathrm{d}t}{x^2}\right)$ 是 $\dfrac{0}{0}$ 型不定式，由洛必达法则和定理 5-1，得

$$\lim_{x\to 0}\left(\frac{\int_1^{\cos x} \mathrm{e}^{-t^2}\,\mathrm{d}t}{x^2}\right) = \lim_{x\to 0}\left(\frac{\dfrac{\mathrm{d}}{\mathrm{d}x}\int_1^{\cos x} \mathrm{e}^{-t^2}\,\mathrm{d}t}{\dfrac{\mathrm{d}}{\mathrm{d}x}(x^2)}\right) = \lim_{x\to 0}\frac{\mathrm{e}^{-\cos^2 x}(-\sin x)}{2x} = -\frac{1}{2\mathrm{e}}.$$

二、牛顿 - 莱布尼茨公式

定理 5-2 设函数 $f(x)$ 在 $[a, b]$ 上连续，$F(x)$ 是 $f(x)$ 的一个原函数，则

$$\int_a^b f(x)\,\mathrm{d}x = F(b) - F(a).$$

证 因为函数 $f(x)$ 在 $[a, b]$ 上连续，根据定理 5-1 知，$\varphi(x) = \displaystyle\int_a^x f(t)\,\mathrm{d}t$ 是 $f(x)$ 的一个原函数，又因为 $F(x)$ 是 $f(x)$ 的一个原函数，故 $\varphi(x) = F(x) + C$，即：

$$\int_a^x f(t)\,\mathrm{d}t = F(x) + C.$$

取 $x = a$ 有 $\displaystyle\int_a^a f(t)\,\mathrm{d}t = F(a) + c$，即 $F(a) + c = 0, c = -F(a)$；

取 $x = b$ 有 $\displaystyle\int_a^b f(t)\,\mathrm{d}t = F(b) + c$，即 $\displaystyle\int_a^b f(t)\,\mathrm{d}t = F(b) + c = F(b) - F(a)$.

一般常写成如下形式

$$\int_a^b f(x)\,\mathrm{d}x = F(x)\Big|_a^b = F(b) - F(a).$$

这就是著名的牛顿 - 莱布尼茨公式，它是微积分学的基本公式．此公式表明在 $[a, b]$ 上的连续函数 $f(x)$ 的定积分等于它的任一个原函数在 $[a, b]$ 上的增量．揭示了定积分与不定积分之间的内在关系，即连续函数的定积分的计算可转化为不定积分的计算．此公式极大简化了定积分的烦琐计算，在数学发展史上具有里程碑式的意义．

例 5-11 求 $\int_0^1 x^2 \mathrm{d}x$ ．

解 因为被积函数 x^2 在 $[0, 1]$ 上连续，满足定理 5-2 的条件，由牛顿 - 莱布尼茨公式，得

$$\int_0^1 x^2 \mathrm{d}x = \frac{1}{3} x^3 \Big|_0^1 = \frac{1}{3}(1^3 - 0^3) = \frac{1}{3}.$$

例 5-12 求 $\int_1^2 \left(2x + \frac{1}{x}\right) \mathrm{d}x$ ．

解 $\int_1^2 \left(2x + \frac{1}{x}\right) \mathrm{d}x = (x^2 + \ln|x|)\Big|_1^2 = 4 + \ln 2 - (1 + \ln 1) = 3 + \ln 2$ ．

例 5-13 设 $f(x) = \begin{cases} x, & 0 \leqslant x < 1 \\ 3 - x, & 1 \leqslant x \leqslant 2 \end{cases}$ ，计算 $\int_0^2 f(x)\,\mathrm{d}x$ ．

解 由定积分的区间可加性有

$$\int_0^2 f(x)\,\mathrm{d}x = \int_0^1 x\,\mathrm{d}x + \int_1^2 (3 - x)\,\mathrm{d}x = \frac{1}{2} x^2 \Big|_0^1 - \frac{1}{2}(3 - x)^2 \Big|_1^2 = \frac{1}{2} + \frac{3}{2} = 2.$$

例 5-14 设 $f(x)$ 为在 $[1, \mathrm{e}]$ 连续函数，且 $f(x) = \frac{1}{x} + \int_1^{\mathrm{e}} f(x)\,\mathrm{d}x$ ，求 $f(x)$ ．

解 依题意，设 $f(x) = \frac{1}{x} + A$ ，则

$$\int_1^{\mathrm{e}} f(x)\,\mathrm{d}x = \int_1^{\mathrm{e}} \frac{1}{x} + A\,\mathrm{d}x = \int_1^{\mathrm{e}} \frac{1}{x}\,\mathrm{d}x + \int_1^{\mathrm{e}} A\,\mathrm{d}x = \ln|x| \Big|_1^{\mathrm{e}} + A(\mathrm{e} - 1)$$
$$= \ln \mathrm{e} - \ln 1 + A(\mathrm{e} - 1) = 1 + A(\mathrm{e} - 1).$$

因为 $f(x) = \frac{1}{x} + A$ ，且 $f(x) = \frac{1}{x} + \int_1^{\mathrm{e}} f(x)\,\mathrm{d}x = \frac{1}{x} + 1 + A(\mathrm{e} - 1)$ ，所以有

$$\frac{1}{x} + A = \frac{1}{x} + 1 + A(\mathrm{e} - 1) ,$$

故 $A = \frac{1}{2 - \mathrm{e}}$ ，即 $f(x) = \frac{1}{x} + \frac{1}{2 - \mathrm{e}}$ ．

思考题

1．是否所有的定积分都可以利用牛顿 - 莱布尼茨公式计算？

2．将牛顿 - 莱布尼茨公式中的连续条件弱化为函数 $f(x)$ 在区间 $[a, b]$ 可积且存在原函数 $F(x)$，牛顿 - 莱布尼茨公式是否仍然成立？

练习题 5-2

1．设 $\varphi(x) = \int_0^x \sin t\,\mathrm{d}t$ ，求 $\varphi'(0)$ ，$\varphi'\left(\dfrac{\pi}{4}\right)$ ．

2. 计算下列各导数

(1) $\dfrac{\mathrm{d}}{\mathrm{d}x}(\cos t^2\,\mathrm{d}t)$;

(2) $\dfrac{\mathrm{d}}{\mathrm{d}x}\left(\displaystyle\int_{x^2}^{1}\sqrt{1+t^2}\,\mathrm{d}t\right)$;

(3) $\dfrac{\mathrm{d}}{\mathrm{d}x}\left(\displaystyle\int_{x^2}^{x}(\mathrm{e}^t-1)\,\mathrm{d}t\right)$;

(4) 设 $\begin{cases} x=\displaystyle\int_0^t\sin u\,\mathrm{d}u \\ y=\displaystyle\int_t^0\cos u\,\mathrm{d}u \end{cases}$，求 $\dfrac{\mathrm{d}y}{\mathrm{d}x}$.

3. 求下列极限

(1) $\displaystyle\lim_{x\to 0}\dfrac{\displaystyle\int_0^x\ln(x+1)\,\mathrm{d}t}{x^2}$;

(2) $\displaystyle\lim_{x\to 0}\dfrac{\displaystyle\int_0^x(t-\sin t)\,\mathrm{d}t}{x^4}$.

4. 设 $50x^3+40=\displaystyle\int_c^x f(t)\,\mathrm{d}t$，求 $f(x)$ 及 c.

5. 计算下列定积分

(1) $\displaystyle\int_0^2(3x^2-x+1)\,\mathrm{d}x$;

(2) $\displaystyle\int_{\frac{1}{\sqrt{3}}}^{\sqrt{3}}\dfrac{1}{1+x^2}\,\mathrm{d}x$;

(3) $\displaystyle\int_{-\frac{1}{2}}^{\frac{1}{2}}\dfrac{1}{\sqrt{1-x^2}}\,\mathrm{d}x$;

(4) $\displaystyle\int_0^2|1-x|\,\mathrm{d}x$;

(5) $\displaystyle\int_{-2}^{1}x^2\,2|x|\,\mathrm{d}x$;

(6) $\displaystyle\int_0^2 f(x)\,\mathrm{d}x$，其中 $f(x)=\begin{cases}\sqrt{x},\ 0\leqslant x\leqslant 1 \\ \mathrm{e}^x,\ 1< x\leqslant 2\end{cases}$.

第三节　定积分的计算

由牛顿-莱布尼茨公式可知，连续函数的定积分的计算可转化为不定积分的计算，在不定积分的计算中有换元法与分部积分法，因此，在一定条件下，定积分的计算也可应用换元法与分部积分法. 本节主要介绍定积分计算的换元法与分部积分法. 在学习的过程中要注意与不定积分计算的换元法、分部积分法相联系与区别.

一、定积分的换元积分法

定理 5-3　设函数 $y=f(x)$ 在 $[a,b]$ 上连续，令 $x=\varphi(t)$，若：

(1) $x=\varphi(t)$ 在 $[\alpha,\beta]$ 上单调且有连续导数 $\varphi'(t)$.

(2) 当 t 从 α 变到 β 时，$\varphi(t)$ 从 $\varphi(\alpha)=a$ 单调地变到 $\varphi(\beta)=b$，则

$$\int_a^b f(x)\,\mathrm{d}x=\int_\alpha^\beta f[\varphi(t)]\varphi'(t)\,\mathrm{d}t.$$

注意：

(1) $\displaystyle\int_a^b f(x)\,\mathrm{d}x\overset{x=\varphi(t)}{=\!=\!=}\int_\alpha^\beta f[\varphi(t)]\varphi'(t)\,\mathrm{d}t$，故称为定积分的换元法.

(2) 换元要注意换积分限；用替换关系 $x=\varphi(t)$ 将积分变量 x 换成 t 时，原来的积分限 $[a,b]$ 要相应地换成新变量 t 的积分限 $[\alpha,\beta]$，其中 $\varphi(\alpha)=a$，$\varphi(\beta)=b$. 换元后，不一定有 $\beta>\alpha$，要注意上下限对应关系 $a\to\alpha$，$b\to\beta$.

(3) 在新的被积函数 $f[\varphi(t)]\varphi'(t)$ 的原函数求出来以后，不进行变量还原，而是将新变量的积分限代入，求出差值即可.

(4) 定理 5-3 称为定积分的第二换元法，将 $\displaystyle\int_a^b f(x)\,\mathrm{d}x=\int_\alpha^\beta f[\varphi(t)]\varphi'(t)\,\mathrm{d}t$ 反写过来，改写为如

下形式：

$$\int_a^b f[\varphi(t)]\varphi'(t)\,\mathrm{d}t = \int_\alpha^\beta f(u)\,\mathrm{d}u$$

则对应的是定积分的第一换元法，即为凑微分法．

例 5-15　计算定积分 $\displaystyle\int_0^1 \frac{1}{\sqrt{x^2+1}}\,\mathrm{d}x$．

解　令 $x=\tan u$，则 $\mathrm{d}x=\sec^2 u\,\mathrm{d}u$，当 $x=0$ 时，$u=0$；当 $x=1$ 时，$u=\dfrac{\pi}{4}$．

所以

$$\int_0^1 \frac{1}{\sqrt{1+x^2}}\,\mathrm{d}x \overset{x=\tan u}{=\!=\!=} \int_{\frac{\pi}{4}}^0 \frac{1}{\sec u}\sec^2 u\,\mathrm{d}u = \int_{\frac{\pi}{4}}^0 \sec u\,\mathrm{d}u$$

$$= \ln|\sec u+\tan u|\big\|_{\frac{\pi}{4}}^0 = 0 - \ln\left|\sqrt{2}+1\right| = -\ln(\sqrt{2}+1).$$

不定积分的换元法最后要代回原变量 x，而定积分的换元法由于改变了上下限，积分后就无须再代回了．

例 5-16　计算定积分 $\displaystyle\int_1^{\mathrm{e}} \frac{2+\ln x}{x}\,\mathrm{d}x$．

解法一

$$\int_1^{\mathrm{e}} \frac{2+\ln x}{x}\,\mathrm{d}x \overset{u=\ln x}{=\!=\!=} \int_0^1 \frac{2+u}{\mathrm{e}^u}\mathrm{e}^u\,\mathrm{d}u = \int_0^1 (2+u)\,\mathrm{d}u = 2+\frac{1}{2} = \frac{5}{2}.$$

解法二

$$\int_1^{\mathrm{e}} \frac{2+\ln x}{x}\,\mathrm{d}x = \int_1^{\mathrm{e}} (2+\ln x)\,\mathrm{d}(2+\ln x) = \frac{1}{2}(2+\ln x)^2\bigg|_1^{\mathrm{e}} = \frac{1}{2}(9-4) = \frac{5}{2}.$$

注：（1）换元的同时注意要变换积分限．

（2）如果采用凑微分的方法，则不需要换积分限．

例 5-17　计算定积分 $\displaystyle\int_{-2}^{-\sqrt{2}} \frac{1}{x\sqrt{x^2-1}}\,\mathrm{d}x$．

解法一

令 $x=\sec t$，则 $\mathrm{d}x=\sec t\tan t\,\mathrm{d}t$，当 $x=-2$ 时，$t=\dfrac{2\pi}{3}$；当 $x=-\sqrt{2}$ 时，$t=\dfrac{3\pi}{4}$．

所以

$$\int_{-2}^{-\sqrt{2}} \frac{1}{x\sqrt{x^2-1}}\,\mathrm{d}x \overset{x=\sec t}{=\!=\!=} \int_{\frac{2\pi}{3}}^{\frac{3\pi}{4}} \frac{1}{\sec t|\tan t|}\sec t\tan t\,\mathrm{d}t = -\int_{\frac{2\pi}{3}}^{\frac{3\pi}{4}}\mathrm{d}t = -\frac{\pi}{12}.$$

解法二

$$\int_{-2}^{\sqrt{2}} \frac{1}{x\sqrt{x^2-1}}\,\mathrm{d}x = \int_{-2}^{-\sqrt{2}} \frac{1}{-x^2\sqrt{1-\frac{1}{x^2}}}\,\mathrm{d}x = \int_{-2}^{\sqrt{2}} \frac{1}{\sqrt{1-\frac{1}{x^2}}}\,\mathrm{d}\left(\frac{1}{x}\right)$$

$$= \arcsin\frac{1}{x}\bigg|_{-2}^{-\sqrt{2}} = \arcsin\left(\frac{1}{-\sqrt{2}}\right) - \arcsin\left(\frac{1}{-2}\right)$$

$$= -\frac{\pi}{4}+\frac{\pi}{6} = -\frac{\pi}{12}.$$

例 5-18 计算 $\int_0^{\ln 2} \sqrt{e^x - 1}\,dx$.

解 令 $\sqrt{e^x - 1} = t$，则 $x = \ln(t^2 + 1)$，$dx = \dfrac{2t}{t^2 + 1}dt$. 当 $x = 0$ 时，$t = 0$；当 $x = \ln 2$ 时，$t = 1$. 所以

$$\int_0^{\ln 2} \sqrt{e^x - 1}\,dx = \int_0^1 t \cdot \frac{2t}{t^2 + 1}dt$$

$$= 2\int_0^1 \frac{t^2}{t^2 + 1}dt = 2\int_0^1 \frac{t^2 + 1 - 1}{t^2 + 1}dt$$

$$= 2\int_0^1 \left(1 - \frac{1}{t^2 + 1}\right)dt = 2\left(\int_0^1 dt - \int_0^1 \frac{1}{t^2 + 1}dt\right)$$

$$= 2\left(t\Big|_0^1 - \arctan t\Big|_0^1\right) = 2 - \frac{\pi}{2}.$$

例 5-19 设函数 $f(x)$ 在 $[-a, a]$ 上连续，证明：

(1) 若函数 $f(x)$ 为奇函数，则 $\int_{-a}^{a} f(x)\,dx = 0$；

(2) 若函数 $f(x)$ 为偶函数，则 $\int_{-a}^{a} f(x)\,dx = 2\int_0^a f(x)\,dx$.

证
$$\int_{-a}^{a} f(x)\,dx = \int_{-a}^{0} f(x)\,dx + \int_0^a f(x)\,dx.$$

对等式右边第一个积分作代换，令 $x = -t$，则

$$\int_{-a}^{a} f(x)\,dx = \int_a^0 f(-t)\,d(-t) = -\int_0^a f(-t)(-dt) = \int_0^a f(-t)\,dt = \int_0^a f(-x)\,dx,$$

于是

(1) 当 $f(x)$ 为奇函数时，则 $f(x) = -f(-x)$，

从而 $\int_{-a}^{a} f(x)\,dx = \int_0^a f(-x)\,dx + \int_0^a f(x)\,dx = 0$.

(2) 当 $f(x)$ 为偶函数时，则 $f(x) = f(-x)$，

从而 $\int_{-a}^{a} f(x)\,dx = \int_0^a f(-x)\,dx + \int_0^a f(x)\,dx = 2\int_0^a f(x)\,dx$.

例 5-20 求 $\int_{-1}^{1} \dfrac{\sin x + 1}{1 + x^2}dx$.

解 因为 $\dfrac{\sin x}{1 + x^2}$ 在 $[-1, 1]$ 上为奇函数，$\dfrac{(\arctan x)^2}{1 + x^2}$ 在 $[-1, 1]$ 上为偶函数. 所以

$$\int_{-1}^{1} \frac{\sin x + (\arctan x)^2}{1 + x^2}dx = \int_{-1}^{1} \frac{\sin x}{1 + x^2}dx + \int_{-1}^{1} \frac{(\arctan x)^2}{1 + x^2}dx$$

$$= 0 + 2\int_0^1 \frac{(\arctan x)^2}{1 + x^2}dx$$

$$= 2\int_0^1 (\arctan x)^2 d(\arctan x)$$

$$= \frac{2}{3}(\arctan x)^3\Big|_0^1 = \frac{\pi^3}{96}.$$

例 5-21 求下列定积分

(1) $\int_{-\frac{1}{2}}^{\frac{1}{2}} x^4 \sin x\,dx$；

(2) $\int_{-\frac{\pi}{2}}^{\frac{\pi}{2}} \sqrt{\cos x - \cos^3 x}\,dx$.

解 (1) 因被积函数是连续奇函数，所以有 $\int_{-\frac{1}{2}}^{\frac{1}{2}} x^4 \sin x \, dx = 0$.

(2) 因被积函数是连续偶函数，所以有

$$\int_{-\frac{\pi}{2}}^{\frac{\pi}{2}} \sqrt{\cos x - \cos^3 x} \, dx = 2\int_0^{\frac{\pi}{2}} \sqrt{\cos x(1-\cos^2 x)} \, dx$$

$$= 2\int_0^{\frac{\pi}{2}} \sqrt{\cos x} \sin x \, dx$$

$$= -2\int_0^{\frac{\pi}{2}} (\cos x)^{\frac{1}{2}} \, d\cos x$$

$$= -2 \cdot t \frac{2}{3} \cos^{\frac{3}{2}} x \Big|_0^{\frac{\pi}{2}} = \frac{4}{3}.$$

例 5-22 设函数 $f(x)$ 在 $[0, 1]$ 上连续，求证：

$$\int_0^\pi f(\sin x) \, dx = \int_0^\pi f(\cos x) \, dx.$$

证 $\int_0^\pi f(\sin x) \, dx \xlongequal{x=\pi-t} \int_\pi^0 f[\sin(\pi-t)](-dt) = \int_0^\pi f(\cos t) \, dt = \int_0^\pi f(\cos x) \, dx$.

二、定积分的分部积分法

定理 5-4 设 $u=u(x), v=v(x)$ 在 $[a, b]$ 上具有连续的导数 $u'(x)$ 和 $v'(x)$，由于

$$d(uv) = u dv + v du$$

上述等式两端取从 a 到 b 的定积分，有

$$\int_a^b d(uv) = \int_a^b u dv + \int_a^b v du, \text{ 故 } \int_a^b u dv = (uv)\Big|_a^b - \int_a^b v du.$$

这个公式叫作定积分的分部积分公式.

例 5-23 计算积分 $\int_0^1 x e^{-x} \, dx$.

解 设 $u=x, dv=e^{-x} dx$，则 $du=dx, v=-e^{-x}$，故

$$\int_0^1 x e^{-x} \, dx = \int_0^1 x d(-e^{-x}) = (-x e^{-x})\Big|_0^1 - \int_0^1 (-e^{-x}) \, dx$$

$$= -e^{-1} + \int_0^1 e^{-x} \, dx = -e^{-1} + (-e^{-x})\Big|_0^1 = 1 - \frac{2}{e}$$

例 5-24 计算积分 $\int_0^{\frac{1}{2}} \arcsin x \, dx$.

解 设 $u=\arcsin x, du=dx$，则 $du = \frac{1}{\sqrt{1-x^2}} \, dx, v=x$，故

$$\int_0^{\frac{1}{2}} \arcsin x \, dx = (x \arcsin x)\Big|_0^{\frac{1}{2}} - \int_0^{\frac{1}{2}} x \cdot \frac{1}{\sqrt{1-x^2}} \, dx$$

$$= \frac{\pi}{12} - \int_0^{\frac{1}{2}} \frac{x}{\sqrt{1-x^2}} \, dx = \frac{\pi}{12} + \frac{1}{2}\int_0^{\frac{1}{2}} \frac{1}{\sqrt{1-x^2}} \, d(1-x^2)$$

$$= \frac{\pi}{12} + \sqrt{1-x^2}\Big|_0^{\frac{1}{2}} = \frac{\pi}{12} + \frac{\sqrt{3}}{2} - 1.$$

对计算很熟悉之后，可以不写出 u、v，直接应用分部积分公式.

例 5-25 计算积分 $\int_0^1 x \arctan x \, dx$.

解 $\int_0^1 x \arctan x \, dx = \frac{1}{2} \int_0^1 \arctan x \, d(x^2 + 1) = \frac{1}{2} \left[(x^2 + 1) \arctan x \Big|_0^1 - \int_0^1 \frac{x^2 + 1}{1 + x^2} dx \right]$

$$= \frac{1}{2} \left[\left(\frac{\pi}{2} - 0 \right) - 1 \right] = \frac{1}{2} \left[\frac{\pi}{2} - 1 \right] = \frac{\pi}{4} - \frac{1}{2}.$$

例 5-26 计算积分 $\int_0^{\frac{\pi}{2}} x^2 \sin x \, dx$.

解 $\int_0^{\frac{\pi}{2}} x^2 \sin x \, dx = \int_0^{\frac{\pi}{2}} x^2 d(-\cos x)$

$$= (-x^2 \cos x) \Big|_0^{\frac{\pi}{2}} - \int_0^{\frac{\pi}{2}} (-\cos x) d(x^2)$$

$$= 2(x \sin x) \Big|_0^{\frac{\pi}{2}} - 2 \int_0^{\frac{\pi}{2}} \sin x \, dx$$

$$= \pi - 2(-\cos x) \Big|_0^{\frac{\pi}{2}} = \pi - 2.$$

例 5-27 计算积分 $\int_0^{\frac{\pi}{2}} e^{2x} \cos x \, dx$.

解 $\int_0^{\frac{\pi}{2}} e^{2x} \cos x \, dx = \int_0^{\frac{\pi}{2}} e^{2x} d(\sin x) = (e^{2x} \sin x) \Big|_0^{\frac{\pi}{2}} - \int_0^{\frac{\pi}{2}} \sin x \, d(e^{2x})$

$$= e^\pi - 2 \int_0^{\frac{\pi}{2}} e^{2x} \sin x \, dx = e^\pi - 2 \int_0^{\frac{\pi}{2}} e^{2x} \, d(-\cos x)$$

$$= e^\pi - 2 \left[(-e^{2x} \cos x) \Big|_0^{\frac{\pi}{2}} - 2 \int_0^{\frac{\pi}{4}} (-\cos x) \cdot e^{2x} dx \right]$$

$$= e^\pi - 2 - 4 \int_0^{\frac{\pi}{4}} e^{2x} \cdot \cos x \, dx$$

故 $5 \int_0^{\frac{\pi}{2}} e^{2x} \cos x \, dx = e^\pi - 2$，所以 $\int_0^{\frac{\pi}{2}} e^{2x} \cos x \, dx = \frac{1}{5} (e^\pi - 2)$.

例 5-28 药物从患者的尿液中排出，一种典型的排泄速率函数是 $x(t) = te^{-kt}$，其中 k 是常数. 求在时间间隔 $[0, T]$ 内，排出药物的量 D.

解 $D = \int_0^T x(t) \, dt = \int_0^T te^{-kt} dt = -\frac{1}{k} \left(te^{-kt} \Big|_0^T - \int_0^T e^{-kt} dt \right)$

$$= -\frac{T}{k} e^{-kT} - \frac{1}{k^2} e^{-kt} \Big|_0^T = \frac{1}{k^2} - e^{-kT} \left(\frac{T}{k} + \frac{1}{k^2} \right)$$

思考题

分析下列定积分的计算过程与结果是否正确。

$$\int_{-1}^1 \frac{x^2 + 1}{x^4 + 1} dx = \int_{-1}^1 \frac{1 + \frac{1}{x^2}}{x^2 + \frac{1}{x^2}} dx = \int_{-1}^1 \frac{d\left(x - \frac{1}{x}\right)}{\left(x - \frac{1}{x}\right)^2 + 2} = \frac{1}{\sqrt{2}} \arctan \left(\frac{x - \frac{1}{x}}{\sqrt{2}} \right) \Bigg|_{-1}^1 = 0.$$

1. 用换元法求下列定积分

(1) $\int_0^1 (4x+1)^{\frac{1}{2}} \mathrm{d}x$;

(2) $\int_0^1 2x\mathrm{e}^{x^2} \mathrm{d}x$;

(3) $\int_0^{\frac{\pi}{2}} \sin x \cos^2 x \mathrm{d}x$;

(4) $\int_{-2}^0 \dfrac{1}{(2+5x)^2} \mathrm{d}x$;

(5) $\int_1^2 \dfrac{\mathrm{e}^{\frac{1}{x}}}{x^2} \mathrm{d}x$;

(6) $\int_{-1}^1 \dfrac{\mathrm{e}^x}{\mathrm{e}^x+1} \mathrm{d}x$;

(7) $\int_0^1 \dfrac{1}{\mathrm{e}^x+\mathrm{e}^{-x}} \mathrm{d}x$;

(8) $\int_1^{\mathrm{e}} \dfrac{1}{x\sqrt{2-\ln x}} \mathrm{d}x$;

(9) $\int_0^1 \dfrac{\sqrt{x}}{\sqrt{x}+1} \mathrm{d}x$;

(10) $\int_{-1}^1 \dfrac{x}{\sqrt{5-4x}} \mathrm{d}x$;

(11) $\int_1^{64} \dfrac{1}{\sqrt{x}(1+\sqrt[3]{x})} \mathrm{d}x$;

(12) $\int_0^4 \sqrt{16-x^2} \mathrm{d}x$.

2. 用分部积分法求下列定积分

(1) $\int_1^{\mathrm{e}} \ln x \mathrm{d}x$;

(2) $\int_1^{\mathrm{e}} \dfrac{\ln x}{x^2} \mathrm{d}x$;

(3) $\int_0^{\frac{\pi}{2}} \mathrm{e}^{2x} \cos x \mathrm{d}x$;

(4) $\int_0^{\frac{\pi}{2}} x \sin x \mathrm{d}x$.

3. 利用函数的奇偶性,计算下列定积分

(1) $\int_{-1}^1 \dfrac{x+1}{1+x^2} \mathrm{d}x$;

(2) $\int_{-\sqrt{3}}^{\sqrt{3}} |\arctan x| \mathrm{d}x$;

(3) $\int_{-1}^1 \ln\left(x+\sqrt{1+x^2}\right) \mathrm{d}x$;

(4) $\int_{-2}^2 \dfrac{x+|x|}{2+x^2} \mathrm{d}x$.

4. 已知 $f(x)$ 是连续函数,证明: $\int_a^b f(x) \mathrm{d}x = (b-a)\int_0^1 f[a+(b-a)x] \mathrm{d}x$.

5. 设函数 $f(x)$ 连续,且 $F(x) = \int_0^x f(t) \mathrm{d}t$,证明: $\int_0^1 F(x) \mathrm{d}x = \int_0^1 (1-x) f(x) \mathrm{d}x$.

6. 设 $f(x)$ 是周期为 T 的连续函数,证明: $\int_a^{a+t} f(x) \mathrm{d}x$ 的值与 a 无关.

7. 设 $f(x)$ 是连续函数,又 $F(x) = \int_0^t f(t) \mathrm{d}t$.

证明:(1) 若 $f(x)$ 是奇函数,则 $F(x)$ 是偶函数;

     (2) 若 $f(x)$ 是偶函数,则 $F(x)$ 是奇函数.

第四节　定积分的应用

定积分是从实际问题中抽象出来的,反过来它又在实践中有极其广泛的应用.本节先介绍定积分解决实际问题采用的重要方法——微元法.更重要的是,通过学习定积分在几何、物理和医药学等方面的应用,掌握应用微元法.

一、微元法

在介绍定积分的定义前的两个引例，无论是求曲边梯形面积还是变速直线运动的路程，基本都是采用：分割、近似、求和、取极限这四步。在定积分的应用中，我们经常采用类似的方法。即用"微元法"求定积分。

定义 5-2（微元法） 通过将待求量"微元"（待求量 F）分布在代表性 $[x, x+\Delta x]$ 上的部分量 ΔF 的近似值 $dF = f(x)dx$ 作为被积式，把待求量表示成定积分的方法称为"微元法"。$dF = f(x)dx$ 称为量 F 的微元（或积分微元）。

利用"微元法"把一个不均匀分布在 $[a, b]$ 上的量 F 表示成定积分，一般需要如下步骤：

第一步：根据问题的具体情况，选取一个变量作为积分变量（x 或 s），并确定它发生变化的 $[a, b]$。

第二步：将量 F 的区间任意分成 n 个小区间，取其中任一小区间并记为 $[x, x+\Delta x]$，求出相对于这个区间的部分量 Δf 的近似值：$\Delta F = f(\xi)\Delta x \Rightarrow dF = f(x)dx$。

第三步：求出整体量 F 的精确值，写出定积分表达式 $F = \int_a^b f(x)dx$。

二、定积分在几何中的应用

（一）曲边图形的面积

设平面图形由曲线 $y = f_1(x)$，$y = f_2(x)$ 及 $x = a$，$x = b$ 所围成，如图 5-10 所示，求此图形的面积 A。

（1）所求面积 A 视为变量 x 的函数，则 $x \in [a, b]$；

（2）$\forall [x, x+dx] \subset [a, b]$，对应的微小面积 ΔA 的近似值即面积微元

$$\Delta A \approx dA = [f_2(x) - f_1(x)]dx.$$

（3）$A = \int_a^b dA = \int_a^b [f_2(x) - f_1(x)]dx$。

例 5-29 求曲线 $x - y = 0$，$y = x^2 - 2x$ 所围成图形的面积。

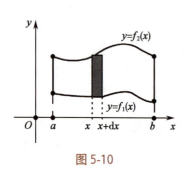

图 5-10

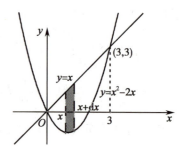

图 5-11

解 如图 5-11 所示，曲线 $x - y = 0$，$y = x^2 - 2x$ 的交点为方程组 $\begin{cases} x - y = 0 \\ y = x^2 - 2x \end{cases}$ 的解 $(0, 0)$ 和 $(3, 3)$。

而 $\Delta A \approx dA = [x - (x^2 - 2x)]dx = (x - x^2)dx$，且 $x \in [0, 3]$，所以

$$A = \int_a^b dA = \int_0^2 [x - x^2]dx = \frac{9}{2}.$$

或者直接利用推出的公式，此时 $f_1(x) = x$，$f_2(x) = x^2 - 2x$，$x \in [0, 3]$，则

$$A = \int_a^b dA = \int_a^b [f_2(x) - f_1(x)]dx = \int_0^2 [x - x^2]dx = \frac{9}{2}.$$

如果求由曲线 $x=\varphi_1(y),x=\varphi_2(y)$ 及 $y=c,y=d$ 所围成的平面图形,如图 5-12 所示面积,则步骤为:

(1) 选取积分变量为 $y,y\in[c,d]$.

(2) $\forall[y,y+dy]\subset[c,d]$,对应细小横条的面积的近似值

即:面积微元为:$dA=[\varphi_2(y)-\varphi_1(y)]dy$.

(3) $A=\int_c^d dA=\int_c^d[\varphi_2(y)-\varphi_1(y)]dy$.

如果将上面例题中所求面积视为 y 的函数,如图 5-13 所示,则

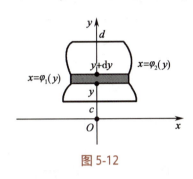

图 5-12

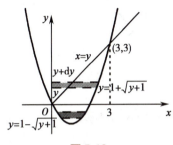

图 5-13

(1) 面积为变量 y 的函数,$y\in[-1,3]=[-1,0]\cup[0,3]$.

(2) 分别考虑:$\forall[y,y+dy]\subset[-1,0],\forall[y,y+dy]\subset[0,3]$ 对应的面积的近似值即面积微元

$$\Delta A_1\approx dA_1=\left[1+\sqrt{y+1}-y\right]dy,y\in[0,3]$$

$$\Delta A_2\approx dA_2=\left[\left(1+\sqrt{y+1}\right)-\left(1-\sqrt{y+1}\right)\right]dy,y\in[-1,0].$$

(3)

$$A_1=\int_0^3 dA_1=\int_0^3(1+\sqrt{y+1}-y)dy=\frac{19}{6}$$

$$A_2=\int_0^{-1}dA_2=\int_0^{-1}2\sqrt{y+1}\,dy=\frac{4}{3}$$

所求图形的面积为:$A=A_1+A_2=\frac{9}{2}$.

注:

(1) 积分变量的选择(x 或 y)可能直接影响到积分的计算,应根据具体情况适当的选择积分变量;

(2) 公式 $A=\int_a^b dA=\int_a^b[f_2(x)-f_1(x)]dx=\int_a^b f_2(x)dx-\int_a^b f_1(x)dx$,与定积分几何意义的结果一致.

例 5-30 求曲线 $y^2=2x$ 及直线 $y=x-4$ 所围成的图形的面积.

解 解方程组 $\begin{cases}y^2=2x\\y=x-4\end{cases}$ 得两曲线交点 $(2,-2)$ 和 $(8,-4)$.

解法一 取 x 为积分变量,如图 5-14 所示,则

$$A=\int_0^2\left[\sqrt{2x}-(-\sqrt{2x})\right]dx+\int_0^2\left[\sqrt{2x}-(x-4)\right]dx$$

$$=\frac{4\sqrt{2}}{3}x^{\frac{3}{2}}\Big|_0^2+\left(\frac{2\sqrt{2}}{3}x^{\frac{3}{2}}-\frac{x^2}{2}+4x\right)\Big|_2^8=18.$$

解法二 取 y 为积分变量, 如图 5-15, 则

$$A = \int_{-2}^{4} \left(y + 4 - \frac{y^2}{2} \right) \mathrm{d}y = \left(\frac{y^2}{2} + 4y - \frac{y^3}{6} \right) \Big|_{-2}^{4} = 18.$$

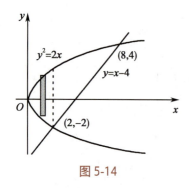

图 5-14

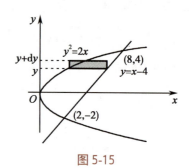

图 5-15

(二) 旋转体的体积

旋转体是由一个平面图形绕这平面内一条直线旋转一周而成的体, 这条直线叫作旋转轴. 如矩形绕它一条边旋转便得到圆柱体, 直角三角形绕它的一条直角边旋转便得到圆锥体等. 下面讨论由曲线 $y = f(x)$, 及直线 $x = a, x = b \,(a < b)$ 及 x 轴所围成的曲边梯形绕 x 轴旋转所成的旋转体, 如图 5-16 所示的体积 V.

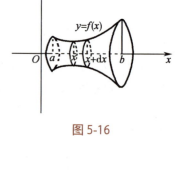

图 5-16

以 x 为积分变量, $x \in [a, b]$, 任取子区间 $[x, x + \mathrm{d}x]$ 得体积微元:

$$V_i = \pi r^2 h = \pi y^2 \mathrm{d}x = \pi f^2(x)\, \mathrm{d}x.$$

其中 $\pi y^2 \mathrm{d}x$ 称为体积微元, 记作 $\mathrm{d}V$, 即

$$\mathrm{d}V = \pi y^2 \mathrm{d}x.$$

以 $\mathrm{d}V$ 为被积式, 在 $[a, b]$ 上求定积分, 得整个旋转体的体积为

$$V = \int_a^b \mathrm{d}V = \int_a^b \pi y^2 \mathrm{d}x = \int_a^b \pi f^2(x)\, \mathrm{d}x.$$

同理, 我们可以推出由连续曲线 $x = \varphi(y)$, 直线 $y = c, y = d \,(c < d)$, $x = 0$ 所围成的曲边梯形绕 y 轴旋转一周形成的旋转体的体积 V 为:

$$V = \int_c^d \pi \varphi^2(y)\, \mathrm{d}y.$$

例 5-31 曲线 $y = x^2$, 直线 $x = 2$ 及 x 轴所围成的平面图形. 求绕 y 轴旋转一周所得的旋转体的体积.

解 旋转体的图形, 如图 5-17 所示, 所求体积为圆柱体的体积减去中间杯状体的体积:

$$V = \int_0^4 \pi 2^2 \mathrm{d}y - \int_0^4 \pi (\sqrt{y})^2 \mathrm{d}y = \int_0^4 \pi (4 - y)\, \mathrm{d}y = 8\pi.$$

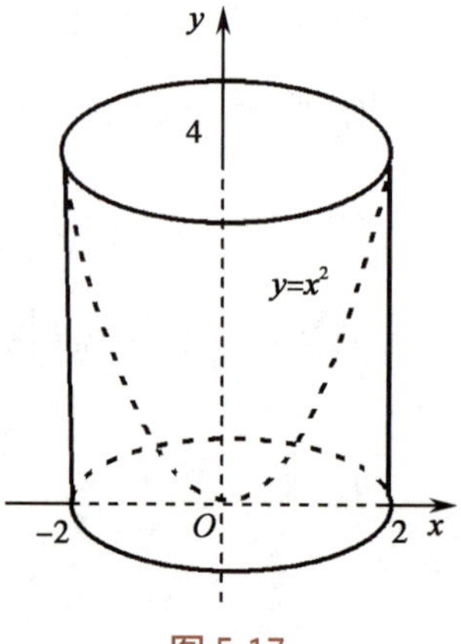

例 5-32 求由椭圆 $\dfrac{x^2}{a^2} + \dfrac{y^2}{b^2} = 1 \,(a > b > 0)$ 分别绕 x 轴、y 轴旋转而成的椭球体的体积.

解 根据微元法, 选 x 为积分变量, 且 $-a \leqslant x \leqslant a$, 在 $[-a, a]$ 上任取一个小区间 $[x, x + \mathrm{d}x]$, 其对应的小扁平圆柱的体积近似等于以 $\dfrac{b}{a}\sqrt{a^2 - x^2}$

图 5-17

为底, dx 为高的扁圆柱体的体积. 故绕 x 轴旋转所得旋转体的体积微元为 $dV = \dfrac{\pi b^2}{a^2}(a^2 - x^2) dx$, 所以绕 x 轴旋转所得旋转体的体积为:

$$V_x = \pi \int_{-a}^{a} \frac{b^2}{a^2}(a^2 - x^2) \, dx = \pi \frac{b^2}{a^2}\left(a^2 x - \frac{x^3}{3}\right)\Big|_{-a}^{a} = \frac{4}{3}\pi ab^2.$$

同理, 绕 y 轴旋转所得旋转体的体积微元为 $dV = \dfrac{\pi a^2}{b^2}(b^2 - y^2) dy$, 所以绕 y 轴旋转所得旋转体的体积为:

$$V_y = \pi \int_{-b}^{b} \frac{a^2}{b^2}(b^2 - y^2) \, dy = \pi \frac{a^2}{b^2}\left(b^2 y - \frac{y^3}{3}\right)\Big|_{-b}^{b} = \frac{4}{3}\pi ab^2.$$

三、定积分在医药上的应用

例 5-33　设有半径为 R, 长为 L 的一段刚性血管, 两端的血压分别是 p_1 和 $p_2 (p_1 > p_2)$. 已知在血管的横截面上离血管中心 r 处的血液速度为

$$V(r) = \frac{p_1 - p_2}{4\eta L}(R^2 - r^2).$$

其中 η 为血液黏滞系数. 求在单位时间流过横截面的血液量 Q.

解　将半径为 R 的截面圆分为 n 个圆环, 使每个圆环的厚度为 $\Delta r = \dfrac{R}{n}$. 所以在单位时间流过第 i 个圆环的血流量 ΔQ_i 的近似值为

$$\Delta Q_i = V(\xi_i) \cdot 2\pi r_i \cdot \Delta r$$

其中 $\xi_i \in [r_i, r_i + \Delta r]$. 所以,

$$
\begin{aligned}
Q &= \lim_{n \to \infty} \sum_{i=1}^{n} V(\xi_i) \cdot 2\pi r_i \cdot \Delta r = \int_0^R V(r) \, 2\pi r \, dr \\
&= \int_0^R \frac{p_1 - p_2}{4\eta L}(R^2 - r^2) \, 2\pi r \, dr \\
&= \frac{\pi(p_1 - p_2)}{2\eta L} \int_0^R (R^2 r - r^3) \, dr \\
&= \frac{\pi(p_1 - p_2) R^4}{8\eta L}.
\end{aligned}
$$

例 5-34　口服药物被吸收进入血液系统的药量称为有效药量. 若某种药物的吸收率为 $r(t) = 0.01t(t-6)^2 (0 \leqslant t \leqslant 6)$. 试求该药物的有效药量.

解　有效药量

$$
\begin{aligned}
D &= \int_0^6 r(t) \, dt = \int_0^6 0.01t(t-6)^2 dt \\
&= 0.01 \int_0^6 (t^3 - 12t^2 + 36t) \, dt \\
&= 0.01\left(\frac{1}{4}t^4 - 4t^3 + 18t^2\right)\Big|_0^6 \\
&= 1.08.
\end{aligned}
$$

试不借助圆锥及圆柱的体积公式严格证明：圆柱的体积是与它等底等高的圆锥的体积的三倍。

练习题 5-4

1. 求下列曲线所围成的平面图形的面积：

(1) 抛物线 $x = y^2$ 与直线 $y = x$；

(2) 两抛物线 $y^2 = 4(x+1)$，$y^2 = 4(1-x)$．

2. 求下列曲线所围成的平面图形分别绕指定轴旋转而成的旋转体体积：

(1) $y = x^2$ 与 $y = 2x$，分别绕 x 轴、y 轴；

(2) $(x-5)^2 + y^2 = 16$，绕 y 轴．

3. 求双曲线 $\dfrac{x^2}{9} - \dfrac{y^2}{4} = 1$ 与 $y = \pm b$，$x = 0$ 所围成的平面图形绕 y 轴旋转一周而成的旋转体的体积．

4. 在底面积为 S 的圆形容器中盛有一定量的气体．在等温条件下，由于气体的膨胀，把容器中一个面积为 S 的活塞从点 a 处推移到点 b 处，计算在移动过程中，气体压力所做的功．

5. 某种类型的阿司匹林药物进入血液系统的量称为有效药量．其进入速率可表示为函数

$$f(t) = 0.15t(t-3)^2, \quad 0 \leqslant t \leqslant 3.$$

试求：(1) 何时的速率最大？这时的速率是多少？

(2) 有效药量是多少？

拓展阅读

定积分的发展史

定积分的发展大致可以分为三个阶段：古希腊数学的准备阶段、17 世纪的创立阶段以及 19 世纪的完成阶段．

一、准备阶段

主要包括 17 世纪中叶以前定积分思想的萌芽和先驱者们大量的探索、积累工作．这个时期随着古希腊灿烂文化的发展，数学也开始散发出它不可抵挡的魅力．整个 16 世纪，积分思想一直围绕着"求积问题"发展，它包括两个方面：一个是求平面图形的面积和由曲面包围的体积，一个是静力学中计算物体重心和液体压力．德国天文学家、数学家开普勒在他的名著《测量酒桶体积的新科学》一书中，认为给定的几何图形都是由无穷多个同维数的无穷小图形构成的，用某种特定的方法把这些小图形的面积或体积相加就能得到所求的面积或体积，他是第一个在求积中运用无穷小方法的数学家．17 世纪中叶，法国数学家费尔马、帕斯卡均利用了"分割求和"及无穷小的性质的观点求积．可见，利用"分割求和"及无穷小的方法，已被当时的数学家普遍采用．

二、创立阶段

主要包括 17 世纪下半叶牛顿、莱布尼茨的积分概念的创立和 18 世纪积分概念的发展．牛顿和莱布尼茨几乎同时且互相独立地进入了微积分的大门．

牛顿从 1664 年开始研究微积分，早期的微积分常称为"无穷小分析"，其原因在于微积分

建立在无穷小的概念上. 当时所谓的"无穷小"并不是我们现在说的"以零为极限的变量", 而是含糊不清的, 从牛顿的"流数法"中可见一斑, "流数法"的主要思想是把连续变动的量称为"流量", 流量的微小改变称为"瞬"即"无穷小量", 将这些变量的变化率称为"流数". 用小点来表示流数, 如表示变量 x, y 对时间的流数. 他指出: 曲线 $f(x, y)=0$ 在某给定点处切线的斜率就是 y 流数与 x 流数之比, 从而导出 y 对 x 的导数就是 y 的流数与 x 的流数之比, 即相当于现在的 $\dfrac{\mathrm{d}y}{\mathrm{d}x}=\dfrac{y}{x}$.

莱布尼茨从 1673 年开始研究微积分问题, 他在《数学笔记》中指出求曲线的切线依赖于纵坐标与横坐标的差值之比(当这些差值变成无穷小时); 求积依赖于在横坐标的无限小区间纵坐标之和或无限小矩形之和, 并且莱布尼茨开始认识到求和与求差运算的可逆性, 用 $\mathrm{d}y$ 表示曲线上相邻点的纵坐标之差, 把 $\int \mathrm{d}y$ 表示为所有这些差的和, $y=\int \mathrm{d}y$ 明确指出: "$\int$"意味着和, "d"意味着差. 明确指出了: 作为求和过程的积分是微分之逆, 实际上也就是今天的定积分.

三、完成阶段

19 世纪的前 20 年, 微积分的逻辑基础仍然不够完善. 从 19 世纪 20 年代至 19 世纪末, 经过波尔查诺、柯西、维尔斯特拉斯、戴德金等数学家的努力, 微积分的理论基础基本完成, 波尔查诺通过极限给出了函数连续的概念及导数的严格定义, 柯西用极限给出了积分的定义, 指出"$\int$"不能理解为一个和式, 而是和式 $S_n=\sum_{k=1}^{n} f(x_k-1)(x_k-x_{k-1})$. 当 $|x_k-x_{k-1}|$ 无限小时, S_n 能"最终达到的某个极限值"S, 这个 S 就是 $f(x)$ 在 $[x_0, x]$ 的定积分. 柯西定义了函数 $F(x)=\int_{x_0}^{x} f(t) \mathrm{d}t$, 证明了当 $f(x)$ 在 $[x_0, x]$ 上连续时, $F(x)$ 在 $[x_0, x]$ 上连续、可导, 且 $F'(x)=f(x)$. 继之柯西证明了 $f(x)$ 的全部原函数彼此只相差一个常数, 因此, 他把不定积分写成: $\int f(x) \mathrm{d}x=\int_{x_0}^{x} f(t) \mathrm{d}t+C$, 并由此推出了牛顿 - 莱布尼茨公式 $\int_{x_0}^{x} f(x) \mathrm{d}x=F(x)-F(x_0)$.

至此, 微积分基本定理给出了严格证明和最确切的表示形式.

本章小结

本章主要学习了定积分的概念及性质、牛顿 - 莱布尼茨公式、定积分的主要计算方法和定积分的应用四个模块. 定积分主要采用的是化整为零、以直代曲、以不变代变、逐渐逼近的方式得到, 是用极限的数学思想方法来考虑问题. 微元法主要采用了分割、近似、求和、取极限四个步骤, 来求平面图形面积、旋转体的体积等实际问题.

(石龙富)

复习题五

1. 选择题

(1) $\dfrac{\mathrm{d}}{\mathrm{d}x} \int_a^b \arcsin x \, \mathrm{d}x = ($ $)$.

A. $\arcsin x$;   B. $\dfrac{1}{\sqrt{1-x^2}}$;   C. $\arcsin b - \arcsin a$;   D. 0.

(2) 设函数 $f(x)=\int_x^2 \sqrt{3+t^2}\,\mathrm{d}t$，则 $f'(1)=($　　$)$.

  A. $\sqrt{7}-2$;   B. $2-\sqrt{7}$;   C. 2;   D. -2.

(3) 若 $\int_0^x f(t)\,\mathrm{d}t=(2x)^3$，则 $f(x)=($　　$)$.

  A. $3(2x)^2$;   B. $6(2x)^2$;   C. $(2x)^3\ln 2$;   D. $(2x)^3\ln 2x$.

(4) $\int_1^{\mathrm{e}} \dfrac{\ln t}{t}\,\mathrm{d}t=($　　$)$.

  A. $\dfrac{1}{2}$;   B. $\dfrac{\mathrm{e}^2}{2}-\dfrac{1}{2}$;   C. $\dfrac{1}{2\mathrm{e}^2}-\dfrac{1}{2}$;   D. -1.

(5) 设 $f(x)=\int_0^x (t-1)\,\mathrm{d}t$，则 $f(x)$ 有（　　）.

  A. 极小值 $\dfrac{1}{2}$; B. 极小值 $-\dfrac{1}{2}$; C. 极大值 $\dfrac{1}{2}$; D. 极大值 $-\dfrac{1}{2}-1$.

(6) $\lim\limits_{x\to 0} \dfrac{\int_0^x \sin t\,\mathrm{d}t}{\int_0^x t\,\mathrm{d}t}=($　　$)$.

  A. -1;   B. 0;   C. 1;   D. 不存在.

(7) 若 $\int_0^1 (2x+k)\,\mathrm{d}x=2$，则 $k=($　　$)$.

  A. 0;   B. -1;   C. $\dfrac{1}{2}$;   D. 1.

(8) 若 $\int_0^1 \mathrm{e}^x f(\mathrm{e}^x)\,\mathrm{d}x=\int_a^b f(u)\,\mathrm{d}u$，则（　　）.

  A. $a=0, b=1$; B. $a=0, b=\mathrm{e}$; C. $a=1, b=10$; D. $a=1, b=\mathrm{e}$.

(9) 设函数 $\Phi(x)=\int_0^{x^2} t\mathrm{e}^{-1}\,\mathrm{d}t$，则 $\Phi'(x)=($　　$)$.

  A. $x\mathrm{e}^{-x}$;   B. $-x\mathrm{e}^{-x}$;   C. $2x^3\mathrm{e}^{-x^2}$;   D. $-2x^3\mathrm{e}^{-x^2}$.

(10) 设由曲线 $y=\mathrm{e}^x$，$y=\mathrm{e}$ 所围成的平面图形绕 y 轴旋转一周所得几何体的体积为（　　）.

  A. $\pi\int_0^1 \mathrm{e}^{2x}\,\mathrm{d}x$; B. $\pi\int_1^{\mathrm{e}} \mathrm{e}^{2x}\,\mathrm{d}x$; C. $\pi\int_1^{\mathrm{e}} (\ln y)^2\,\mathrm{d}y$; D. $\pi\int_0^{\mathrm{e}} (\ln y)^2\,\mathrm{d}y$.

2. 填空题

(1) 函数 $y=\dfrac{1}{\sqrt[3]{x}}$ 在 $[1,8]$ 上的平均值是_____.

(2) $\left[\int_{x^2}^a f(t)\,\mathrm{d}t\right]'=$_____.   (3) $\int_0^x (\mathrm{e}^{t^2})'\,\mathrm{d}t=$_____.

(4) $\lim\limits_{x\to 0} \dfrac{\int_0^x \cos^2 t\,\mathrm{d}t}{x}=$_____.   (5) $\int_0^a x^2\,\mathrm{d}x=9$，则 $a=$_____.

(6) $\int_{-\frac{\pi}{2}}^{\frac{\pi}{2}} \dfrac{\sin x}{2+\cos x}\,\mathrm{d}x=$_____.   (7) $\int_0^2 \sqrt{4-x^2}\,\mathrm{d}x=$_____.

(8) 设函数 $f(x)$ 为连续的奇函数，$\int_0^1 f(x)\,\mathrm{d}x=-1$，则 $\int_{-1}^0 f(x)\,\mathrm{d}x=$_____.

(9) 设 $f(x) = \begin{cases} x, & x \geqslant 0 \\ 1, & x < 0 \end{cases}$, 则 $\int_{-1}^{2} f(x)\,\mathrm{d}x = $ _____.

(10) 已知 $f(0) = 1, f(3) = 2, f'(3) = 3$, 则 $\int_{0}^{3} xf''(x)\,\mathrm{d}x = $ _____.

3. 求下列定积分:

(1) $\int_{1}^{4} \dfrac{\mathrm{d}x}{x(1+\sqrt{x})}$;

(2) $\int_{0}^{a} \dfrac{\mathrm{d}x}{x+\sqrt{a^2-x^2}}$;

(3) $\int_{0}^{3} \arcsin\sqrt{\dfrac{x}{1+x}}\,\mathrm{d}x$;

(4) $\int_{-2}^{5} \left| x^2 - 2x - 3 \right|\,\mathrm{d}x$;

(5) $\int_{-1}^{1} \dfrac{\mathrm{d}x}{1+2^{\frac{1}{x}}}$;

(6) $\int_{1}^{2} \dfrac{\mathrm{d}x}{x\sqrt{3x^2-2x-1}}$.

4. 求函数 $f(x) = \int_{0}^{x} t(t-4)\,\mathrm{d}t$ 在 $[-1, 5]$ 上的最大值与最小值.

5. 计算下列曲线所围成的图形的面积

(1) $\dfrac{1}{x}$ 与直线 $y = x$ 及 $x = 2$.

(2) $y = x^2$ 与直线 $y = x$ 及 $y = 2x$.

6. 设函数 $f(x) = \begin{cases} x\sqrt{1-x^2}, & |x| \leqslant 0 \\ \dfrac{1}{1+x^2}, & x > 1 \end{cases}$, 计算定积分 $\int_{-\sqrt{3}}^{\sqrt{3}} f(x)\,\mathrm{d}x$ 的值.

7. 由 $y = x^2$、$x = y^2$ 所围平面图形绕 x 轴旋转所成旋转体的体积.

8. 口服药物必须先被吸收进入血液循环, 然后才能在机体的不同部位发挥作用. 一种典型的吸收率函数具有以下形式:

$$f(t) = kt(t-b)^2, \quad 0 \leqslant t \leqslant b.$$

其中 k 和 b 是常数. 求药物吸收的总量.

扫一扫,
测一测

ER 6-1　教学课件　　ER 6-2　思维导图

学习目标

1. 掌握：可分离变量的微分方程的解法；用常数变易法及公式法求解一阶非齐次线性微分方程；二阶常系数齐次线性微分方程的解法.

2. 熟悉：齐次微分方程的解法；一阶齐次线性微分方程的解法.

3. 了解：微分方程的概念及其阶、初值条件、通解、特解的概念.

4. 具有利用微分方程的思想解决一些简单的医学实际问题的能力.

5. 能将微分方程研究问题的方法和思维方式延伸到其他学科的学习中，提升自己的学习能力.

情景导学

函数是客观事物内部联系的反映，利用函数关系可以对客观事物的规律性进行研究. 因此寻求变量之间的函数关系是解决实际问题时常见的重要课题. 但是在军事、经济、医学、生物、生态等领域人们往往不能直接由所给的条件找到函数关系，却比较容易列出联系自变量、未知函数及未知函数的某些导数（或微分）之间关系的等式，这样的等式被称为微分方程. 本章主要介绍微分方程的一些基本概念和几种常用类型的微分方程及其解法，并简单介绍微分方程在医学上的一些应用.

第一节　微分方程的基本概念

本节将从两个案例引入微分方程的概念. 微分方程有深刻而生动的实际背景，许多实际问题都可以根据条件建立适当的微分方程，应用微积分的方法去解决.

一、引例

下面先从两个案例来说明微分方程的基本概念.

例 6-1　镭的裂变.

镭是一种放射性物质. 它的原子时刻都向外放射氦原子以及其他射线，从而原子量减少，变成其他的物质. 这样，随着时间的变化，镭的质量就会减少. 已发现其裂变速度（即单位时间裂变的质量）与它的存余量成正比. 设已知某块镭在 $t = t_0$ 时刻的质量为 R_0，试确定这块镭在 t 时刻的质量 R.

解　镭的存余量 R 是关于 t 时刻的函数. 由于 R 将随时间而减少，故镭的裂变速度 $\dfrac{\mathrm{d}R}{\mathrm{d}t}$ 应为负值. 所以按照裂变速度与存余量成正比的规律，可得到方程

$$\frac{\mathrm{d}R}{\mathrm{d}t} = -kR, \tag{6-1}$$

其中 k 为正的比例常数. 式(6-1)可变形为

$$\frac{\mathrm{d}R}{R} = -k\mathrm{d}t.$$

将上式两端积分, 得到

$$\ln R = -kt + C_0,$$

其中 C_0 是积分常数. 上式也可变形为

$$R = C\mathrm{e}^{-kt}, \tag{6-2}$$

其中 $C = \mathrm{e}^{C_0}$. 因为这块镭在 $t = t_0$ 时刻的质量为 R_0, 将 $t = t_0$, $R = R_0$ 代入式(6-2), 可得 $C = R_0\mathrm{e}^{kt_0}$. 所以在 t 时刻的质量为

$$R = R_0\mathrm{e}^{-k(t-t_0)}. \tag{6-3}$$

例 6-2 曲线上一点的斜率.

曲线经过点 $(1, 2)$, 且曲线上任意一点 (x, y) 处的切线的斜率等于该点的横坐标, 试确定此曲线的方程.

解 由题意及导数的几何意义, 可得方程

$$\frac{\mathrm{d}y}{\mathrm{d}x} = x. \tag{6-4}$$

式(6-4)变形为

$$\mathrm{d}y = x\mathrm{d}x.$$

将上式两端积分, 得到

$$y = \frac{1}{2}x^2 + C. \tag{6-5}$$

其中 C 是积分常数. 又因为曲线经过点 $(1, 2)$, 将 $x = 1$, $y = 2$ 代入式(6-5), 可得 $C = \frac{3}{2}$. 所求曲线方程为

$$y = \frac{1}{2}x^2 + \frac{3}{2}. \tag{6-6}$$

二、微分方程的基本概念

(一) 微分方程及微分方程的阶

引例中, 式(6-1)和(6-4)都是关于未知函数、未知函数的导数与自变量之间的关系的方程, 叫作**微分方程**.

定义 6-1 含未知函数的导数(或微分)的方程称为微分方程. 未知函数是一元函数的微分方程叫**常微分方程**; 未知函数是多元函数的微分方程叫偏微分方程. 本章仅介绍常微分方程.

微分方程中未知函数的导数的最高阶数, 称为微分方程的**阶**. 引例中, 式(6-1)和(6-4)都是一阶微分方程; $\frac{\mathrm{d}^2 y}{\mathrm{d}x^2} = x$ 是二阶微分方程; $xy''' + x^2y'' - 4xy' = 3x^2$ 是三阶微分方程.

一般地, n 阶微分方程的形式是

$$F(x, y, y', \cdots, y^{(n)}) = 0.$$

这里必须指出, $F(x, y, y', \cdots, y^{(n)})$ 是关于 $x, y, y', \cdots, y^{(n)}$ 的已知函数, 且一定含有 $y^{(n)}$, 其中 y 是

未知函数，x是自变量.

(二) 微分方程的解

1. **定义 6-2** 若把某个函数及其导数（或微分）代入微分方程，能使该方程成为恒等式，则称此函数为该微分方程的**解**.

上述引例中，式(6-2)和(6-3)是微分方程(6-1)的解，式(6-5)和(6-6)是微分方程(6-4)的解.

按照微分方程的解中是否含有积分常数，分为通解和特解.

2. **定义 6-3** 若微分方程的解中含有任意常数，且任意常数的个数与微分方程的阶数相同，这样的解叫作微分方程的**通解**.

注：这里的任意常数是相互独立的，它们不能合并使得任意常数的个数减少.

引例中，式(6-2)、(6-5)分别是微分方程(6-1)、(6-4)的解，它们都只含有一个任意常数，且微分方程(6-1)、(6-4)都是一阶微分方程，所以式(6-2)、(6-5)分别是微分方程(6-1)、(6-4)的通解.

由于通解中含有任意常数，所以它不能完全地反映某一客观事物的规律性. 因此必须根据问题的实际情况，提出某些特定的条件.

3. **定义 6-4** 确定微分方程通解中任意常数所附加的条件，称为微分方程的**初值条件**. 求微分方程的满足初值条件的解的问题称为**初值问题**.

例 6-1 中，$R = R_0$（在 $t = t_0$ 时刻镭的质量为 R_0）是微分方程(6-1)的初值条件. 例 6-2 中，$y(1) = 2$ [曲线经过点 $(1, 2)$] 是微分方程(6-4)的初值条件.

4. **定义 6-5** 在通解中，通过初值条件确定任意常数的值而得到的解，称为微分方程的**特解**.

引例中，式(6-3)、(6-6)分别是微分方程(6-1)、(6-4)的特解.

例 6-3 验证 $y = C_1 \sin x + C_2 \cos x$ 是微分方程 $y'' + y = 0$ 的通解（其中 C_1、C_2 为任意常数）. 若微分方程满足初值条件 $y(\frac{\pi}{4}) = 1$，$y'(-\frac{\pi}{4}) = -1$，试确定 C_1、C_2 的值.

解 对 $y = C_1 \sin x + C_2 \cos x$ 求导，得

$$y' = C_1 \cos x - C_2 \sin x, \ y'' = -C_1 \sin x - C_2 \cos x.$$

将 y, y'' 代入方程 $y'' + y = 0$，它是一个恒等式. 因此 $y = C_1 \sin x + C_2 \cos x$ 是微分方程的通解.

将初值条件 $y(\frac{\pi}{4}) = 1$，$y'(-\frac{\pi}{4}) = -1$ 代入方程，得

$$\begin{cases} 1 = \dfrac{\sqrt{2}}{2} C_1 + \dfrac{\sqrt{2}}{2} C_2 \\ -1 = \dfrac{\sqrt{2}}{2} C_1 - \dfrac{\sqrt{2}}{2} C_2 \end{cases},$$

解得 $C_1 = 0$，$C_2 = \sqrt{2}$.

故所求特解为

$$y = \sqrt{2} \cos x.$$

点滴积累

微分方程表示的是函数、未知函数的导数与自变量之间的关系；建立微分方程的主要目的，就是要通过求解方程来解决实际问题. 求微分方程的解的过程，称为解微分方程. 微分方程的解分为通解和特解，根据具体问题，求出不同的解.

1. 二阶或三阶微分方程,哪些变量必须出现?是否必须出现变量 y'、y?

2. 如果已知一个函数,如何验证它是否是微分方程的解?

3. 求解一阶微分方程的特解,需要一个初值条件:$y(x_0)=y_0$. 那么,求解二阶常微分方程的特解,需要哪些初值条件?

练习题 6-1

1. 指出下列微分方程的阶数:

(1) $x(y')^2+y=1$;

(2) $x\dfrac{\mathrm{d}^2 y}{\mathrm{d}x^2}-\dfrac{\mathrm{d}y}{\mathrm{d}x}=x$;

(3) $xy'''+2y''+x^2 y=0$;

(4) $(x^2+y^2)\mathrm{d}x-xy\mathrm{d}y=0$.

2. 判断下列各微分方程后面的函数(其中 C 为任意常数)是否为所给微分方程的解? 如果是解,是通解还是特解?

(1) $5\dfrac{\mathrm{d}y}{\mathrm{d}x}=3x^2+5x$, $y=\dfrac{x^3}{5}+\dfrac{x^2}{2}+C$;

(2) $\dfrac{\mathrm{d}^2 y}{\mathrm{d}x^2}=x^2+y^2$, $y=\dfrac{1}{x}$;

(3) $(x+y)\mathrm{d}x+x\mathrm{d}y=0$, $y=\dfrac{C^2-x^2}{2x}$;

(4) $\dfrac{\mathrm{d}^2 y}{\mathrm{d}^2 x}+y=0$, $y=3\sin x-4\cos x$.

3. 在下列微分方程中的通解中,按给定的初值条件求其特解(其中 C,C_1,C_2 为任意常数):

(1) $x^2-y^2=C$, $y(0)=5$;

(2) $y=C_1\sin(x-C_2)$, $y(\pi)=1$, $y'(\pi)=0$.

第二节　一阶微分方程

本节主要介绍三种常用的一阶微分方程的解法.

生活实例中,一阶微分方程的应用较广泛,例如著名的马尔萨斯(Malthus)人口模型(1798年)以及逻辑斯蒂(Logistic)模型(1838年),建立一阶微分方程来预测人口总数,依据结论有计划地控制人口增长.

一阶微分方程的一般形式为

$$F(x,y,y')=0, \tag{6-7}$$

或

$$\frac{\mathrm{d}y}{\mathrm{d}x}=f(x,y).$$

一阶微分方程的通解中只含有一个任意常数.

一般地,一阶微分方程的初值条件为

$$y(x_0)=y_0.$$

由给定的初值条件,可以确定其特解.本节只介绍导数可解出的一阶微分方程的几种类型及其解法.

一、可分离变量的微分方程

若式(6-7)可写成

$$g(y)\,\mathrm{d}y = f(x)\,\mathrm{d}x \tag{6-8}$$

的形式,称该方程为**可分离变量的微分方程**.

设式(6-8)中函数 $g(y)$,$f(x)$ 都是连续函数,将方程两端同时积分 $\int g(y)\,\mathrm{d}x = \int f(x)\,\mathrm{d}x$,得到一个不含未知函数的导数的方程

$$G(y) = F(x) + C. \tag{6-9}$$

由式(6-9)所确定的隐函数就是原方程的通解,其中 C 为任意常数.

例 6-4 求微分方程的 $\dfrac{\mathrm{d}y}{y} = 3x^2\mathrm{d}x$ 通解.

解 两端积分

$$\int \frac{\mathrm{d}y}{y} = \int 3x^2\mathrm{d}x.$$

则微分方程的通解为

$$\ln|y| = x^2 + C_1.$$

为了把方程的通解表示得更加简洁,上述通解可以表示为

$$y = Ce^{x^2}(C = e^{C_1}).$$

其中 C 为任意常数.

例 6-5 求微分方程 $2x\sin y\,\mathrm{d}x + (x^2+1)\cos y\,\mathrm{d}y = 0$ 满足初值条件 $y(1) = \dfrac{\pi}{6}$ 的特解.

解 分离变量,得

$$\frac{\cos y}{\sin y}\mathrm{d}y = -\frac{2x}{x^2+1}\mathrm{d}x.$$

两端积分

$$\int \frac{\cos y}{\sin y}\mathrm{d}y = -\int \frac{2x}{x^2+1}\mathrm{d}x,$$

得

$$\ln\sin y = -\ln(x^2+1) + \ln C_1.$$

化简,则微分方程的通解为

$$(x^2+1)\sin y = C\ (C\ \text{为任意常数}).$$

将初值条件 $y(1) = \dfrac{\pi}{6}$ 代入,得

$$C = 1.$$

因此,所求微分方程的特解为

$$(x^2+1)\sin y = 1.$$

二、齐次方程

若式（6-7）可化简为

$$\frac{\mathrm{d}y}{\mathrm{d}x} = \varphi\left(\frac{y}{x}\right) \tag{6-10}$$

的形式，称该方程为**齐次方程**.

例如，微分方程 $y^2\mathrm{d}x + (x^2 - xy)\mathrm{d}y = 0$ 可化简为 $\dfrac{\mathrm{d}y}{\mathrm{d}x} = \dfrac{\left(\dfrac{y}{x}\right)^2}{\dfrac{y}{x} - 1}$，则该方程是齐次方程.

求齐次方程的通解的步骤如下：

1. 通过未知函数代换：令 $\dfrac{y}{x} = u$，则 $\dfrac{\mathrm{d}y}{\mathrm{d}x} = u + x\dfrac{\mathrm{d}u}{\mathrm{d}x}$；代入式（6-10），便得 $x\dfrac{\mathrm{d}u}{\mathrm{d}x} = \varphi(u) - u$.

2. 分离变量，得

$$\frac{\mathrm{d}u}{\varphi(u) - u} = \frac{\mathrm{d}x}{x}.$$

解出上式的通解

$$G(u) = \ln|x| + C.$$

其中 $G(u)$ 为 $\dfrac{1}{\varphi(u) - u}$ 的原函数，其中 C 为任意常数.

3. 将 $\dfrac{y}{x} = u$ 代入，便得齐次方程（6-10）的通解.

例 6-6 求微分方程 $x^2\dfrac{\mathrm{d}y}{\mathrm{d}x} = xy - y^2$ 的通解.

解 将方程化简为

$$\frac{\mathrm{d}y}{\mathrm{d}x} = \frac{y}{x} - \left(\frac{y}{x}\right)^2.$$

令 $\dfrac{y}{x} = u$，得

$$\frac{\mathrm{d}y}{\mathrm{d}x} = u + x\frac{\mathrm{d}u}{\mathrm{d}x}.$$

代入原方程可得

$$u + x\frac{\mathrm{d}u}{\mathrm{d}x} = u - u^2,$$

即

$$-\frac{1}{u^2}\mathrm{d}u = \frac{1}{x}\mathrm{d}x.$$

两端积分，得

$$\frac{1}{u} = \ln|x| + C.$$

将 $\dfrac{y}{x} = u$ 代入上式，即得原方程的通解为

$$y = \frac{x}{\ln|x| + C}.$$

其中 C 为任意常数.

三、一阶线性微分方程

若式(6-7)可化简为

$$\frac{\mathrm{d}y}{\mathrm{d}x} + P(x)\,y = Q(x) \tag{6-11}$$

的形式,称该方程为**一阶线性微分方程**. 其中 $P(x)$ 和 $Q(x)$ 是已知的连续函数.

如果 $Q(x) \equiv 0$,即

$$\frac{\mathrm{d}y}{\mathrm{d}x} + P(x)\,y = 0. \tag{6-12}$$

称式(6-12)为**一阶齐次线性微分方程**;若 $Q(x) \neq 0$,称式(6-11)为**一阶非齐次线性微分方程**.

例如,微分方程 $x\dfrac{\mathrm{d}y}{\mathrm{d}x} - 4x^2 y = 0$, $\dfrac{\mathrm{d}y}{\mathrm{d}x} + \dfrac{y}{4x} = 0$ 为一阶齐次线性微分方程;微分方程 $\dfrac{\mathrm{d}y}{\mathrm{d}x} + \dfrac{1}{x}y = \sin x$, $\dfrac{\mathrm{d}y}{\mathrm{d}x} + \mathrm{e}^x y = 2x^2$ 为一阶非齐次线性微分方程.

(一)一阶齐次线性微分方程

式(6-12)分离变量,得

$$\frac{\mathrm{d}y}{y} = -P(x)\,\mathrm{d}x.$$

两端积分,得

$$\ln|y| = -\int P(x)\,\mathrm{d}x + C_1.$$

化简后,即得一阶齐次线性微分方程的通解

$$y = C\mathrm{e}^{-\int P(x)\,\mathrm{d}x}. \tag{6-13}$$

其中 C 为任意常数.

(二)一阶非齐次线性微分方程

下面,我们使用常数变易法来求一阶非齐次线性微分方程的解.

把式(6-13)中的 C 换成未知函数 $u(x)$,即

$$y = u(x)\,\mathrm{e}^{-\int P(x)\,\mathrm{d}x}. \tag{6-14}$$

求导,得

$$\frac{\mathrm{d}y}{\mathrm{d}x} = u'(x)\,\mathrm{e}^{-\int P(x)\,\mathrm{d}x} - u(x)\,P(x)\,\mathrm{e}^{-\int P(x)\,\mathrm{d}x}.$$

将上面两式代入式(6-11)整理后,得

$$u'(x) = Q(x)\,\mathrm{e}^{\int P(x)\,\mathrm{d}x}.$$

两端积分,得

$$u(x) = \int Q(x)\,\mathrm{e}^{\int P(x)\,\mathrm{d}x}\,\mathrm{d}x + C.$$

将上式代入式(6-14),得一阶非齐次线性微分方程的通解

$$y = e^{-\int P(x)\,dx}\left(\int Q(x) e^{\int P(x)\,dx}\,dx + C\right). \tag{6-15}$$

其中 C 是任意常数.

将式(6-14)改写为

$$y = Ce^{-\int P(x)\,dx} + e^{-\int P(x)\,dx}\left(\int Q(x) e^{\int P(x)\,dx}\,dx\right).$$

容易看出,通解右端的第一项是对应的齐次线性微分方程(6-12)的通解;第二项是非齐次线性微分方程(6-11)的一个特解[在式(6-15)中取 $C=0$ 得到]. 由此可知,一阶非齐次线性方程的通解等于对应的齐次线性方程的通解与非齐次线性方程的一个特解之和.

例 6-7 求微分方程 $\dfrac{dy}{dx} = \dfrac{2}{x}y + \dfrac{1}{2}dx$ 的通解.

解法一 常数变易法.

先求对应齐次微分方程 $\dfrac{dy}{dx} - \dfrac{2}{x}y = 0$ 的通解为

$$y = Cx^2.$$

将 C 换成 $u(x)$,即

$$y = u(x) x^2,$$

求导,得

$$\frac{dy}{dx} = u'(x) x^2 + 2xu(x),$$

代入原方程,化简整理后,得

$$u'(x) = \frac{1}{2x},$$

两端积分,得

$$u(x) = \frac{1}{2}\ln|x| + C.$$

故原方程的通解为

$$y = x^2\left(\frac{1}{2}\ln|x| + C\right).$$

其中 C 为任意常数.

对于一阶非齐次线性微分方程,我们可以直接利用式(6-15)求解.

解法二 公式法.

$P(x) = -\dfrac{2}{x}$, $Q(x) = \dfrac{x}{2}$,则方程的通解为

$$y = e^{-\int(-\frac{2}{x})\,dx}\left(\int \frac{x}{2} e^{-\int(-\frac{2}{x})\,dx}\,dx + C\right)$$

$$= e^{\ln x^2}\left(\int \frac{1}{2x}\,dx + C\right)$$

$$= x^2\left(\frac{1}{2}\ln|x| + C\right).$$

其中 C 为任意常数.

例 6-8 求微分方程的 $y^2 dx + (xy+1)\,dy = 0$ 通解.

解 方程整理为

$$\frac{dy}{dx} = -\frac{y^2}{xy+1}.$$

上述方程不是未知函数 $y = y(x)$ 的线性方程,但我们可将它改写为

$$\frac{dx}{dy} + \frac{1}{y}x = -\frac{1}{y^2}.$$

把 x 看作未知函数,y 看作自变量. 这样,对于 x 及 $\frac{dx}{dy}$ 来说,上式就是一个一阶非齐次线性微分方程. 下面,我们采用两种方法求解.

解法一 常数变易法.

先求对应齐次线性方程 $\frac{dx}{dy} + \frac{1}{y}x = 0$ 的通解为

$$x = \frac{C}{y}.$$

将 C 换成 $u(y)$,即

$$x = \frac{u(y)}{y},$$

求导,得

$$\frac{dx}{dy} = \frac{u'(y)y - u(y)}{y^2},$$

代入原方程,化简整理后,得

$$u'(y) = -\frac{1}{y},$$

两端积分,得

$$u(y) = -\ln|y| + C.$$

故原方程的通解为

$$x = \frac{-\ln|y| + C}{y}.$$

其中 C 为任意常数.

解法二 公式法.

$P(y) = \frac{1}{y}$,$Q(y) = -\frac{1}{y^2}$,则方程的通解为

$$x = e^{-\int \frac{1}{y}dy}\left[\int\left(-\frac{1}{y^2}\right)e^{\int \frac{1}{y}dy}dy + C\right]$$

$$= e^{\ln\frac{1}{y}}\left[\int\left(-\frac{1}{y}dy + C\right)\right]$$

$$= \frac{-\ln|y| + C}{y}.$$

其中 C 为任意常数.

　　形如 $y' + P(x)y = Q(x)y^n(n \neq 0, 1)$ 的微分方程称为伯努利方程(1695 年).它是一种非线性的一阶微分方程,经过适当的变量代换 $(z = y^{1-n})$,就将方程化成以 z 为自变量的线性方程,进而求出伯努利方程的通解.

点滴积累

　　一阶微分方程类型较多,方程类型不同,解的方法也不一样.

　　1. 可分离变量的微分方程 $\dfrac{dy}{dx} = f(x)g(y)$:先分离变量,对方程两端积分,得到通解.

　　2. 齐次方程 $\dfrac{dy}{dx} = f\left(\dfrac{y}{x}\right)$:先作变量代换 $\dfrac{y}{x} = u$,转化为可分离变量的微分方程求解.

　　3. 一阶非齐次线性微分方程 $\dfrac{dy}{dx} + P(x)y = Q(x)[Q(x) \neq 0]$:

　　(1) 常数变易法:先求对应的一阶齐次线性微分方程的通解 $y = Ce^{-\int P(x)dx}$,将 C 换成未知函数 $u(x)$,求导数;再代入原方程,求积分,得到通解.

　　(2) 应用通解公式 $y = e^{-\int P(x)dx}\left[\int Q(x)e^{\int P(x)dx}dx + C\right]$ 求解.

　　一阶非齐次线性微分方程的通解等于对应的齐次方程的通解与非齐次方程的一个特解之和.

思考题

　　1. 是不是所有的一阶微分方程都能求出它的解?请举例说明你的结论.

　　2. 一阶线性微分方程的特点是什么?下列微分方程哪些是一阶线性微分方程?

　　(1) $2yy' = x\ln x$;(2) $(x^2-1)y' + 2xy = \cos x$;(3) $(y')^2 + xy = e^x$.

练习题 6-2

　　1. 求下列可分离变量微分方程的通解:

　　(1) $\dfrac{dy}{dx} = 2xy$;

　　(2) $\dfrac{dy}{dx} = e^{x-y}$;

　　(3) $y(1+x^2)dy + x(1+y^2)dx = 0$;

　　(4) $\cos x \sin y dx + \sin x \cos y dy = 0$.

　　2. 求下列齐次方程的通解:

　　(1) $\dfrac{dy}{dx} = \dfrac{y}{x+y}$;

　　(2) $x\dfrac{dy}{dx} = y\ln\dfrac{y}{x}$.

　　3. 求下列一阶线性微分方程的通解:

　　(1) $xy' - 2y = 2x^4$;

　　(2) $y' - \dfrac{y}{x-2} = 2(x-2)^2$;

(3) $y' + y\cos x = \mathrm{e}^{-\sin x}$;　　　　　　　　(4) $y' + 2xy = 2x\mathrm{e} - x^2$.

4. 求下列微分方程满足所给初值条件的特解:

(1) $y' = \mathrm{e}^{2x-y}$, $y(0) = 0$;　　　　　　　　(2) $y'\sin x = y\ln y$, $y\left(\dfrac{\pi}{2}\right) = \mathrm{e}$;

(3) $y' = \dfrac{x}{y} + \dfrac{y}{x}$, $y(1) = 2$;　　　　　　　(4) $y' + y = x\mathrm{e}^{-x}$, $y(0) = 4$;

(5) $(y^2 - 6x)y' + 2y = 0$, $y(1) = 1$.

第三节　二阶常系数齐次线性微分方程

二阶及二阶以上的微分方程统称为高阶微分方程. 本节先简要介绍二阶线性微分方程的概念及解的结构定理, 然后重点介绍二阶常系数齐次线性微分方程的通解结构定理, 并推导二阶常系数齐次线性微分方程的通解.

一、二阶线性微分方程的概念

(一) 二阶线性微分方程

形如

$$y'' + P(x)y' + Q(x)y = f(x) \tag{6-16}$$

的方程, 称为二阶线性微分方程. 其中, $P(x)$、$Q(x)$ 是系数函数, $f(x)$ 为自由项.

当 $f(x) \equiv 0$ 时,

$$y'' + P(x)y' + Q(x)y = 0 \tag{6-17}$$

称为二阶齐次线性微分方程.

当 $f(x) \neq 0$ 时, 式(6-16)称为二阶非齐次线性微分方程.

(二) 二阶常系数线性微分方程

当系数函数 $P(x)$、$Q(x)$ 均是常数时, 则称

$$y'' + py' + qy = 0 \tag{6-18}$$

为二阶常系数齐次线性微分方程.

称

$$y'' + py' + qy = f(x)$$

为二阶常系数非齐次线性微分方程.

本节仅讨论二阶常系数齐次线性微分方程(6-18)的求解问题.

二、二阶常系数齐次线性微分方程的通解

(一) 二阶齐次线性微分方程解的结构

定理 6-1　如果 $y_1(x)$、$y_2(x)$ 是二阶齐次线性微分方程 (6-17) 的两个解, 那么 $y = C_1 y_1(x) + C_2 y_2(x)$ 也是方程(6-17)的解, 其中 C_1、C_2 是任意常数.

二阶齐次线性微分方程的解 $y = C_1 y_1(x) + C_2 y_2(x)$ 中含有两个任意常数. 这个解是否为通解? 答案是否定的. 若 $y_1(x)$ 是二阶齐次线性微分方程(6-17)的解, 则 $y_2(x) = C_0 y_1(x)$ 也是方程(6-17)的解, 那么 $y = (C_1 + C_0 C_2)y_1(x)$ 中只有一个任意常数 $(C_1 + C_0 C_2)$. 因此, 它不可能是二阶齐次线性微分方程(6-17)的通解.

那么，$y_1(x)$、$y_2(x)$之间究竟应该具备什么条件，才能使$y = C_1y_1(x) + C_2y_2(x)$是二阶齐次线性微分方程（6-17）的通解？为此，引进函数组的线性相关和线性无关的概念.

（二）线性相关与线性无关

定义 6-6　如果$y_1(x), y_2(x), \cdots, y_n(x)$是定义在区间$I$上的$n$个函数，如果存在$n$个不全为零的常数$k_1, k_2, \cdots, k_n$，使得当$x \in I$时有恒等式

$$k_1y_1(x) + k_2y_2 + \cdots + k_ny_n \equiv 0$$

成立，那么称这n个函数在区间I上线性相关；否则称线性无关.

例如，$1, \cos^2 x, \sin^2 x$在整个数轴上是线性相关的；因为取$k_1 = 1, k_2 = k_3 = -1$，$1 - \cos^2 x - \sin^2 x \equiv 0$.

又如，$1, x, x^2$在任何区间I上均是线性无关的.

（三）二阶常系数齐次线性微分方程的通解结构

定理 6-2　如果$y_1(x)$、$y_2(x)$是二阶常系数齐次线性微分方程的两个线性无关的特解，那么$y = C_1y_1(x) + C_2y_2(x)$就是方程的通解，其中$C_1$、$C_2$是两个任意常数.

例 6-9　验证：$y_1(x) = \cos x$和$y_2(x) = \sin x$是二阶常系数齐次线性微分方程$y'' + y = 0$的两个解，并写出该微分方程的通解.

解　对$y_1(x) = \cos x, y_2(x) = \sin x$分别求导，得

$$y_1'(x) = -\sin x, \ y_1''(x) = -\cos x;$$

$$y_2'(x) = \cos x, \ y_2''(x) = -\sin x.$$

把它们代入方程，得

$$-\cos x + \cos x = 0, \ -\sin x + \sin x = 0.$$

所以，$y_1(x) = \cos x$与$y_2(x) = \sin x$都是微分方程的解. 由于

$$\frac{y_2(x)}{y_1(x)} = \frac{\sin x}{\cos x} \neq 常数，$$

所以，$y_1(x) = \cos x$、$y_2(x) = \sin x$是线性无关的两个解. 由定理（6-2），方程的通解为

$$y = C_1\cos x + C_2\sin x.$$

其中C_1、C_2是任意常数.

（四）二阶常系数齐次线性微分方程的解法

由定理（6-2）可知，求出二阶常系数齐次线性微分方程（6-18）的通解的关键，是找出方程的两个线性无关的特解. 如何求得方程的两个线性无关的特解呢？

指数函数$y = e^{rx}$（r是常数）和它的各阶导数都只相差一个常数因子，因此我们猜想，如果选取适当的常数r，有可能使$y = e^{rx}$满足式（6-18）.

设$y = e^{rx}$（r是常数）是二阶常系数齐次线性微分方程（6-18）的解，则$y' = re^{rx}$，$y'' = r^2e^{rx}$.

把y, y', y''代入二阶常系数齐次线性微分方程（6-18），整理后得

$$(r^2 + pr + q)e^{rx} = 0.$$

由于$e^{rx} \neq 0$，故得

$$r^2 + pr + q = 0. \tag{6-19}$$

这就是说，只要待定系数r是一元二次方程$r^2 + pr + q = 0$的根，函数$y = e^{rx}$就是二阶常系数齐次线性微分方程（6-18）的解. 我们称式（6-19）是二阶常系数齐次线性微分方程（6-18）的**特征方程**. 特征方程（6-19）中，r^2, r的系数及常数项，依次是二阶常系数齐次线性微分方程（6-18）中，y''，

y'，y 的系数.

由一元二次方程的求根公式，可得特征方程（6-19）的**根（特征根）**为

$$r_{1,2} = \frac{-p \pm \sqrt{p^2 - 4q}}{2}.$$

下面按照特征根的三种不同情况，分别讨论二阶常系数齐次线性微分方程通解的解法.

1. 当 $p^2 - 4q > 0$ 时，特征方程（6-19）有两个不相等的实根 r_1，r_2，即

$$r_1 = \frac{-p + \sqrt{p^2 - 4q}}{2}, \quad r_2 = \frac{-p - \sqrt{p^2 - 4q}}{2}.$$

$y_1 = e^{r_1 x}$，$y_2 = e^{r_2 x}$ 都是微分方程（6-18）的解，且

$$\frac{y_2(x)}{y_1(x)} = e^{(r_2 - r_1)x} \neq 常数,$$

即 $y_1 = e^{r_1 x}$，$y_2 = e^{r_2 x}$ 线性无关. 因此，微分方程（6-18）的通解为

$$y = C_1 e^{r_1 x} + C_2 e^{r_2 x}.$$

其中 C_1、C_2 为任意常数.

2. 当 $p^2 - 4q = 0$ 时，特征方程（6-19）有两个相等的实根 $r_1 = r_2 = -\dfrac{p}{2}$. 这时，微分方程（6-18）只有一个特解 $y_1 = e^{r_1 x}$，还要找出另一个特解 y_2，且使得 y_1，y_2 线性无关，即 $\dfrac{y_2}{y_1} \neq 常数$.

设 $\dfrac{y_2}{y_1} = u(x)$，即 $y_2 = u(x) e^{r_1 x}$. 下面来求 $u(x)$.

对 y_2 求导，得

$$y_2' = e^{r_1 x}(u' + r_1 u), \quad y_2'' = e^{r_1 x}(u'' + 2r_1 u' + r_1^2 u).$$

将 y_2，y_2'，y_2'' 代入微分方程（6-18），整理后得

$$e^{r_1 x}\left[u'' + (2r_1 + p)u' + (r_1^2 + pr_1 + q)u\right] = 0.$$

由于 $e^{r_1 x} \neq 0$，故得

$$u'' + (2r_1 + p)u' + (r_1^2 + pr_1 + q)u = 0.$$

由于 $r_1 = -\dfrac{p}{2}$ 是特征方程（6-19）的根，所以

$$2r_1 + p = 0, \, r_1^2 + pr_1 + q = 0.$$

于是

$$u'' = 0.$$

因此，只要取一个满足上式且不为常数的函数 $u(x)$，即可得到所要求的 y_2.

不妨取 $u(x) = x$，得到微分方程（6-18）的另一个特解 $y_2 = x e^{r_1 x}$. 显然，$y_1 = e^{r_1 x}$ 与 $y_2 = x e^{r_1 x}$ 线性无关. 因此，微分方程（6-18）的通解为

$$y = C_1 e^{r_1 x} + C_2 x e^{r_1 x},$$

即

$$y = (C_1 + C_2 x) e^{r_1 x}.$$

其中 C_1、C_2 是任意常数.

3. 当时 $p^2 - 4q < 0$，特征方程(6-19)有一对共轭复根 $r_{1,2} = \alpha \pm i\beta (\beta > 0)$.

这时，微分方程(6-18)有两个复函数形式的特解

$$y_1 = e^{(\alpha + i\beta)x}, \ y_2 = e^{(\alpha - i\beta)x}.$$

为了得出实值函数形式的解，根据欧拉公式

$$e^{i\theta} = \cos\theta + i\sin\theta.$$

知识链接

欧拉公式是复分析领域的公式，它将三角函数与复指函数关联起来，因其提出者莱昂哈德·欧拉而得名. 欧拉公式提出，对于任意 x，$e^{ix} = \cos x + i\sin x$. 欧拉公式在数学、物理和工程领域应用广泛.

当 $x = \pi$ 时，欧拉公式变成 $e^{i\pi} + 1 = 0$，即欧拉恒等式，它被誉为"最美的公式"、"上帝公式".

将 $y_1(x)$、$y_2(x)$ 改写成

$$y_1 = e^{(\alpha + i\beta)x} = e^{\alpha x}(\cos\beta x + i\sin\beta x),$$

$$y_2 = e^{(\alpha - i\beta)x} = e^{\alpha x}(\cos\beta x - i\sin\beta x).$$

由定理6-1可知，函数

$$\overline{y_1} = \frac{1}{2}(y_1 + y_2) = e^{\alpha x}\cos\beta x,$$

$$\overline{y_2} = \frac{1}{2}(y_1 - y_2) = e^{\alpha x}\sin\beta x,$$

也都是微分方程(6-18)的解，且

$$\frac{\overline{y_2}}{\overline{y_1}} = \frac{e^{\alpha x}\sin\beta x}{e^{\alpha x}\cos\beta x} = \tan\beta x \neq 常数,$$

即 $\overline{y_1}$，$\overline{y_2}$ 线性无关. 因此，微分方程(6-18)的通解为

$$y = e^{\alpha x}(C_1\cos\beta x + C_2\sin\beta x).$$

其中 C_1、C_2 是任意常数.

综上所述，求二阶常系数齐次线性微分方程

$$y'' + py' + qy = 0$$

的通解的步骤如下：

第一步：写出特征方程 $r^2 + pr + q = 0$；

第二步：求出特征方程的两个根 r_1, r_2；

第三步：根据两个根 r_1, r_2 的不同情况，按照表格6-1写出微分方程的通解：

表6-1　二阶常系数齐次线性微分方程的通解

特征方程 $r^2 + pr + q = 0$ 的两个根 r_1, r_2	微分方程 $y'' + py' + qy = 0$ 的通解
两个不相等的实根 r_1, r_2	$y = C_1 e^{r_1 x} + C_2 e^{r_2 x}$
两个相等的实根 $r_1 = r_2$	$y = (C_1 + C_2 x)e^{r_1 x}$
一对共轭复根 $r_{1,2} = \alpha \pm \beta i (\beta > 0)$	$y = e^{\alpha x}(C_1\cos\beta x + C_2\sin\beta x)$

例 6-10　求微分方程 $y'' - 2y' - 3y = 0$ 的通解.

解　微分方程的特征方程为

$$r^2 - 2r - 3 = 0,\ 即\ (r+1)(r-3) = 0.$$

其根 $r_1 = -3$，$r_2 = 3$ 是两个不相等的实根，因此微分方程的通解为

$$y = C_1 e^{-x} + C_2 e^{3x}.$$

例 6-11　求微分方程 $y'' - 2y' + 5y = 0$ 的通解.

解　微分方程的特征方程为

$$r^2 - 2r + 5 = 0.$$

其根是一对共轭复根 $r_1 = 1 + 2i$，$r_2 = 1 - 2i$．因此微分方程的通解为

$$y = e^x(C_1 \cos 2x + C_2 \sin 2x).$$

点滴积累

本节的重点是运用二阶齐次线性微分方程解的结构定理，推导出二阶常系数齐次线性微分方程的通解：根据微分方程所对应的特征方程（一元二次方程）根的不同情况，写出不同的通解（表 6-1）．要牢记解题步骤及表 6-1.

思考题

1. 二阶常系数齐次线性微分方程的通解结构定理 6-2，能否推广到系数函数 $P(x)$、$Q(x)$ 不是常数的二阶齐次线性微分方程？

2. 在求二阶常系数齐次线性微分方程的解法的过程中，我们应用了数学猜想，并最终验证了猜想是正确的．你还知道哪些数学猜想应用的案例？

练习题 6-3

1. 求下列微分方程的通解：

(1) $y'' + y' - 2y = 0$；　　　　　(2) $y'' - 4y' = 0$；

(3) $y'' - 10y' + 25y = 0$；　　　(4) $y'' + 6y' + 13y = 0$.

2. 求下列微分方程满足所给初值条件的特解：

(1) $y'' - 4y' + 3y = 0$，$y(0) = 6$，$y'(0) = 10$；

(2) $4y'' + 4y' + y = 0$，$y(0) = 2$，$y'(0) = 0$；

(3) $y'' - 4y' + 13y = 0$，$y(0) = 0$，$y'(0) = 3$.

第四节　微分方程在医学上的应用

由前面的引例，我们可以看到微分方程是解决实际问题的有力工具．微分方程在医学、生物、生态等领域都有广泛的应用．一般来说，用微分方程来解决实际问题，可分三个步骤：①根据所给的条件列出微分方程和相应的初值条件；②求微分方程的解；③通过解的性质来研究所提出的问

题. 这一节再举几个例子, 帮助读者进一步了解微分方程在医学中的应用, 同时让读者了解现代医学运用数学方法进行定量分析研究的一些方法和途径.

一、肿瘤生长模型

肿瘤是 21 世纪严重威胁人类健康的一种疾病, 也是医学生们熟悉和关注的疾病. 假设肿瘤的生长通常满足条件:

肿瘤体积增长率与当时肿瘤体积 $v(t)$ 和最大可容纳体积 M 与当时的肿瘤体积 $v(t)$ 之差的乘积成正比, 比例系数为 k. 因此 $v(t)$ 满足微分方程和初值条件

$$\frac{\mathrm{d}v(t)}{\mathrm{d}t} = kV(t)\left[M - V(t)\right],$$

且

$$v(0) = V_0.$$

分离变量, 得

$$\frac{\mathrm{d}v(t)}{V(t)\left[M - V(t)\right]} = k\mathrm{d}t.$$

两端积分, 得

$$\frac{v(t)}{M - V(t)} = Ce^{kMt}.$$

代入初值条件, 得

$$V(t) = \frac{M}{1 + \dfrac{M - V_0}{V_0}e^{kMt}}.$$

方程说明肿瘤的体积随着时间增长而增长, 但不能无限增长; 当体积接近最大体积时, 增长率放慢. 肿瘤生长模型准确地描述了肿瘤的生长规律, 让医学生能直观地了解微分方程在医学中应用. 同时这种模型还适用于细菌繁殖和人口增长等实际问题.

二、药物动力学模型

药物动力学是研究药物、毒物及其代谢物在体内的吸收、分布、代谢及排泄过程的定量规律的科学. 为了揭示药物在体内吸收、分布、代谢及排泄过程的定量规律, 通常从给药后的一系列时间采取血样, 测定血中的药物浓度, 然后对血药浓度与时间数据进行分析. 这里以一室模型中恒速静脉滴注情况来了解微分方程在医学中的应用.

一室模型近似地把机体看成一个动力学单元, 它适用于给药后, 药物瞬间分布到血液、其他体液及各器官、组织中, 并达成动态平衡的情况.

假定药物以恒定的速率 k_0 进行静脉滴注进入机体, 且药物在体内按一级速率过程消除, 消除的速率为常数 k. 则体内药物含量 x 随着时间 t 变化的规律满足微分方程

$$\frac{\mathrm{d}x}{\mathrm{d}t} = k_0 - kx,$$

且

$$x(0) = 0.$$

上述方程是一个一阶线性非齐次微分方程, 解方程, 得

$$x(t) = e^{-kt}\left(\frac{k_0}{k}e^{kt} + C\right).$$

代入初值条件，得

$$C = -\frac{k_0}{k}.$$

所以体内药物含量为

$$x(t) = e^{-kt}(\frac{k_0}{k}e^{kt} - \frac{k_0}{k}).$$

由此可知，体内的药物含量在恒速静脉滴注后随着时间的增长而增加，经过很长时间后，体内的药物含量趋于一个稳定水平 $x(t) = -\frac{k_0}{k}$。

三、传染病数学模型

随着人们生活环境的不断变化，总有一些新的、不断变异的病毒却悄悄地向人类袭来．传染病一旦得不到有效控制，会对人们的生命财产造成巨大的损失．因此，建立传染病的数学模型来描述传染病的传播过程，分析感染人数的变化规律，探索制止传染病蔓延的手段等，一直是相关专家关注的一个热点问题．这里我们仅按照一般的传染病传播机制研究最简单的传染病模型．我们假设传染病满足以下条件：

(1) 在疾病传播期内所考察地区的总人数 N 不变，既不考虑生死，也不考虑迁移．

(2) 人群分为易感染者和已感染者两类，以下简称健康者和病人．并记时刻 t 这两类人在总人数中所占的比例分别为 $s(t)$ 和 $i(t)$。

(3) 每个病人每天有效接触的平均人数是常数 λ，λ 称为日接触率．当病人与健康者有效接触时，使健康者受感染变为病人．

根据上述假设，每个病人每天可使 $\lambda s(t)$ 个健康者被感染．病人人数为 $Ns(t)$，每天共有 $\lambda s(t) i(t)$ 个健康者被感染．于是 $\lambda s(t) i(t)$ 就是病人人数 $Ns(t)$ 的增加率，即

$$\frac{di}{dt} = \lambda s(t) i(t).$$

又因为 $s(t) + i(t) = 1$，记初始时刻 $t = 0$ 时的病人的比例为 i_0，则

$$\frac{di}{dt} = \lambda i(t)[1 - i(t)],$$

且

$$i(0) = i_0.$$

解得

$$i(t) = \frac{M}{1 + \frac{1 - i_0}{i_0} e^{-\lambda t}}.$$

当 $i(t) = \frac{1}{2}$ 时，$\frac{di}{dt}$ 达到最大值．即 $t = -\frac{1}{\lambda} \ln \frac{i_0}{1 - i_0}$ 时刻，病人增加得最快，可以认为是医院门诊量最大的一天，预示着传染病高潮的到来，是医疗卫生部门关注的时刻．

点滴积累

本节介绍了一阶微分方程在医学上的三种常见应用模型：肿瘤生长模型、药物动力学模型、传染病数学模型．建立微分方程是关键，利用已知条件求解出符合实际问题的微分方程的特解，充分体现出微分方程在医学上的应用价值．

微分方程在实际问题中的应用还有很多,你还能举出几个案例吗?

练习题 6-4

1. 人工繁殖细菌,其增长速度和当时的细菌数成正比.

(1) 如果经过 4 小时的细菌数即为原来细菌数的 2 倍,那么经过 12 小时应有多少?

(2) 如在 3 小时的时候,有细菌 10^4 个,在 5 小时的时候有 4×10^4 个,那么在开始时有多少个细菌?

2. 假设某人每天从食物中获取 10 500J 热量,其中 5 040J 用于基础代谢.他每天的活动强度,相当于每千克体重消耗热量 67.2J.此外余下的热量均以脂肪的形式储存起来,每 42 000J 可转化为 1kg 脂肪.试问该人体重随着时间变化的规律(假定初始体重为 75kg)?

3. 检验人员对某蓄水池定期抽取单位容积水样观察,测得该水池中大肠杆菌的相对增殖率为 $\dfrac{1}{x}\dfrac{\mathrm{d}x}{\mathrm{d}t} = r - kx$,其中 r, k 均为正数.试分析该水池中大肠杆菌的繁殖规律.

拓展阅读

微分方程发展史

微分方程是联系着自变量、未知函数及其导数的关系式.微分方程理论是伴随着微积分理论发展起来的,微积分是它的母体,生产生活实践是它生命的源泉.常微分方程诞生于数学与自然科学(物理学、力学等)进行崭新结合的 16、17 世纪,成长于生产实践和数学的发展进程,表现出强大的生命力和活力,蕴涵着丰富的数学思想方法.17 世纪,牛顿和莱布尼茨发明了微积分,同时也开创了微分方程的最初研究.1691 年,莱布尼茨给出了变量分离法.1694 年,莱布尼茨使用了常数变易法把一阶常微分方程化成积分.1695 年,雅可比·伯努利给出著名的伯努利方程.1734 年,欧拉给出了恰当方程的定义.1739 年,克莱罗提出了积分因子的概念,欧拉确定了可采用积分因子的方程类属.在 18 世纪前半叶,常微分方程的研究重点是对初等函数施行有限次代数运算、变量代换和不定积分把解表示出来;至 18 世纪下半叶,数学家们又讨论了求线性常微分方程解的常数变易法和无穷级数解法等方法;至 18 世纪末,常微分方程已发展成一个独立的数学分支.19 世纪,柯西、刘维尔、维尔斯特拉斯和皮卡对初值问题的存在唯一性理论作了一系列研究,建立了解的存在性的优势函数、逐次逼近等证明方法.20 世纪,随着应用的深入,出现了不少新型的微分方程(组),微分方程进入了广泛深入发展阶段.按照历史年代划分,常微分方程研究的历史发展大体可分为四个阶段:18 世纪及其以前;19 世纪初期和中期;19 世纪末期及 20 世纪初期;20 世纪中期以后.按照研究内容分可以分为:常微分方程经典阶段——以通解为主要研究内容;常微分方程适定性理论阶段——以定解问题的适定性理论为研究内容;常微分方程解析理论阶段——以解析理论为研究内容;常微分方程定性理论阶段——以定性与稳定性理论为研究内容.

目前常微分方程的研究领域比以往任何时候都广泛,已经发展出常微分方程一般理论、边值问题、定性理论、稳定性理论、泛函微分方程和差分方程、微分方程的渐近理论、巴拿赫空间极其抽象空间的微分方程、控制理论问题以及随机微分方程等分支学科.

本章主要学习了微分方程的一些基本概念、一阶微分方程、二阶常系数齐次线性微分方程的基本解法，以及微分方程在医学中的简单应用．准确判断微分方程的类型，然后选用适当的方法进行求解．微分方程这个数学工具有深刻而生动的实际背景，本章中我们就用微分方程模型来解决了医学中的一些实际问题．

本章就是由求微分方程的通解引出后续知识点，以求解为基础不断拓展，我们要学习基础题解技巧，培养自己多方面思考问题的能力以及敏锐的判断力．

（胡 艳）

复习题六

1. 选择题

(1) 微分方程 $(y')^2 + (y'')^3 + xy^4 = 0$ 的阶数是（   ）.

　A. 一阶；　　　　　　　B. 二阶；　　　　　　　C. 三阶；　　　　　　　D. 四阶.

(2) 微分方程 $x^3 y''' + x^2 y'' - 4xy' = 3x^2$ 的通解中，任意常数的个数是（   ）.

　A. 1；　　　　　　　　B. 2；　　　　　　　　C. 3；　　　　　　　　D. 4.

(3) 下列方程为可分离变量的微分方程的是（   ）.

　A. $(x+y)\,dx = y^2\,dy$；　　　　　　　　B. $x(dx+dy) = y(dx-dy)$；

　C. $x^2\,dy + y\,dx = (1+x)\,dx$；　　　　　D. $x(y\,dx - dy) = y\,dx$.

(4) 微分方程 $y\,dx - x\,dy = x^2 e^x\,dx$ 是（   ）.

　A. 可分离变量的方程；　　　　　　　　　B. 齐次方程；

　C. 一阶线性微分方程；　　　　　　　　　D. 二阶线性微分方程.

(5) 微分方程 $y' = 3y^{\frac{2}{3}}$ 的一个特解是（   ）.

　A. $y = (x+2)^3$；　　B. $y = x^3 + 1$；　　C. $y = (x+C)^2$；　　D. $y = C(x+1)^3$.

(6) 下列微分方程中，其通解为 $y = C_1 \cos x + C_2 \sin x$ 的是（   ）.

　A. $y'' - y' = 0$；　　B. $y'' + y' = 0$；　　C. $y'' - y = 0$；　　D. $y'' + y = 0$.

2. 填空题

(1) 微分方程的阶是由方程中_____决定.

(2) 函数 $y = x - C - \dfrac{1}{x-C}$ _____（"是"，"不是"）微分方程 $y'(y'-1) = (2-y')^2$ 的解.

(3) 微分方程 $y'' = \dfrac{y(1-x)}{x}$ 的通解是_____.

(4) 函数 $y = (1+x)^2 u(x)$ 是方程 $y' - \dfrac{2}{x+1}y = (x+1)^2$ 的通解，则 $u(x) = $ _____.

(5) 微分方程 $y' + 2xy = 0$ 满足初值条件 $y(1) = e$ 的特解是_____.

(6) 微分方程 $y'' + 4y' - 5 = 0$ 的通解是_____.

3. 求下列微分方程的通解：

(1) $x \ln x\,dy = \dfrac{1}{y}\,dx$；　　　　　　　(2) $\cos y\,dx + (1 - e^{-x}) \sin y\,dy = 0$；

(3) $(x^2 + y^2)\,dx - xy\,dy = 0$; 　(4) $xy' + y = x^2 + 3x + 2$;

(5) $(x^2 - 1)\,y' + 2xy - \cos x = 0$; 　(6) $y'' - 2y' + 2y = 0$.

4. 求下列微分方程满足所给初值条件的特解:

(1) $(xy^2 + y^2)\,dx - (x^2 + x^2 y)\,dy = 0$, $y(1) = -1$;

(2) $y' - 3y = xe^{3x}$, $y(0) = 2$;

(3) $y' + \dfrac{y}{x} = \dfrac{\sin x}{x}$, $y(\pi) = 1$;

(4) $y'' - 3y' - 4y = 0$, $y(0) = 0$, $y'(0) = -5$.

5. 解答题

ER 6-3

扫一扫,
测一测

(1) 若平面上曲线 $F(x, y) = 0$ 过点 $(-4, 3)$, 且曲线上任一点的切线垂直于该点与原点的连线, 求曲线 $F(x, y) = 0$ 的方程.

(2) 一容器盛有盐水 100L, 其中含盐 50g. 现以含盐 2g/L 的盐水, 以 3L/min 的速度注入容器内, 设流入的盐水与原来的盐水因搅拌而成为均匀的混合物. 同时此混合物又以流速为 2L/min 流出, 试求 30 分钟后, 容器内所含的盐量.

第七章 | 多元函数微积分

教学课件

思维导图

学习目标

1. 掌握：二元函数的定义域；二元函数的全微分；复合函数一阶、二阶偏导数的求法；由方程 $F(x, y, z) = 0$ 所确定隐函数 $z = z(x, y)$ 的一阶偏导数计算方法；二元函数无条件极值的求法.

2. 熟悉：二元函数的一阶、二阶偏导数的求法.

3. 了解二元函数的概念、几何意义、极限与连续的概念及偏导数和全微分的概念.

4. 具有利用多元函数微积分解决一些简单的医学等实际问题的能力.

5. 能够通过量变引起质变的道理，强化护理职业素养和安全生产意识.

情景导入

在临床中，经常遇见某一症状会有多个病因，一个药品由多种成分组成等情况. 这种不只受一个，而是受两个或者多个自变量影响的函数，即多元函数.

在研究二元函数时，与一元函数相比，常常会出现一些本质的不同，而三元及三元以上函数与二元函数相比在本质上就没有多大差别. 因此，本章主要研究二元函数的定义、几何表示、极限与连续、偏导数、全微分和二重积分等内容.

请思考：

1. 一元函数与二元函数的区别是什么？如何将二元函数变成一元函数？

2. 如何用一元函数的导数研究二元函数的偏导数？

第一节　多元函数的基本概念

本节以二元函数为主，研究二元函数的定义、几何表示、极限与连续等基本概念. 需要注意的是，学习时务必结合一元函数.

一、多元函数的概念

设圆柱体的底半径为 r，高为 h，则圆柱体的体积为 $V = \pi r^2 h$. 当 r 和 h 每取定一组值时，就有一确定的体积值 V，即体积依赖于底半径和高的变化而变化. 在这个例子中，当两个变量在允许范围内取一组数时，按照对应法则，另一个变量就有确定的值与之对应，这样就可以得出二元函数、多元函数的定义. 在此之前先学习区域的概念.

（一）区域的概念

由一条或几条光滑曲线所围成的具有连通性（如果一块部分平面内任意两点均可用完全属于此部分平面的折线连结起来，这样的部分平面称为具有连通性）的部分平面，这样的部分平面称为**区域**. 对于 xOy 面上的一个区域，如果可以被包含在以原点为圆心的某一圆内，则称这个区域是有界区域；否则，称为无界区域. 包括全部边界的区域称为闭区域；不包括边界上任何点的区域称为开区域. 围成区域的曲线称为区域的边界，边界上的点称为边界点.

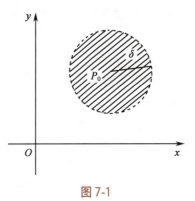

图 7-1

常见区域有：

矩形域：$a<x<b,c<y<d$.

圆域：$(x-x_0)^2+(y-y_0)^2<\delta^2(\delta>0)$.

设 $P_0(x_0,y_0)$ 是平面上任一点，则平面上以 P_0 为中心，以 δ 为半径的圆内部所有点的集合称为 P_0 的 δ（圆形）邻域（图 7-1），记作 $U(P_0,\delta)$，即

$$U(P_0,\delta)=\{P \mid \lvert P-P_0 \rvert <\delta\}=\{(x,y)\mid(x-x_0)^2+(y-y_0)^2<\delta^2\}.$$

一般称圆域 $\{(x,y)\mid(x-x_0)^2+(y-y_0)^2<\delta^2\}$ 为平面上点 $P_0(x_0,y_0)$ 的 δ 邻域，而称不包含点 P_0 的邻域为去心邻域.

（二）二元函数的概念

定义 7-1 设有三个变量 x,y 和 z，如果当变量 x,y 在它们的变化范围 D 中任意取一对值 x,y 时，按照给定的对应关系 f，变量 z 都有唯一确定的数值与它对应，则称 f 是 D 上的**二元函数**，记作 $z=f(x,y)$，其中 x,y 称为自变量，z 称为因变量（即关于 x,y 的函数），D 称为函数 $z=f(x,y)$ 的定义域.

类似地，我们可以定义二元及二元以上的函数，统称为**多元函数**.

例 7-1 求函数 $f(x,y)=\sqrt{16-x^2-y^2}$ 的定义域，并计算 $f(2,0)$.

解 显然当根式内的表达式非负时才有确定的 z 值，所以定义域为

$$D=\{(x,y)\mid x^2+y^2\leqslant16\}$$

在 xOy 平面上，D 表示由圆周 $x^2+y^2=16$ 以及圆周内的全部点所构成的区域，它是一个有界闭区域.

$$f(2,0)=\sqrt{16-2^2-0^2}=2\sqrt{3}.$$

例 7-2 求函数 $z=\arccos(x^2+y^2)$ 的定义域.

解 所求定义域为 $D=\{(x,y)\mid x^2+y^2\leqslant1\}$

D 在 xOy 平面上表示为以 $x^2+y^2=1$ 为边界的闭区域.

（三）空间直角坐标系

空间直角坐标系的基本概念：过空间一定点 O，由三条互相垂直的数轴，且它们的正方向构成右手系（图 7-2），组成一个**空间直角坐标系**.

原点 O，坐标轴：x 轴、y 轴、z 轴，坐标面：xOy 面、yOz 面、zOx 面，卦限（八个）.

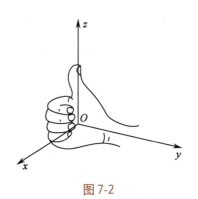

图 7-2

判断坐标的右手系

右手大拇指指向 z 轴方向,其余四指由 x 轴握向 y 轴方向,如果成功,那么判定为右手系.

右手坐标系中:从旋转轴的上方看下,逆时针方向为旋转正方向.

如图 7-3 所示,过空间任意一点 M 分别作 xOy 面、yOz 面、zOx 面的垂线,垂足分别为 D、E、F,则称点 D、E、F 分别为点 M 在 xOy 面、yOz 面、zOx 面上的投影. 若 A 在 x 轴上的坐标为 a,B 在 y 轴上的坐标为 b,C 在 z 轴上的坐标为 c,则 M 点与有序数组 (a,b,c) 建立了一一对应关系,称有序数组 (a,b,c) 为点 M 的坐标,a、b、c 分别称为点 M 的横坐标、纵坐标、竖坐标.

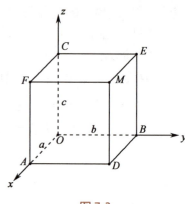

图 7-3

(四) 二元函数的几何表示

对于二元函数 $z=f(x,y)$ 的几何表示,将变量 x,y,z 的值作为空间点在空间直角坐标系的坐标,在该函数定义域 D 内任意一点 $P(x,y)$ 可得对应的函数值 $z=f(x,y)$,这样在空间直角坐标系中就确定了点 $M(x,y,z)$ 与点 $P(x,y)$ 的对应. 当点 $P(x,y)$ 在定义域 D 内变动时,对应点 $M(x,y,z)$ 的轨迹就是二元函数 $z=f(x,y)$ 的图形,如图 7-4 所示. 一般来说,它是一张曲面,定义域 D 是该曲面在平面 xOy 的投影.

例 7-3 画出二元函数 $x+y=1$ 的图形.

解 该二元函数表示为母线平行于 z 轴,在 xOy 面上的准线为 $x+y=1$ 的柱面(平面)方程. 如图 7-5 所示.

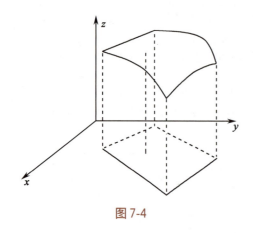

图 7-4

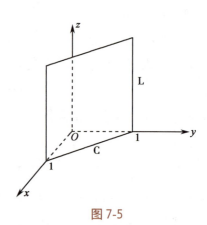

图 7-5

二、二元函数的极限与连续

(一) 二元函数的极限

定义 7-2 设二元函数 $z=f(x,y)$ 在平面上点 $P_0(x_0,y_0)$ 的某邻域内有定义[但在点 $P_0(x_0,y_0)$ 可以没有定义],如果当点 $P(x,y)$(属于这个邻域)以任意方式趋向于点 $P_0(x_0,y_0)$ 时,对应的函数值 $f(x,y)$ 趋向于一个确定的常数 A,则称 A 是函数 $z=f(x,y)$ 当 $P(x,y) \to P_0(x_0,y_0)$ 时的**极限**,也称为二重极限,记作

$$\lim_{\substack{x \to x_0 \\ y \to y_0}} f(x,y) = A \text{ 或 } \lim_{P \to P_0} f(P) = A$$

多元函数极限的计算也有与一元函数类似的运算法则.

例 7-4 计算 $\lim\limits_{\substack{x\to 0\\y\to 0}}\dfrac{\sin xy^2}{y^2}$.

解
$$\lim_{\substack{x\to 0\\y\to 0}}\frac{\sin xy^2}{y^2}=\lim_{\substack{x\to 0\\y\to 0}}\frac{\sin xy^2}{xy^2}\,x=1\cdot\lim_{\substack{x\to 0\\y\to 0}}x=0.$$

通过定义可以看出,二元函数极限的定义在形式上与一元函数极限的定义相似,但由于 $P\to P_0$ 方式任意导致二元函数的极限要复杂得多,即使当点 $P(x,y)$ 沿着很多路径趋向于点 $P_0(x_0,y_0)$ 时,二元函数 $z=f(x,y)$ 对应的函数值趋近于同一个常数,我们也不能断定 $\lim\limits_{\substack{x\to x_0\\y\to y_0}}f(x,y)$ 存在;如果当 $P(x,y)$ 沿某两条不同的曲线趋向于 $P_0(x_0,y_0)$ 时,函数 $z=f(x,y)$ 趋向于不同的值,那么可以断定 $\lim\limits_{\substack{x\to x_0\\y\to y_0}}f(x,y)$ 不存在.

例 7-5 证明函数 $f(x,y)=\dfrac{xy}{x^2+y^2}$ 当 $(x,y)\to(0,0)$ 时极限不存在.

证 函数 $f(x,y)=\dfrac{xy}{x^2+y^2}$ 在 $(0,0)$ 的邻域内有定义 [点 $(0,0)$ 除外];当点 $P(x,y)$ 沿直线 $y=kx$ 趋于点 $(0,0)$ 时有

$$\lim_{\substack{x\to 0\\y=kx}}f(x,y)=\lim_{\substack{x\to 0\\y=kx}}\frac{xy}{x^2+y^2}=\lim_{x\to 0}\frac{kx^2}{x^2+k^2x^2}=\frac{k}{1+k^2},$$

当 k 取不同数值时,上式的值就不相等,因此 $\lim\limits_{\substack{x\to 0\\y\to 0}}f(x,y)$ 不存在.

(二)二元函数的连续性

定义 7-3 设函数 $z=f(x,y)$ 在点 $P_0(x_0,y_0)$ 及其附近(某个邻域)有定义,如果

$$\lim_{\substack{x\to x_0\\y\to y_0}}f(x,y)=f(x_0,y_0)$$

则称函数 $z=f(x,y)$ 在点 $P_0(x_0,y_0)$ 处**连续**. 如果函数 $z=f(x,y)$ 在区域 D 内每一点处都连续,则称函数 $z=f(x,y)$ 在 D 内连续.

如果函数 $z=f(x,y)$ 在点 $P_0(x_0,y_0)$ 处不连续,则称点 $P_0(x_0,y_0)$ 为函数 $z=f(x,y)$ 的**间断点**或**不连续点**.

例如,函数 $f(x,y)=\dfrac{x}{x-y}$

当 $x-y=0$ 时函数 $z=f(x,y)$ 无定义,所以直线 $y=x$ 上的点都是它的间断点.

同一元连续函数相类似,二元连续函数的和、差、积、商(分母不等于零)及复合函数仍为连续函数.

设 (x_0,y_0) 是初等函数 $z=f(x,y)$ 的定义域内的任一点,则有

$$\lim_{\substack{x\to x_0\\y\to y_0}}f(x,y)=f(x_0,y_0).$$

同闭区间上一元连续函数的性质类似,在有界闭区域上的二元连续函数也有以下两个重要性质:

性质1（最值性质） 函数 $z=f(x,y)$ 在有界闭区域 D 上连续，必定有最大值和最小值；

性质2（介值性质） 函数 $z=f(x,y)$ 在有界闭区域 D 上连续，m 和 M 分别是最小值和最大值；若 u 是介于 m 和 M 之间的任意一个实数，则在 D 上至少存在一点 $P_0(x_0,y_0)$ 使得 $f(x_0,y_0)=u$.

> **点滴积累**
>
> 求二元函数的极限：可以应用一元函数求极限方法中的适用部分求二元函数的极限，比如：极限的局部有界性、局部保号性、四则运算法则、夹逼准则、两个重要的极限、变量代换法则、等价无穷小代换、分子分母有理化、无穷小量与有界变量的乘积仍为无穷小量、连续性等.

> **思考题**

如果二元函数 $z=f(x,y)$ 在定义域内分别对 x,y 都连续，那么二元函数 $z=f(x,y)$ 在定义域内是否连续？

> **练习题 7-1**

1. 求函数 $z=\sqrt{\ln\dfrac{4}{x^2+y^2}+\arccos\dfrac{1}{x^2+y^2}}$ 的定义域.

2. 已知函数 $f(u,v)=u^2+v^2$，求 $f(\sqrt{xy},x-y)$.

3. $\lim\limits_{\substack{x\to2\\y\to0}}\dfrac{\sin(xy)}{y}=$ _____.

4. 极限 $\lim\limits_{\substack{x\to0\\y\to0}}\dfrac{x^2y}{x^4+y^2}=$ _____.

    A. 等于 0   B. 不存在   C. 等于 $\dfrac{1}{2}$ D. 存在且不等于 0 或 $\dfrac{1}{2}$

5. 方程 $z^2-x^2-y^2=0$ 在空间表示 _____.

    A. 圆柱面；   B. 圆锥面；   C. 旋转单叶双曲面；   D. 两平面.

6. 求函数 $z=\cos\dfrac{1}{x+y}$ 的间断点.

第二节 偏导数与全微分

我们在研究一元函数变化率时引入了导数的概念，多元函数同样需要讨论变化率，而多元函数的自变量不止一个，在本节我们以二元函数 $z=f(x,y)$ 为例研究在其他自变量固定不变时，函数随一个自变量变化而变化的问题，从而引入偏导数和全微分的概念.

一、偏导数

（一）偏导数的概念

例 7-6 在几何中，圆柱体的体积 V、半径 r 和高 h 之间的关系为 $V=\pi r^2h$. 当半径 r 和高 h 变化时,体积 V 变化情况比较复杂,我们分两种比较特殊的情况来讨论.如果固定半径 r 这个变量(即 $r=$ 常数),体积 V 关于高 h 变化率为

$$\left(\frac{\mathrm{d}V}{\mathrm{d}h}\right)_{r=\text{常数}} = \pi r^2.$$

如果固定高 h 这个变量(即 $h=$ 常数),体积 V 关于半径 r 的变化率为

$$\left(\frac{\mathrm{d}V}{\mathrm{d}r}\right)_{h=\text{常数}} = 2\pi rh.$$

上述形式的变化率就称为多元函数的偏导数.

定义 7-4 设函数 $z=f(x,y)$ 在点 (x_0,y_0) 的某一邻域内有定义,当 y 的取值固定为 y_0,而 x 在 x_0 处有增量 Δx 时,相应地函数有增量 $f(x_0+\Delta x,y_0)-f(x_0,y_0)$,此时如果极限

$$\lim_{\Delta x \to 0} \frac{f(x_0+\Delta x,y_0)-f(x_0,y_0)}{\Delta x}$$

存在,则称此极限为函数 $z=f(x,y)$ 在点 (x_0,y_0) 处对 x 的**偏导数**,记作

$$\left.\frac{\partial z}{\partial x}\right|_{\substack{x=x_0 \\ y=y_0}},\quad \left.\frac{\partial f}{\partial x}\right|_{\substack{x=x_0 \\ y=y_0}},\quad f_x(x_0,y_0),\quad z_x(x_0,y_0).$$

类似地,可以定义函数 $z=f(x,y)$ 在点 (x_0,y_0) 处对 y 的**偏导数**,记作

$$\left.\frac{\partial z}{\partial y}\right|_{\substack{x=x_0 \\ y=y_0}},\quad \left.\frac{\partial f}{\partial y}\right|_{\substack{x=x_0 \\ y=y_0}},\quad f_y(x_0,y_0),\quad z_y(x_0,y_0).$$

对于二元函数 $z=f(x,y)$,若只有自变量 x 变化,而自变量 y 固定(即看作常量),$z=f(x,y)$ 即可视为一元函数,此时函数关于 x 的导数,就称为二元函数 $z=f(x,y)$ 关于 x 的偏导数.同理,可以理解二元函数 $z=f(x,y)$ 关于 y 的偏导数.

如果函数 $z=f(x,y)$ 在区域 D 内每一点 (x,y) 处对 x 的偏导数都存在,这个偏导数就是 x,y 的函数,则称它为函数 $z=f(x,y)$ 对自变量 x 的**偏导函数**,记作

$$\frac{\partial z}{\partial x},\frac{\partial f}{\partial x},z_x,f_x(x,y).$$

类似地,可以定义函数 $z=f(x,y)$ 对自变量 y 的**偏导函数**,并记作

$$\frac{\partial z}{\partial y},\frac{\partial f}{\partial y},z_y,f_y(x,y).$$

由偏导函数概念可知,$f(x,y)$ 在点 (x_0,y_0) 处对 x 的偏导数 $f_x(x_0,y_0)$,其实就是偏导函数 $f_x(x,y)$ 在点 (x_0,y_0) 处的函数值;$f_y(x_0,y_0)$ 就是偏导函数 $f_y(x,y)$ 在点 (x_0,y_0) 处的函数值.

以后如不混淆,偏导函数简称为**偏导数**.

例 7-6 中的两个导数 $\left(\frac{\mathrm{d}V}{\mathrm{d}h}\right)_{r=\text{常数}} = \pi r^2$ 和 $\left(\frac{\mathrm{d}V}{\mathrm{d}r}\right)_{h=\text{常数}} = 2\pi rh$,实质上是函数 $V=\pi r^2 h$ 的两个偏导数 $\frac{\partial V}{\partial h}$ 及 $\frac{\partial V}{\partial r}$.

由偏导数的定义知,求二元函数 $z=f(x,y)$ 的偏导数,只需使用一元函数的微分法.求 $\frac{\partial z}{\partial x}$ 时,把 y 看作常量,而对 x 求一元函数的导数;求 $\frac{\partial z}{\partial y}$ 时,把 x 看作常量,而对 y 求一元函数的导数.

例 7-7 求 $f(x, y) = \ln(1 + x^2 + y^2)$ 在点 $(1, 2)$ 的偏导数.

解法一 偏导数

$$\frac{\partial f}{\partial x} = \frac{2x}{1 + x^2 + y^2}, \quad \frac{\partial f}{\partial y} = \frac{2y}{1 + x^2 + y^2},$$

在 $(1, 2)$ 处的偏导数就是偏导数在 $(1, 2)$ 处的值, 所以

$$\frac{\partial f}{\partial x}\Big|_{(1, 2)} = \frac{1}{3}, \quad \frac{\partial f}{\partial y}\Big|_{(1, 2)} = \frac{2}{3}.$$

解法二 因为

$$f(x, 2) = \ln(5 + x^2), \quad f(1, y) = \ln(2 + y^2),$$

所以

$$f_x(1, 2) = \frac{2x}{5 + x^2}\Big|_{x=1} = \frac{1}{3}, \quad f_y(1, 2) = \frac{2y}{2 + y^2}\Big|_{y=2} = \frac{2}{3}.$$

例 7-8 设 $f(x, y) = e^{\arctan\frac{y}{x}} \ln(x^2 + y)$, 求 $f_x(1, 0)$.

解 如果先求偏导数 $f_x(x, y)$, 运算是比较繁杂的, 但是若先把函数中的 y 固定在 $y = 0$, 则有

$$f(x, 0) = 2\ln x, \quad 从而 f_x(x, 0) = \frac{2}{x}, \quad f_x(1, 0) = 2.$$

(二) 偏导数的几何意义

二元函数 $z = f(x, y)$ 在点 (x_0, y_0) 的偏导数有下述几何意义.

从偏导数的定义可知, 二元函数 $z = f(x, y)$ 在点 (x_0, y_0) 处对 x 的偏导数 $f_x(x_0, y_0)$, 就是一元函数 $z = f(x, y_0)$ 在 x_0 处的导数 $\dfrac{\mathrm{d}}{\mathrm{d}x} f(x, y_0)\big|_{x=x_0}$. 设 $M_0[x_0, y_0, f(x_0, y_0)]$ 为曲面 $z = f(x, y)$ 上的一点, 过 M_0 作平面 $y = y_0$, 这个平面在曲面上截得一曲线 $\begin{cases} z = f(x, y), \\ y = y_0. \end{cases}$

由一元函数的导数的几何意义可知 $\dfrac{\mathrm{d}f(x, y_0)}{\mathrm{d}x}\big|_{x=x_0}$ 即 $M_0 T_x$ 就是这条曲线 C_x 在点 M_0 处的切线 $M_0 T_x$ 对 x 轴的斜率, 即 $f_x(x_0, y_0) = \tan\alpha$ (图 7-6).

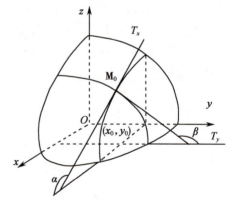

图 7-6

二、高阶偏导数

在偏导数的计算中, 二元函数 $z = f(x, y)$ 在区域 D 上的偏导数 $\dfrac{\partial z}{\partial x}, \dfrac{\partial z}{\partial y}$ 仍然是自变量 x, y 的函数, 如果 $\dfrac{\partial z}{\partial x}, \dfrac{\partial z}{\partial y}$ 还有偏导数, 可以继续对 x 或者 y 求偏导数, 则函数 $\dfrac{\partial z}{\partial x}, \dfrac{\partial z}{\partial y}$ 关于 x 或者 y 的偏导数, 我们称为函数 $z = f(x, y)$ 的 **二阶偏导数**. 按照对变量求偏导次序不同, 函数 $z = f(x, y)$ 有四个二阶偏导数, 记作

$$\frac{\partial}{\partial x}\left(\frac{\partial z}{\partial x}\right) = \frac{\partial^2 z}{\partial x^2} = f_{xx}(x, y), \quad \frac{\partial}{\partial y}\left(\frac{\partial z}{\partial x}\right) = \frac{\partial^2 z}{\partial x \partial y} = f_{xy}(x, y),$$

$$\frac{\partial}{\partial x}\left(\frac{\partial z}{\partial y}\right) = \frac{\partial^2 z}{\partial y \partial x} = f_{yx}(x, y), \quad \frac{\partial}{\partial y}\left(\frac{\partial z}{\partial y}\right) = \frac{\partial^2 z}{\partial y^2} = f_{yy}(x, y).$$

其中 $\frac{\partial^2 z}{\partial x \partial y} = f_{xy}(x, y)$ 和 $\frac{\partial^2 z}{\partial y \partial x} = f_{yx}(x, y)$ 称为**混合偏导数**，$\frac{\partial^2 z}{\partial x \partial y}$ 是先对 x 后对 y 求偏导数，$\frac{\partial^2 z}{\partial y \partial x}$ 是先对 y 后对 x 求偏导数. 同样地可以定义三阶、四阶……以及 n 阶偏导数. 二阶及二阶以上的偏导数称为**高阶偏导数**.

例 7-9 求函数 $z = x^3 y^2 - 3xy^3 - 2$ 的四个二阶偏导数.

解 因为

$$\frac{\partial z}{\partial x} = 3x^2 y^2 - 3y^3, \quad \frac{\partial z}{\partial y} = 2x^3 y - 9xy^2,$$

于是有

$$\frac{\partial}{\partial x}\left(\frac{\partial z}{\partial x}\right) = f_{xx}(x, y) = 6xy^2,$$

$$\frac{\partial}{\partial y}\left(\frac{\partial z}{\partial x}\right) = f_{xy}(x, y) = 6x^2 y - 9y^2,$$

$$\frac{\partial}{\partial x}\left(\frac{\partial z}{\partial y}\right) = f_{yx}(x, y) = 6x^2 y - 9y^2,$$

$$\frac{\partial}{\partial y}\left(\frac{\partial z}{\partial y}\right) = f_{yy}(x, y) = 2x^3 - 18xy.$$

从上例可以看出，两个二阶混合偏导数是相等的，但这个结论并不是对任意可求二阶偏导数的二元函数都成立，只有满足一定的条件，结论才成立.

定理 7-1 如果函数 $z = f(x, y)$ 的两个二阶混合偏导数在点 (x, y) 连续，则在该点有

$$\frac{\partial^2 z}{\partial x \partial y} = \frac{\partial^2 z}{\partial y \partial x}.$$

对于二元以上的函数的高阶偏导数可以类似定义，而且在混合偏导数连续的条件下，混合偏导数也与求偏导的次序无关.

三、全微分

前面在讨论一元函数的微分时，我们使用了增量的概念，如果一元函数 $y = f(x)$ 在点 x 处可导，则当自变量 x 有增量 Δx，函数的增量可以记作 $\Delta y = f(x + \Delta x) - f(x) = f'(x)\Delta x + o(\Delta x)$.

我们称 $f'(x)\Delta x$ 为函数的微分 dy.

在二元函数中，两个自变量都取得增量时，就产生了全增量的问题.

给定二元函数 $z = f(x, y)$ 在 $P(x, y)$ 的某邻域有定义，如果自变量 x 和 y 分别有增量 Δx 和 Δy 时，则函数的增量为 $\Delta z = f(x + \Delta x, y + \Delta y) - f(x, y)$，称为二元函数 $z = f(x, y)$ 的全增量. 如果仅自变量 x 有增量 Δx（自变量 y 不变），即 $f(x + \Delta x, y) - f(x, y)$，称为 $z = f(x, y)$ 对 x 的偏增量，同理称 $f(x, y + \Delta y) - f(x, y)$ 为 $z = f(x, y)$ 对 y 的偏增量.

一般来说，计算多元函数的全增量比较麻烦，与一元函数相似，我们希望用自变量的增量 Δx 和 Δy 的线性函数近似代替函数的全增量 Δz，如下面的例子.

例 7-10 已知长方形的长为 x、宽为 y、面积为 S，则 $S = xy$. 当长宽分别有增量 Δx 和 Δy 时，求

S 的全增量（图 7-7）.

解　$\Delta S = f(x+\Delta x, y+\Delta y) - f(x,y) = (x+\Delta x)(y+\Delta y) - xy = y\Delta x + x\Delta y + \Delta x\Delta y$

参照一元函数微分的定义，我们对多元函数定义全微分如下.

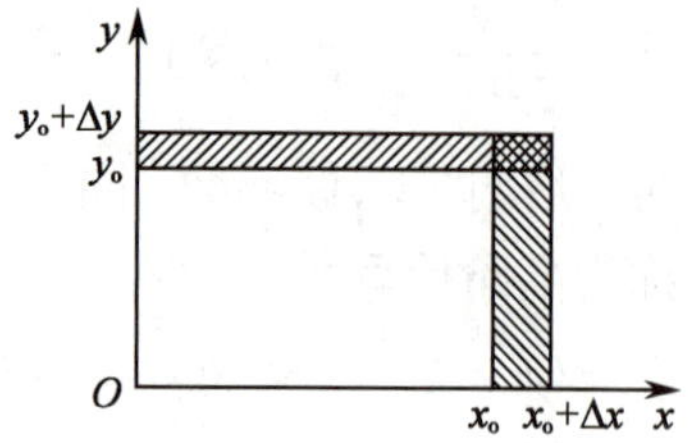

定义 7-5　设有函数 $z=f(x,y)$ 在点 $P(x,y)$ 的某邻域内有定义，如果函数 $z=f(x,y)$ 在点 $P(x,y)$ 的全增量

$$\Delta z = f(x+\Delta x, y+\Delta y) - f(x,y)$$

可以表示为

$$\Delta z = A\Delta x + B\Delta y + o(\rho) \left(\rho = \sqrt{\Delta x^2 + \Delta y^2} \to 0\right)$$

图 7-7

其中 A、B 与 Δx、Δy 无关，仅与 x 和 y 有关，则称函数 $z=f(x,y)$ 在点 (x,y) 处**可微**，并称 $A\Delta x + B\Delta y$ 是函数 $z=f(x,y)$ 在点 (x,y) 处的**全微分**，记作 $\mathrm{d}z = A\Delta x + B\Delta y$.

与一元函数类似，如果二元函数 $z=f(x,y)$ 在区域 D 内各点都可微，则称函数 $z=f(x,y)$ 在区域 D 内可微.

结合上例可知，给定二元函数 $z=f(x,y)$，且 $f_x(x,y)$ 和 $f_y(x,y)$ 均存在，由一元微分学中函数增量与微分的关系，有

$$f(x+\Delta x, y) - f(x,y) \approx f_x(x,y) \cdot \Delta x,$$

$$f(x, y+\Delta y) - f(x,y) \approx f_y(x,y) \cdot \Delta y.$$

上述二式的左端分别称之为二元函数 $z=f(x,y)$ 对 x 或 y 的**偏增量**，而右端称之为二元函数 $z=f(x,y)$ 对 x 或 y 的**偏微分**.

定理 7-2　若二元函数 $z=f(x,y)$ 在点 (x,y) 处可微，则在该点一定连续.

定理 7-3（全微分存在的必要条件）　若函数 $z=f(x,y)$ 在点 (x_0,y_0) 处可微，即 $\Delta z = A\Delta x + B\Delta y + o(\rho)$，则在该点，函数 $f(x,y)$ 的两个偏导数存在，并且

$$A = \frac{\partial z}{\partial x}, \ B = \frac{\partial z}{\partial y}.$$

由上述定理可知，二元函数在一点可微，则在该点偏导数一定存在. 反过来，若在一点偏导数存在，那么在该点是否一定可微呢？下面我们给出可微的充分条件.

定理 7-4（全微分存在的充分条件）　若二元函数 $z=f(x,y)$ 在点 (x,y) 处的两个偏导数存在且在点 (x,y) 处连续，则函数 $z=f(x,y)$ 在该点可微.

全微分的概念也可以推广到三元或者更多元的多元函数. 如三元函数 $u=f(x,y,z)$ 具有连续偏导数，则全微分存在，有

$$\mathrm{d}u = \frac{\partial u}{\partial x}\mathrm{d}x + \frac{\partial u}{\partial y}\mathrm{d}y + \frac{\partial u}{\partial z}\mathrm{d}z.$$

例 7-11　计算函数 $z = \mathrm{e}^{xy}$ 在点 $(1,2)$ 处的全微分.

解　因为

$$\frac{\partial z}{\partial x} = y\mathrm{e}^{xy}, \ \frac{\partial z}{\partial y} = x\mathrm{e}^{xy},$$

所以

$$\left.\frac{\partial z}{\partial x}\right|_{\substack{x=1\\y=2}} = 2\mathrm{e}^2, \ \left.\frac{\partial z}{\partial y}\right|_{\substack{x=1\\y=2}} = \mathrm{e}^2,$$

故

$$\mathrm{d}z = 2\mathrm{e}^2\mathrm{d}x + \mathrm{e}^2\mathrm{d}y.$$

例 7-12　求函数 $u = x + \sin\dfrac{y}{3} + y^3 z$ 的全微分.

解　因为

$$\frac{\partial u}{\partial x} = 1, \quad \frac{\partial u}{\partial y} = \frac{1}{3}\cos\frac{y}{3} + 3y^2 z, \quad \frac{\partial u}{\partial z} = y^3,$$

所以

$$\mathrm{d}u = \mathrm{d}x + (\frac{1}{3}\cos\frac{y}{3} + 3y^2 z)\,\mathrm{d}y + y^3\mathrm{d}z.$$

点滴积累

对于二元函数,如果函数可微,则偏导数一定存在、函数一定连续;如果偏导数连续,则函数一定可微.

思考题

1. 若 $f(x,y) = \sqrt{16 - x^2 - y^2}$,求 $\left.\dfrac{\partial f}{\partial y}\right|_{\substack{x=1 \\ y=1}}$,并说明其几何意义.

2. 偏导数、全微分和偏导数连续之间的关系?

练习题 7-2

1. $z = f(x,y)$ 在点 (x,y) 的偏导数存在是 $f(x,y)$ 在该点可微的_____.

　A. 充要条件　　　　B. 充分条件　　　　C. 必要条件　　　　D. 既非充分也非必要条件

2. 求函数 $z = x^2\sin y$ 在点 $\left(2, \dfrac{\pi}{3}\right)$ 处的偏导数.

3. 求函数 $z = \ln\tan\dfrac{y}{x}$ 的偏导数.

4. 设 $z = 2x^2 + 3xy - y^2$ _____.

5. 设 $z = \mathrm{e}^{xy-2}$,求 $\mathrm{d}z =$ _____.

第三节　复合函数与隐函数的偏导数

和一元函数类似,多元函数也存在复合运算,本节将把一元复合函数的求导推广到多元复合函数和隐函数的求导.

一、复合函数微分法

先就二元函数的复合函数进行研究.

设函数 $z = f(u,v)$ 是变量 u,v 的函数,而 u,v 又是变量 x,y 函数,$u = \varphi(x,y)$,$v = \psi(x,y)$,这样,函数 $z = f(u,v) = f[\varphi(x,y),\psi(x,y)]$ 就为 x,y 的复合函数. 为更清晰表示变量之间的关系,如

图 7-8 所示，两个变量之间的线段表示他们之间有关系，其中 u,v 为中间变量，x,y 为自变量．关于二元复合函数偏导数有如下定理：

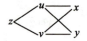

图 7-8

定理 7-5 如果函数 $u=\varphi(x,y)$，$v=\psi(x,y)$ 在点 x,y 处有连续偏导数，函数 $z=f(u,v)$ 在 (x,y) 的对应点 u,v 处有连续偏导数，那么复合函数 $z=f[\varphi(x,y),\psi(x,y)]$ 在点 (x,y) 处有偏导数 $\dfrac{\partial z}{\partial x}$、$\dfrac{\partial z}{\partial y}$ 存在，并且

$$\frac{\partial z}{\partial x}=\frac{\partial z}{\partial u}\cdot\frac{\partial u}{\partial x}+\frac{\partial z}{\partial v}\cdot\frac{\partial v}{\partial x},\ \frac{\partial z}{\partial y}=\frac{\partial z}{\partial u}\cdot\frac{\partial u}{\partial y}+\frac{\partial z}{\partial v}\cdot\frac{\partial v}{\partial y}.$$

如图 7-8 所示，变量 z 到变量 x 有两条链，因此求 z 对 x 的偏导数为两部分的和，每一部分即为一条变量 z 到变量 x 的链，而每条链按照一元函数求导法则求导数．这就是多元复合函数求导的锁链法则．按照复合函数中间变量是几元函数，该定理可分为以下三种情况.

1. 中间变量都是同一变量的一元函数，其导数是全导数．

若 $z=f(u,v)$，而 $u=\varphi(x)$，$v=\psi(x)$，则复合函数 $z=f[\varphi(x),\psi(x)]$ 是 x 的一元函数，关系图可表示为图 7-9.

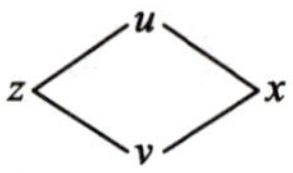

图 7-9

此时它的全导数

$$\frac{\mathrm{d}z}{\mathrm{d}x}=\frac{\partial z}{\partial u}\frac{\mathrm{d}u}{\mathrm{d}x}+\frac{\partial z}{\partial v}\frac{\mathrm{d}v}{\mathrm{d}x}$$

2. 中间变量都是多元函数，其导数是偏导数．

若 $z=f(u,v)$，而 $u=\varphi(x,y)$，$v=\psi(x,y)$，则复合函数 $z=f[\varphi(x,y),\psi(x,y)]$ 的关系图可表示为图 7-10.

此时它的偏导数

$$\frac{\partial z}{\partial x}=\frac{\partial z}{\partial u}\cdot\frac{\partial u}{\partial x}+\frac{\partial z}{\partial v}\cdot\frac{\partial v}{\partial x},\ \frac{\partial z}{\partial y}=\frac{\partial z}{\partial u}\cdot\frac{\partial u}{\partial y}+\frac{\partial z}{\partial v}\cdot\frac{\partial v}{\partial y}.$$

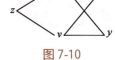

图 7-10

3. 中间变量有一元函数和二元函数．

若 $z=f(u,v)$，而 $u=\varphi(x,y)$，$v=x$，则复合函数 $z=f[\varphi(x,y),x]$ 是 x,y 的函数，关系图可表示为图 7-11.

此时有公式

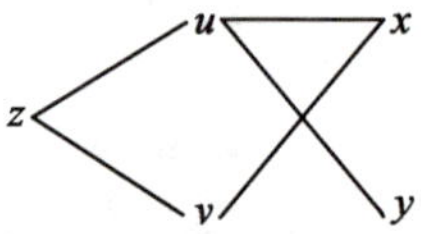

$$\frac{\partial z}{\partial x}=\frac{\partial f}{\partial u}\cdot\frac{\partial u}{\partial x}+\frac{\partial f}{\partial x},\ \frac{\partial z}{\partial y}=\frac{\partial f}{\partial u}\cdot\frac{\partial u}{\partial y}.$$

图 7-11

例 7-13 设 $z=uv+\sin t$，其中 $u=\mathrm{e}^t$，$v=\cos t$，求全导数 $\dfrac{\mathrm{d}z}{\mathrm{d}t}$.

解 $\dfrac{\mathrm{d}z}{\mathrm{d}t}=\dfrac{\partial z}{\partial u}\cdot\dfrac{\mathrm{d}u}{\mathrm{d}t}+\dfrac{\partial z}{\partial v}\cdot\dfrac{\mathrm{d}v}{\mathrm{d}t}+\dfrac{\partial z}{\partial t}=v\mathrm{e}^t-u\sin t+\cos t=\mathrm{e}^t(\cos t-\sin t)+\cos t$

例 7-14 求函数 $z=\mathrm{e}^{u\cos v}$，$u=xy$，$v=\ln(x-y)$ 的偏导数 $\dfrac{\partial z}{\partial x}$，$\dfrac{\partial z}{\partial y}$.

解 因为

$$\frac{\partial z}{\partial u}=\cos v\mathrm{e}^{u\cos v},\frac{\partial z}{\partial v}=\mathrm{e}^{u\cos v}u(-\sin v),$$

$$\frac{\partial u}{\partial x}=y,\ \frac{\partial u}{\partial y}=x,\ \frac{\partial v}{\partial x}=\frac{1}{x-y},\ \frac{\partial v}{\partial y}=\frac{-1}{x-y},$$

所以

$$\frac{\partial z}{\partial x} = \frac{\partial z}{\partial u}\frac{\partial u}{\partial x} + \frac{\partial z}{\partial v}\frac{\partial v}{\partial x} = e^{u\cos v}\left(y\cos v - \frac{u\sin v}{x-y}\right)$$

$$= e^{xy\cos[\ln(x-y)]}\left[y\cos[\ln(x-y)] - \frac{xy\sin[\ln(x-y)]}{x-y}\right].$$

$$\frac{\partial z}{\partial y} = \frac{\partial z}{\partial u}\frac{\partial u}{\partial y} + \frac{\partial z}{\partial v}\frac{\partial v}{\partial y} = e^{xy\cos[\ln(x-y)]}\left[x\cos[\ln(x-y)] + \frac{xy\sin[\ln(x-y)]}{x-y}\right]$$

例 7-15　设 $u = \sqrt{x^2 + y^2 - z^2}$, $x = m^2 + n^2$, $y = m^2 - n^2$, $z = 2mn$, 求 $\dfrac{\partial u}{\partial m}$, $\dfrac{\partial u}{\partial n}$.

解　函数变量关系图如图 7-12 所示.

$$\frac{\partial u}{\partial x} = \frac{x}{\sqrt{x^2+y^2-z^2}},\quad \frac{\partial u}{\partial y} = \frac{y}{\sqrt{x^2+y^2-z^2}},\quad \frac{\partial u}{\partial z} = \frac{-z}{\sqrt{x^2+y^2-z^2}},$$

$$\frac{\partial x}{\partial m} = 2m,\ \frac{\partial y}{\partial m} = 2m,\ \frac{\partial z}{\partial m} = 2n,\ \frac{\partial x}{\partial n} = 2n,\ \frac{\partial y}{\partial n} = -2n,\ \frac{\partial z}{\partial n} = 2m,$$

$$\frac{\partial u}{\partial m} = \frac{2(xm+ym-zn)}{\sqrt{x^2+y^2+z^2}}\ \frac{\partial u}{\partial n} = \frac{2(xn-yt-zm)}{\sqrt{x^2+y^2+z^2}},$$

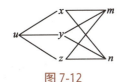

图 7-12

其中 $x = m^2 + n^2$, $y = m^2 - n^2$, $z = 2mn$.

二、多元隐函数求导法

在研究一元函数微分法时,利用复合函数求导法求由方程 $F(x,y)=0$ 所确定的隐函数 $y=f(x)$ 的导数,下面通过多元函数求导法,给出多元隐函数的求导法,首先来看一下一元隐函数.

定理 7-6(一元隐函数存在定理)　设函数 $F(x,y)$ 在点 $P_0(x_0,y_0)$ 的某个邻域内连续且有连续的偏导数 $F_x(x,y)$, $F_y(x,y)$, 且 $F(x_0,y_0)=0$, $F_y(x_0,y_0)\neq 0$, 则方程 $F(x,y)=0$ 在点 (x_0,y_0) 的某个邻域内恒能确定一个连续且具有连续导数的函数 $y=f(x)$ 是, 它满足条件 $y_0=f(x_0)$, 并有

$$\frac{\mathrm{d}y}{\mathrm{d}x} = -\frac{\dfrac{\partial F}{\partial x}}{\dfrac{\partial F}{\partial y}}\ \text{或}\ \frac{\mathrm{d}y}{\mathrm{d}x} = -\frac{F'_x}{F'_y}.$$

这就是由方程 $F(x,y)=0$ 所确定的隐函数 $y=f(x)$ 的求导公式.

例 7-16　设 $F(x,y)=0$ 确定了 y 是 x 的函数 $y=y(x)$, 且 $F_x(x,y)$, $F_y(x,y)$ 存在及 $F_y(x_0,y_0)\neq 0$, 试求 $\dfrac{\mathrm{d}y}{\mathrm{d}x}$.

解　因为 $F[x,y(x)]=0$, 所以, 此式两端对 x 求导得

$$\frac{\partial F}{\partial x}\frac{\mathrm{d}x}{\mathrm{d}x} + \frac{\partial F}{\partial y}\frac{\partial y}{\partial x} = 0,\ \text{即}$$

$$F_x + F_y\frac{\mathrm{d}y}{\mathrm{d}x} = 0.$$

所以

$$\frac{\mathrm{d}y}{\mathrm{d}x} = -\frac{F_x(x,y)}{F_y(x,y)}.$$

此式称为一元隐函数的求导公式.

定理 7-7(多元隐函数存在定理)　设函数 $F(x,y,z)$ 在点 $P_0(x_0,y_0,z_0)$ 的某个邻域内连续且有

连续的偏导数 $F_x(x,y,z)$，$F_y(x,y,z)$，$F_z(x,y,z)$，且 $F(x_0,y_0,z_0)=0$，$F_z(x_0,y_0,z_0)\neq 0$，则方程 $F(x,y,z)=0$ 在点 (x_0,y_0,z_0) 的某一邻域恒能确定一个连续且具有连续偏导数的函数 $z=f(x,y)$，它满足条件 $z_0=f(x_0,y_0)$，并有

$$\frac{\partial z}{\partial x}=-\frac{\dfrac{\partial F}{\partial x}}{\dfrac{\partial F}{\partial z}} \text{ 或 } \frac{\partial z}{\partial x}=-\frac{F_x'}{F_z'}.$$

例 7-17 设二元函数 $z=f(x,y)$ 为方程 $F(x,y,z)=0$ 所确定的隐函数，且有连续的偏导数 $F_x(x,y,z)$，$F_y(x,y,z)$，$F_z(x,y,z)$，试求 $\dfrac{\partial z}{\partial x}$ 及 $\dfrac{\partial z}{\partial y}$.

解 因为 $F[x,y,f(x,y)]=0$，所以此式两端对 x 求导得

$$\frac{\partial F}{\partial x}+\frac{\partial F}{\partial z}\frac{\partial z}{\partial x}=0,$$

所以

$$\frac{\partial z}{\partial x}=-\frac{\dfrac{\partial F}{\partial x}}{\dfrac{\partial F}{\partial z}}.$$

同理可得

$$\frac{\partial z}{\partial y}=-\frac{\dfrac{\partial F}{\partial y}}{\dfrac{\partial F}{\partial z}}.$$

例 7-18 求由方程 $e^z-xyz=0$ 所确定的隐函数 $z=f(x,y)$ 的两个偏导数 $\dfrac{\partial z}{\partial x}$，$\dfrac{\partial z}{\partial y}$.

解法一 因为 $e^z-xyz=0$ 确定了函数 $z=f(x,y)$，所以方程两边对 x 求导得

$$e^z\frac{\partial z}{\partial x}-yz-xy\frac{\partial z}{\partial x}=0,$$

所以

$$\frac{\partial z}{\partial x}=\frac{yz}{e^z-xy}.$$

类似可得 $\dfrac{\partial z}{\partial y}=\dfrac{xz}{e^z-xy}$.

解法二 令 $F(x,y,z)=e^z-xyz$.

因为

$$F_x=-yz,\ F_y=-xz,\ F_z=e^z-xy,$$

于是

$$\frac{\partial z}{\partial x}=-\frac{F_x}{F_z}=\frac{yz}{e^z-xy},$$

$$\frac{\partial z}{\partial y}=-\frac{F_y}{F_z}=\frac{xz}{e^z-xy}.$$

多元复合函数的求导法则是重点，应理解锁链法则的内涵. 常见的锁链法则有：

若 $z = f(u, v)$，而 $u = \varphi(x)$，$v = \psi(x)$，则 $\dfrac{\mathrm{d}z}{\mathrm{d}x} = \dfrac{\partial z}{\partial u} \dfrac{\mathrm{d}u}{\mathrm{d}x} + \dfrac{\partial z}{\partial v} \dfrac{\mathrm{d}v}{\mathrm{d}x}$.

若 $z = f(u, v)$，而 $u = \varphi(x, y)$，$v = \psi(x, y)$，则 $\dfrac{\partial z}{\partial x} = \dfrac{\partial z}{\partial u} \cdot \dfrac{\partial u}{\partial x} + \dfrac{\partial z}{\partial v} \cdot \dfrac{\partial v}{\partial x}$，$\dfrac{\partial z}{\partial y} = \dfrac{\partial z}{\partial u} \cdot \dfrac{\partial u}{\partial y} + \dfrac{\partial z}{\partial v} \cdot \dfrac{\partial v}{\partial y}$.

若 $z = f(u, x)$，而 $u = \varphi(x, y)$，则 $\dfrac{\partial z}{\partial x} = \dfrac{\partial f}{\partial u} \cdot \dfrac{\partial u}{\partial x} + \dfrac{\partial f}{\partial x}$，$\dfrac{\partial z}{\partial y} = \dfrac{\partial f}{\partial u} \cdot \dfrac{\partial u}{\partial y}$.

1. 试简述求复合函数偏导数的步骤.
2. 试简述求隐函数偏导数的常用方法.

1. 设 $z = (x^2 + y^2)\, \mathrm{e}^{accot \frac{y}{x}}$，则 $\dfrac{\partial z}{\partial x} = \underline{\hspace{2cm}}$.

2. 设 $z = \dfrac{y}{f(x^2 - y^2)}$，其中 $f(u)$ 为可导函数，则 $\dfrac{\partial z}{\partial x} = \underline{\hspace{2cm}}$.

3. 设 $z = \arcsin(x + y)$，$y = \sin x$，求 $\dfrac{\partial f}{\partial x} = \underline{\hspace{2cm}}$，$\dfrac{\mathrm{d}z}{\mathrm{d}x} = \underline{\hspace{2cm}}$.

4. 设 $f(x, y, z) = \mathrm{e}^x y z^2$，其中 $z = z(x, y)$ 是由方程 $x + y + z + xyz = 0$ 确定的隐函数，求 $f'_x(0, 1, -1)$.

第四节　多元函数的极值

现实中，许多问题往往是多元函数，而在研究这些问题时经常涉及极值（极大值、极小值）、最值（最大值、最小值）问题，在一元函数中，我们已知可利用函数的导数求极值和最值，对于二元函数的极值和最值，我们应用偏导数来研究.

定义 7-6　设函数 $z = f(x, y)$ 在点 $P_0(x_0, y_0)$ 的某个邻域内有定义，如果对于此邻域内任何异于 $P_0(x_0, y_0)$ 的点 $P(x, y)$，都有 $f(x, y) \leqslant f(x_0, y_0)$ 或 $f(x, y) \geqslant f(x_0, y_0)$ 成立，则称函数 $f(x, y)$ 在点 $P_0(x_0, y_0)$ 取得极大值（或极小值）$f(x_0, y_0)$，极大值与极小值统称为极值，使函数获得极值的点 $P_0(x_0, y_0)$ 称为极值点.

例 7-19　函数 $f(x, y) = x^2 + y^2 + 1$ 在点 $(0, 0)$ 取得极小值 1，因为当 $x \neq 0$，$y \neq 0$ 时

$$f(x, y) = x^2 + y^2 + 1 > 1 = f(0, 0),$$

这一函数的图形如图 7-13 中的曲面，在此曲面上 $(0, 0, 1)$ 点低于周围的点.

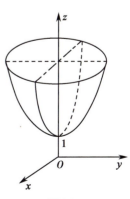

图 7-13

定理 7-8（极值存在的必要条件）　若函数 $z = f(x, y)$ 在点 $P_0(x_0, y_0)$ 达

到极值,且函数在该点一阶偏导数存在,则有

$$f_x(x_0, y_0) = 0, \quad f_y(x_0, y_0) = 0.$$

证 因为点 (x_0, y_0) 是函数 $f(x, y)$ 的极值点,若固定 $f(x, y)$ 中的变量 $y = y_0$,则 $z = f(x, y_0)$ 是一个一元函数,且在 $x = x_0$ 处取得极值. 由一元函数极值的必要条件知 $f_x(x_0, y_0) = 0$.

同理可证 $f_y(x_0, y_0) = 0$.

使 $f_x(x_0, y_0) = 0$, $f_y(x_0, y_0) = 0$ 同时成立的点称为函数的驻点. 由定理 7-8 可知,可导函数的极值点必为驻点,但是函数的驻点却不一定是极值点. 那么,如何判定驻点是否为函数的极值点呢? 对极值点又如何区分极大值和极小值呢? 下面的定理将给出理论依据.

定理 7-9(极值存在的充分条件) 设函数 $z = f(x, y)$ 在点 $P_0(x_0, y_0)$ 的某个邻域内具有一阶与二阶连续偏导数,且点 $P_0(x_0, y_0)$ 是函数的驻点,即 $f_x(x_0, y_0) = f_y(x_0, y_0) = 0$. 若记 $A = f_{xx}(x_0, y_0)$, $B = f_{xy}(x_0, y_0)$, $C = f_{yy}(x_0, y_0)$,则:

(1) 当 $B^2 - AC < 0$ 时,点 $P_0(x_0, y_0)$ 是极值点,且若 $A < 0$,点 $P_0(x_0, y_0)$ 为极大值点;若 $A > 0$,点 $P_0(x_0, y_0)$ 为极小值点;

(2) 当 $B^2 - AC > 0$ 时,点 $P_0(x_0, y_0)$ 非极值点;

(3) 当 $B^2 - AC = 0$ 时,点 $P_0(x_0, y_0)$ 可能是极值点也可能不是极值点.

由上述定理可知,求具有一阶与二阶连续偏导数的函数 $z = f(x, y)$ 极值的步骤如下:

(1) 求方程组 $\begin{cases} f_x(x, y) = 0 \\ f_y(x, y) = 0 \end{cases}$,解得所有驻点.

(2) 求二阶混合偏导数 $f_{xx}(x, y)$, $f_{xy}(x, y)$, $f_{yy}(x, y)$.

(3) 对于每一个驻点 (x_0, y_0),求出二阶偏导数的值 A、B 和 C.

(4) 确定 $B^2 - AC$ 的符号,按定理 7-9 的结论判定 $f(x_0, y_0)$ 是否是极值、是极大值还是极小值.

例 7-20 求函数 $z = x^3 + y^3 - 3xy + 1$ 的极值.

解 设 $f(x, y) = x^3 + y^3 - 3xy + 1$.

(1) 求 $f(x, y)$ 的偏导数

$$f_x(x, y) = 3x^2 - 3y,$$

$$f_y(x, y) = 3y^2 - 3x,$$

解方程组

$$\begin{cases} 3x^2 - 3y = 0, \\ 3y^2 - 3x = 0, \end{cases}$$

得驻点分别为 $(0, 0)$, $(1, 1)$.

(2) 求二阶混合偏导数

$$f_{xx}(x, y) = 6x,$$

$$f_{xy}(x, y) = -3,$$

$$f_{yy}(x, y) = 6y.$$

(3) 对于每一个驻点 (x_0, y_0),求出二阶偏导数的值 A、B 和 C,确定 $B^2 - AC$ 的符号,按定理 7-9 的结论判定 $f(x_0, y_0)$ 是否是极值、是极大值还是极小值.

对于驻点$(1,1)$：

有 $A=f_{xx}(1,1)=6$，$B=f_{xy}(1,1)=-3$，$C=f_{yy}(1,1)=6$，

所以 $B^2-AC=(-3)^2-6\times6=-27<0$ 且 $A=6>0$，因此，$f(x,y)$ 在点$(1,1)$取得极小值 $f(1,1)=0$.

对于驻点$(0,0)$：

有 $A=f_{xx}(0,0)=0$，$B=f_{xy}(0,0)=-3$，$C=f_{yy}(0,0)=0$，

所以 $B^2-AC=(-3)^2-0\times0=9>0$，因此，$f(x,y)$ 在点$(0,0)$不取得极值.

在实际问题中，经常遇到求二元函数 $z=f(x,y)$ 的最大值和最小值问题，如果可以确定二元函数的最值（最大值或者最小值）只能在某区域内部取得，而该函数在区域内只有唯一驻点，那么该驻点处的函数值即为函数 $z=f(x,y)$ 在该区域的最值（最大值或者最小值）.

例 7-21 已知 x 单位的某种注射剂，在注射后 y 小时的效应可按以下函数计算

$$z=x^2(a-x)ye^{-y},(x>0,y>0)$$

其中 a 为常数，试确定 x 和 y 的值，使 z 达到最大值.

解 求函数的偏导数

$$\frac{\partial z}{\partial x}=2x(a-x)ye^{-y}-x^2ye^{-y}$$

$$\frac{\partial z}{\partial y}=x^2(a-x)e^{-y}-x^2(a-x)ye^{-y}$$

解方程组：

$$\begin{cases} 2x(a-x)ye^{-y}-x^2ye^{-y}=0 \\ x^2(a-x)e^{-y}-x^2(a-x)ye^{-y}=0 \end{cases}$$

即

$$\begin{cases} ye^{-y}\left[2x(a-x)-x^2\right]=0 \\ x^2e^{-y}(a-x)(1-y)=0 \end{cases}$$

又 x 和 y 均大于 0，

得

$$x=\frac{2}{3}a,y=1.$$

根据题意可知，该注射剂的效应存在最大值，在该范围内只有一个驻点$\left(\frac{2}{3}a,1\right)$，此当 $x=\frac{2}{3}a$，$y=1$ 时，z 取得最大值，$z=\frac{4a^3}{27e}$.

点滴积累

可能极值点是两个一阶偏导数为零的点，为此先求出一阶偏导数，再令其为零即可确定驻点，然后用二元函数极值的充分条件确定是否为极值点，是极大值点还是极小值点，并求出相应的极值.

1. 二元函数的可能极值点有哪些？

2. 驻点是否一定为极值点？

练习题 7-4

1. 记 $A = f_{xx}(x_0, y_0)$，$B = f_{xy}(x_0, y_0)$，$C = f_{yy}(x_0, y_0)$，那么当函数 $z = f(x, y)$ 在其驻点 (x_0, y_0) 处符合_____时，$f(x_0, y_0)$ 必是极小值.

    A. $B^2 - AC > 0, A > 0$;　　　　　　　B. $B^2 - AC > 0, A < 0$;

    C. $B^2 - AC < 0, A > 0$;　　　　　　　D. $B^2 - AC < 0, A < 0$.

2. 已知 $(0, 0)$，$(1, 1)$ 为函数 $f(x, y) = x^4 + y^4 - x^2 - 2xy - y^2$ 的两个驻点，则_____.

    A. $f(0, 0)$ 是极大值;　　　　　　　B. $f(0, 0)$ 是极小值;

    C. $f(1, 1)$ 是极小值;　　　　　　　D. $f(1, 1)$ 是极大值.

第五节　二重积分

在前面我们学习了一元函数的积分，知道定积分定义的形式是某种确定形式和的极限，类似地，将这种和的极限推广到平面区域上的二元函数，就可以得到二重积分的定义，本节将学习二重积分的概念、性质和计算.

一、二重积分的概念和性质

（一）曲顶柱体的体积

曲顶柱体是一立体，它的底是 xOy 平面上的有界闭区域 D，它的侧面是以 D 的边界曲线为准线而母线平行于 z 轴的柱面，它的顶是二元函数 $z = f(x, y)$ 表示的曲面，其中 $f(x, y) \geq 0$ 且在 D 上连续（图 7-14）. 试计算此曲顶柱体的体积 V.

我们已知的柱体体积计算，要求曲顶柱体的顶是与 xOy 平面平行的平面，它的体积可以用公式

体积 = 底面积 × 高

来计算，而现在柱体的顶是曲面 $z = f(x, y)$，当自变量 (x, y) 在区域 D 上变动时，高度 $f(x, y)$ 是个变量，因此它的体积不能直接用上式来计算. 我们仿照一元函数求曲边梯形面积微元法：

分割 → 近似 → 求和 → 取极限

来解决求曲顶柱体的体积问题.

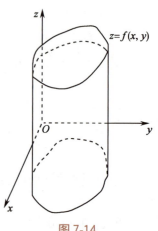

图 7-14

分割　将区域 D 任意分成 n 个小区域 $\Delta\sigma_1$，$\Delta\sigma_2$，$\cdots$，$\Delta\sigma_n$，以 $\Delta\sigma_i$ 表示第 i 个小区域的面积，分别以这些小区域的边界曲线为准线，作母线平行于 z 轴的柱面，这些柱面把原来的曲顶柱体分为 n 个小曲顶柱体，他们的体积用 ΔV_i 表示.

近似　当小区域 $\Delta\sigma_i$ 的直径足够小时，因为 $f(x, y)$ 连续，在区域 $\Delta\sigma_i$ 上，其高度 $f(x, y)$ 变化很小，这时可将小的曲顶柱体近似看作平顶柱体，在每个区域 $\Delta\sigma_i$ 上任取一点 (ξ_i, η_i)，则小的曲顶柱

体的底为 $\Delta\sigma_i$，高为 $f(\xi_i,\eta_i)$（图 7-15），得到小曲顶柱体体积 ΔV_i 的近似值

$$\Delta V_i \approx f(\xi_i,\eta_i)\Delta\sigma_i \quad (i=1,2,\cdots,n).$$

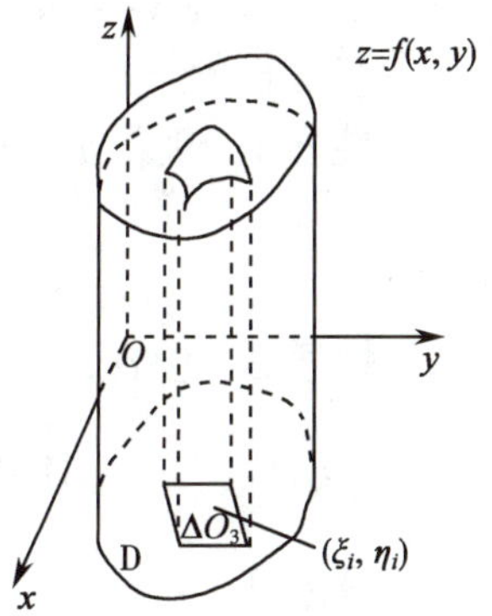

求和 将分割后 n 个小曲顶柱体体积的近似值求和，可视为所求曲顶柱体体积的近似值

$$V=\sum_{i=1}^{n}\Delta V_i \approx \sum_{i=1}^{n}f(\xi_i,\eta_i)\Delta\sigma_i$$

取极限 显然，区域 D 分割得越小，这个和式越接近于体积 V. 令 n 个小区域的最大直径 $\lambda\to0$，若上述和式的极限存在，此极限值就是曲顶柱体的体积 V，即

$$V=\lim_{\lambda\to0}\sum_{i=1}^{n}f(\xi_i,\eta_i)\Delta\sigma_i$$

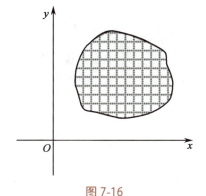

图 7-15

（二）二重积分的定义

定义 7-7 设 $z=f(x,y)$ 是在有界闭区域 D 上连续，将区域 D 任意分割 n 个小区域 $\Delta\sigma_1$，$\Delta\sigma_2,\cdots,\Delta\sigma_n$，以 $\Delta\sigma_i$ 表示第 i 个小区域的面积. 在每个小区域上任取一点 (ξ_i,η_i)，作乘积 $f(\xi_i,\eta_i)\Delta\sigma_i(i=1,2,\cdots,n)$，并作和式 $\sum_{i=1}^{n}f(\xi_i,\eta_i)\Delta\sigma_i$，如果当各小区域的直径中的最大值 λ 趋于零时，这个和式的极限存在，则称此极限值为函数 $f(x,y)$ 在区域 D 上的**二重积分**，记作 $\iint\limits_{D}f(x,y)\mathrm{d}\sigma$. 即

$$\iint\limits_{D}f(x,y)\mathrm{d}\sigma=\lim_{\lambda\to0}\sum_{i=1}^{n}f(\xi_i,\eta_i)\Delta\sigma_i$$

其中 $f(x,y)$ 称为**被积函数**，D 称为**积分区域**，"$\iint\limits_{D}$"称为二重积分号，$f(x,y)\mathrm{d}\sigma$ 称为**被积式**，$\mathrm{d}\sigma$ 称为**面积微元**，x,y 称为**积分变量**.

在二重积分的定义中，对区域 D 的划分是任意的. 如果取平行于坐标轴的直线段网来划分区域 D，那么这些小区域除了靠近边界曲线的一些小区域外，其余绝大部分的小区域都是矩形. 小矩形 $\mathrm{d}\sigma$ 的边长为 Δx 和 Δy，则 $\Delta\sigma$ 的面积 $\Delta\sigma=\Delta x\cdot\Delta y$（图 7-16），因此在直角坐标系中面积微元 $\mathrm{d}\sigma$ 可记作 $\mathrm{d}x\mathrm{d}y$，从而二重积分也常记作

$$\iint\limits_{D}f(x,y)\mathrm{d}x\mathrm{d}y$$

由二重积分定义，可知前面讨论的曲顶柱体的体积是曲顶面 $z=f(x,y)$ 在区域 D 上的二重积分 $V=\iint\limits_{D}f(x,y)\mathrm{d}\sigma$.

图 7-16

（三）二重积分的几何意义

在积分区域 D 上，如果 $f(x,y)\geqslant0$ 时，则 $\iint\limits_{D}f(x,y)\mathrm{d}\sigma$ 表示以 D 为底，以 $z=f(x,y)$ 为顶的曲顶柱体的体积；当 $f(x,y)\leqslant0$ 时，柱体就在 xOy 面的下方，二重积分 $\iint\limits_{D}f(x,y)\mathrm{d}\sigma$ 的相反数等于柱体的体积；如果 $f(x,y)$ 在 D 的部分区域上为正，而在其他部分区域上为负，$\iint\limits_{D}f(x,y)\mathrm{d}\sigma$ 就等于 xOy 面上方的柱体体积减去 xOy 面下方的柱体体积所得之差.

（四）二重积分的性质

二重积分具有与一元函数定积分类似的性质，如下：

性质1 被积函数的常数因子可以提到二重积分号外，

$$\iint\limits_{D} kf(x, y)\,\mathrm{d}\sigma = k\iint\limits_{D} f(x, y)\,\mathrm{d}\sigma,\ k\text{ 为常数}.$$

性质2 设 α、β 为常数，则

$$\iint\limits_{D}[\alpha f(x, y) + \beta g(x, y)]\,\mathrm{d}\sigma = \alpha\iint\limits_{D} f(x, y)\,\mathrm{d}\sigma + \beta\iint\limits_{D} g(x, y)\,\mathrm{d}\sigma.$$

性质3 如果区域 D 被连续曲线分成 D_1 和 D_2 则有

$$\iint\limits_{D} f(x, y)\,\mathrm{d}\sigma = \iint\limits_{D_1} f(x, y)\,\mathrm{d}\sigma + \iint\limits_{D_2} f(x, y)\,\mathrm{d}\sigma.$$

性质4 若在 D 上，$f(x, y) \equiv 1$，σ 为区域 D 的面积，则

$$\iint\limits_{D} 1\mathrm{d}\sigma = k\iint\limits_{D} \mathrm{d}\sigma = \sigma.$$

性质4说明了高为1的平顶柱体的体积在数值上等于柱体的底面积．

性质5 若在区域 D 上，$f(x, y) \leqslant g(x, y)$，则

$$\iint\limits_{D} f(x, y)\,\mathrm{d}\sigma \leqslant \iint\limits_{D} g(x, y)\,\mathrm{d}\sigma.$$

特殊地，由于 $-|f(x, y)| \leqslant f(x, y) \leqslant |f(x, y)|$，有

$$\left|\iint\limits_{D} f(x, y)\,\mathrm{d}\sigma\right| \leqslant \iint\limits_{D} |f(x, y)|\mathrm{d}\sigma.$$

性质6 设 M 和 m 分别为函数 $f(x, y)$ 在有界闭区域 D 上的最大值和最小值，则

$$m\sigma \leqslant \iint\limits_{D} f(x, y)\,\mathrm{d}\sigma \leqslant M\sigma.$$

其中，σ 为积分区域 D 的面积．

性质7（中值定理） 设函数 $f(x, y)$ 在有界闭区域 D 上连续，σ 是区域 D 的面积，则在 D 上至少存在一点 (ξ, η)，使得下式成立

$$\iint\limits_{D} f(x, y)\,\mathrm{d}\sigma = f(\xi, \eta)\sigma.$$

该性质的几何意义是：当 $f(x, y) \geqslant 0$ 时，曲顶柱体的体积等于以积分区域 D 为底，以 $f(\xi, \eta)$ 为高的平顶柱体的体积．称 $f(\xi, \eta) = \dfrac{1}{\sigma}\iint\limits_{D} f(x, y)\,\mathrm{d}x\mathrm{d}y$ 为函数 $f(x, y)$ 在区域 D 上的平均值．

二、二重积分的计算

按照二重积分的定义来计算二重积分，需要求和式的极限，对于大多数的二元函数十分困难的，我们将从二重积分的几何意义入手，将二重积分化为两次单变量定积分来计算．一般情况根据积分区域 D 形式的不同，分为直角坐标系和极坐标系两种情况，下面将研究直角坐标系二重积分的计算方法．

设平面区域 D 可以用不等式

$$\varphi_1(x) \leqslant y \leqslant \varphi_2(x),\ a \leqslant x \leqslant b.$$

来表示，其中函数 $\varphi_1(x)$，$\varphi_2(x)$ 在区间 $[a, b]$ 上连续（图7-17），称它为 x- 型区域．

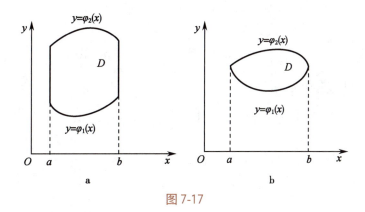

图 7-17

设平面区域 D 可以用以下等式

$$\psi_1(y) \leqslant x \leqslant \psi_2(y), c \leqslant y \leqslant d.$$

来表示, 其中函数 $\psi_1(y), \psi_2(y)$ 在区间 $[c, d]$ 上连续 (图 7-18), 称它为 y- 型区域.

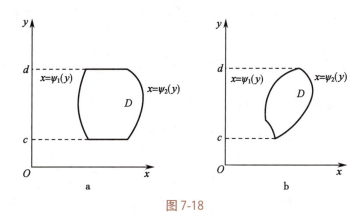

图 7-18

如何区分 x- 型、y- 型: 向积分区域 D 做垂直于 x 轴的直线 $x = x_0(a < x_0 < b)$, 如果至多与区域 D 的边界交于两点, 则 D 为 x- 型区域; 向积分区域做垂直于 y 轴的直线 $y = y_0(c < y_0 < d)$, 如果至多与区域 D 的边界交于两点, 则 D 为 y- 型区域.

先讨论积分区域 D 为 x- 型 (图 7-17) 时, 如何计算二重积分 $\iint\limits_D f(x, y)\, \mathrm{d}x\mathrm{d}y$.

根据二重积分的几何意义, 当 $f(x, y) \geqslant 0$ 时, 二重积分 $\iint\limits_D f(x, y)\, \mathrm{d}x\mathrm{d}y$ 表示以区域 D 为底, 以 $z = f(x, y)$ 为顶的曲顶柱体的体积 V. 设积分区域 D 为 x- 型区域, 在 $[a, b]$ 上任意取定一点 x, 过 x 作垂直于 x 轴 (平行于 yOz 平面) 的平面, 它与曲顶柱体相交得到一个以区间 $[\varphi_1(x), \varphi_2(x)]$ 为底, 曲线 $z = f(x, y)$ (当 x 固定时, z 是 y 的一元函数) 为曲边的曲边梯形 (图 7-19), 其面积为

$$A(x) = \int_{\varphi_1(x)}^{\varphi_2(x)} f(x, y)\, \mathrm{d}y,$$

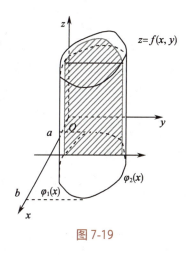

图 7-19

再使用定积分的微元法计算曲顶柱体的体积 V. 用平行于 yOz 平面的一族平面将曲顶柱体分成许多小薄片, 考虑其中任意一个区间 $[x, x + \mathrm{d}x]$ 上的小薄片, 由于 $\mathrm{d}x$ 很小, 近似将小薄片看成底面积为 $A(x)$, 厚度为 $\mathrm{d}x$ 的一个柱体, 他的体积微元 $\mathrm{d}V = A(x)\, \mathrm{d}x$. 那么, 体积微元 $\mathrm{d}V = A(x)\, \mathrm{d}x$ 在区间 $[a, b]$ 上的定积分 $\int_a^b A(x)\, \mathrm{d}x$ 就是曲顶柱体

的体积.

$$V = \int_a^b A(x)\,\mathrm{d}x = \int_a^b \left[\int_{\varphi_1(x)}^{\varphi_2(x)} f(x, y)\,\mathrm{d}y \right] \mathrm{d}x.$$

这个体积也就是所求的二重积分,则有

$$\iint\limits_D f(x, y)\,\mathrm{d}x\mathrm{d}y = \int_a^b \left[\int_{\varphi_1(x)}^{\varphi_2(x)} f(x, y)\,\mathrm{d}y \right] \mathrm{d}x.$$

通常也写成

$$\iint\limits_D f(x, y)\,\mathrm{d}x\mathrm{d}y = \int_a^b \mathrm{d}x \int_{\varphi_1(x)}^{\varphi_2(x)} f(x, y)\,\mathrm{d}y.$$

上述求解过程是将二重积分转为先对 y 积分再对 x 积分的二次积分. 计算中先把 $f(x, y)$ 看成 y 的一元函数(x 看作常数),对 y 计算从 $\varphi_1(x)$ 到 $\varphi_2(x)$ 的定积分,然后将结果从 a 到 b 计算定积分.

例 7-22 计算二重积分 $\iint\limits_D \mathrm{e}^{x+y}\mathrm{d}x\mathrm{d}y$. 其中区域 D 是由 $x=0$,$x=1$,$y=0$,$y=2$,所围成的矩形.

解 区域 D 可以表示为 $0 \leqslant x \leqslant 1$,$0 \leqslant y \leqslant 2$. 视区域 D 为 x- 型,可将二重积分化为先 y 后 x 的累次积分,得

$$\iint\limits_D \mathrm{e}^{x+y}\mathrm{d}x\mathrm{d}y = \int_0^1 \mathrm{d}x \int_0^2 \mathrm{e}^{x+y}\mathrm{d}y = \int_0^1 \mathrm{e}^x \mathrm{e}^y \Big|_0^2 \mathrm{d}x = \int_0^1 \mathrm{e}^x (\mathrm{e}^2 - 1)\,\mathrm{d}x = (\mathrm{e}^2 - 1)(\mathrm{e} - 1).$$

类似地,如果积分区域视为 y- 型,则 D 可以表示为

$$\begin{cases} \psi_1(y) \leqslant x \leqslant \psi_2(y) \\ c \leqslant y \leqslant d \end{cases}$$

得

$$\iint\limits_D f(x, y)\,\mathrm{d}x\mathrm{d}y = \int_c^d \mathrm{d}y \int_{\psi_1(y)}^{\psi_2(y)} f(x, y)\,\mathrm{d}x.$$

对于上述例题,二重积分也可以化为先 x 后 y 的累次积分,

$$\iint\limits_D \mathrm{e}^{x+y}\mathrm{d}x\mathrm{d}y = \int_0^2 \mathrm{d}y \int_0^1 \mathrm{e}^{x+y}\mathrm{d}x = \int_0^2 \mathrm{e}^y \mathrm{e}^x \Big|_0^1 \mathrm{d}x = \int_0^1 (\mathrm{e}^1 - 1)\mathrm{e}^y \mathrm{d}y = (\mathrm{e} - 1)(\mathrm{e}^2 - 1)$$

注意:

(1) 在计算二重积分时,首先要确定积分区域 D 是 x- 型还是 y- 型,由此确定二重积分化为先 y 后 x 的累次积分还是先 x 后 y 的累次积分;特别地当积分区域 D 既是 x- 型,又是 y- 型时,此时两种积分顺序均可:

$$\iint\limits_D f(x, y)\,\mathrm{d}x\mathrm{d}y = \int_a^b \mathrm{d}x \int_{\varphi_1(x)}^{\varphi_2(x)} f(x, y)\,\mathrm{d}y, \iint\limits_D f(x, y)\,\mathrm{d}x\mathrm{d}y = \int_c^d \mathrm{d}y \int_{\psi_1(y)}^{\psi_2(y)} f(x, y)\,\mathrm{d}x.$$

(2) 如果平行于坐标轴的直线与积分区域 D 是交点多于两个,此时积分区域 D 既不是 x- 型也不是 y- 型,可以把 D 分成若干个 x- 型或 y- 型的区域,再利用二重积分对积分区域的可加性,D 上的积分就化成各部分区域上的积分.

例 7-23 计算 $\iint\limits_D \dfrac{\sin x}{x}\mathrm{d}x\mathrm{d}y$,其中 D 是直线 $y=x$,$y=0$,$x=\pi$ 所围成的区域.

解 由被积函数可知,先对 x 积分不行,因此取 D 为 x- 型(图 7-20):

$$D: \begin{cases} 0 \leqslant y \leqslant x \\ 0 \leqslant x \leqslant \pi \end{cases}$$

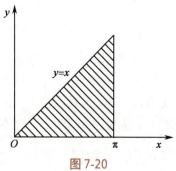

图 7-20

$$\iint_D \frac{\sin x}{x} \mathrm{d}x\mathrm{d}y = \int_0^\pi \mathrm{d}x \int_0^x \frac{\sin x}{x} \mathrm{d}y = \int_0^\pi \sin x\mathrm{d}x = \left[-\cos x \right]\Big|_0^\pi = 2$$

说明：有些二次积分需要根据被积函数是否方便积分，确定积分次序．

例 7-24 计算 $\iint_D xy\mathrm{d}x\mathrm{d}y$，其中 $D: x^2 + y^2 \leqslant 1, x \geqslant 0, y \geqslant 0$

作 D 的图形（图 7-21）．先对 y 积分（固定 x），y 的变化范围由

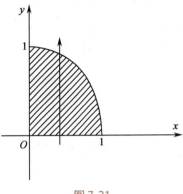

图 7-21

0 到 $\sqrt{1-x^2}$，然后再在 D 的最大变化范围 $[0,1]$ 内对 x 积分，于是得到

$$\iint_D xy\mathrm{d}x\mathrm{d}y = \int_0^1 \mathrm{d}x \int_0^{\sqrt{1-x^2}} xy\mathrm{d}y = \int_0^1 x \left(\frac{1}{2}y^2 \right)\Big|_0^{\sqrt{1-x^2}} \mathrm{d}x$$

$$= \int_0^1 \frac{1}{2} x(1-x^2) \mathrm{d}x = \frac{1}{2}\left(\frac{x^2}{2} - \frac{x^4}{4} \right)\Big|_0^1 = \frac{1}{8}.$$

本题也可以先对 y 积分（固定 x），y 的变化范围由 0 到 $\sqrt{1-y^2}$，然后再在 y 的最大变化范围 $[0,1]$ 内对 y 积分，于是得到

$$\iint_D xy\mathrm{d}x\mathrm{d}y = \int_0^1 \mathrm{d}y \int_0^{\sqrt{1-y^2}} xy\mathrm{d}x = \int_0^1 y \left(\frac{1}{2}x^2 \right)\Big|_0^{\sqrt{1-y^2}} \mathrm{d}y$$

$$= \int_0^1 \frac{1}{2} y(1-y^2) \mathrm{d}y = \frac{1}{2}\left(\frac{y^2}{2} - \frac{y^4}{4} \right)\Big|_0^1 = \frac{1}{8}.$$

例 7-25 计算 $\iint_D xy\mathrm{d}\sigma$，其中 D 是由抛物线 $y^2 = x$ 及直线 $y = x - 2$ 所围成的区域．

解 解方程组 $\begin{cases} y^2 = x \\ y = x - 2 \end{cases}$ 得直线和抛物线的交点分别为 $(1, -1)$ 和 $(4, 2)$，画出积分区域 D，如图 7-22 所示．区域 D 是 y- 型，所以

$$\iint_D xy\mathrm{d}\sigma = \int_{-1}^2 \mathrm{d}y \int_{y^2}^{y+2} xy\mathrm{d}x = \int_{-1}^2 \left(\frac{1}{2}x^2 y \right)\Big|_{y^2}^{y+2} \mathrm{d}y = \frac{1}{2}\int_{-1}^2 \left[y(2+y)^2 - y^5 \right]\mathrm{d}y = \frac{45}{8}.$$

若看成 x- 型先对 y 积分，后对 x 积分，则要用经过交点 $(1, -1)$ 且平行于 y 轴的直线 $x = 1$ 把区域 D 分成两个 x- 型区域 D_1 和 D_2（图 7-22），即

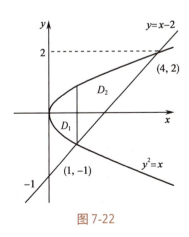

图 7-22

$$D_1: -\sqrt{x} \leqslant y \leqslant \sqrt{x}, 0 \leqslant x \leqslant 1;$$

$$D_2: x - 2 \leqslant y \leqslant \sqrt{x}, 1 \leqslant x \leqslant 4.$$

就有 $\iint_D xy\mathrm{d}\sigma = \iint_{D_1} xy\mathrm{d}\sigma + \iint_{D_2} xy\mathrm{d}\sigma = \int_0^1 \mathrm{d}x \int_{-\sqrt{x}}^{\sqrt{x}} xy\mathrm{d}y + \int_1^4 \mathrm{d}x \int_{x-2}^{\sqrt{x}} xy\mathrm{d}y$

例 7-26 计算二重积分 $\iint_D \frac{x^2}{y^2}\mathrm{d}x\mathrm{d}y$，其中区域 D 是由直线 $x = 2$，$y = x$ 及双曲线 $xy = 1$ 所围成．

解 解出曲线交点，画出积分区域 D 的图形，如图 7-23 所示，区域 D 为 x- 型，故

$$\iint_D \frac{x^2}{y^2} dxdy = \int_1^2 dx \int_{\frac{1}{x}}^x \frac{x^2}{y^2} dy = \int_1^2 \left[x^2 \left(-\frac{1}{y} \right) \right] \Big|_{\frac{1}{x}}^x dx = \int_1^2 (x^3 - x) dx = \frac{9}{4}$$

如果将区域 D 看成 y- 型，化为先对 x 后对 y 的累次积分，要用经过交点 $(1,1)$ 且平行于 x 轴的直线 $y=1$ 把区域 D 分为两个 y- 型区域 D_1 和 D_2，即

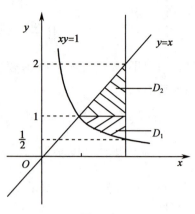

图 7-23

$$D_1 \colon \frac{1}{y} \leqslant x \leqslant 2, \ \frac{1}{2} \leqslant y \leqslant 1,$$

$$D_2 \colon y \leqslant x \leqslant 2, \ 1 \leqslant y \leqslant 2.$$

根据二重积分的可加性，得

$$\iint_D \frac{x^2}{y^2} dxdy = \iint_{D_1} \frac{x^2}{y^2} dxdy + \iint_{D_2} \frac{x^2}{y^2} dxdy = \int_{\frac{1}{2}}^1 dy \int_{\frac{1}{y}}^2 \frac{x^2}{y^2} dx + \int_1^2 dy \int_y^2 \frac{x^2}{y^2} dx = \frac{9}{4}.$$

例 7-27 求两个底圆半径都等于 R 的直角圆柱面所围成的立体的体积.

解 根据题意，空间直角坐标系共有八个卦限，该立体的体积为第一卦限体积的八倍，以第一卦限为研究对象（图 7-24），作出二重积分的积分区域 D（图 7-25），如果将为积分区域 D 看成 x- 型积分区域. 则该立体在第一卦限的体积为

$$V_1 = \iint_D \sqrt{R^2 - x^2} d\sigma = \int_0^R dx \int_0^{\sqrt{R^2-x^2}} \sqrt{R^2 - x^2} dy$$

$$= \int_0^R \sqrt{R^2 - x^2} \, y \Big|_0^{\sqrt{R^2-x^2}} dx = \int_0^R R^2 - x^2 dx = \frac{2}{3} R^3$$

则该立体的体积为

$$V = 8V_1 = \frac{16}{3} R^3.$$

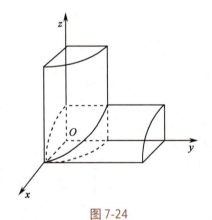

图 7-24

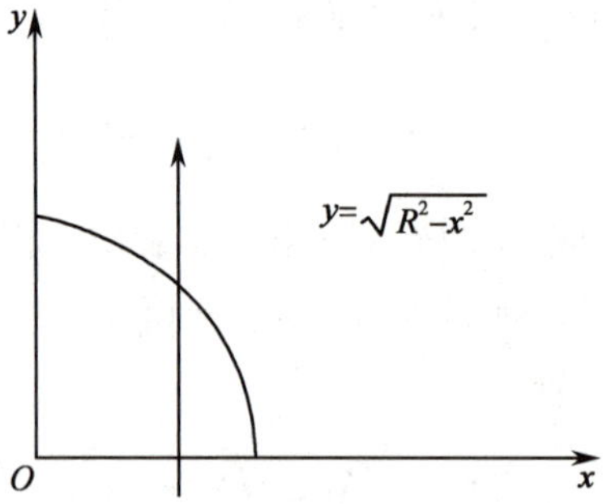

图 7-25

$y = \sqrt{R^2 - x^2}$

$$\text{或} \iint\limits_{D} f(x,y)\,\mathrm{d}x\mathrm{d}y = \int_{c}^{d}\mathrm{d}y\int_{\psi_1(x)}^{\psi_2(x)} f(x,y)\,\mathrm{d}x$$

关于累次积分上下限的取法如下所述：

1. 如果积分区域为沿 y 轴方向的正规区域（x-型），那么二重积分可化为先对 y 再对 x 的累次积分. 其中对 y 的积分下限是积分区域的下部边界曲线所对应的函数 $y_1(x)$，积分上限是上部边界曲线所对应的函数 $y_2(x)$，对 x 的积分下限与上限分别是积分区域的最左与最右点的横坐标 a 与 b.

2. 如果积分区域为沿 x 轴方向的正规区域（y-型），那么二重积分可化为先对 x 再对 y 的累次积分. 其中对 x 的积分下限是积分区域的左部边界曲线所对应的函数 $x_1(y)$，积分上限是右部边界曲线所对应的函数 $x_2(y)$. 对 y 的积分下限与上限分别是积分区域的最低与最高点的横坐标 c 与 d.

3. 如果积分区域为正规区域，那么累次积分可以交换积分次序.

4. 如果积分区域既不是沿 y 轴方向的正规区域，也不是沿 x 轴方向的正规区域，那么总可以把它划分成几块沿 y 轴方向的正规区域或沿 x 轴方向的正规区域，然后根据积分的性质即可求解积分.

思考题

1. 计算二重积分的步骤有哪些？
2. 如何选择积分次序？

练习题 7-5

1. $\iint\limits_{D}(x^3 + 3x^2y + y^3)\,\mathrm{d}\sigma = $ _____ . 其中 $D: 0 \leqslant x \leqslant 1, 0 \leqslant y \leqslant 1$.

2. 将二次积分 $\int_{1}^{2}\mathrm{d}x\int_{2-x}^{\sqrt{2x-x^2}} f(x,y)\,\mathrm{d}y$ 改换积分次序，应为 _____ .

3. 将二次积分 $\int_{0}^{\pi}\mathrm{d}x\int_{-\sin\frac{x}{2}}^{\sin x} f(x,y)\,\mathrm{d}y$ 改换积分次序，应为 _____ .

4. 设 D 由 $y = x^2, y = 2x^2, y = 1, y = 2$ 围成（$x \geqslant 0$），则 $\iint\limits_{D} f(x,y)\,\mathrm{d}\sigma$ 在直角坐标系下的两种积分次序为 _____ 和 _____ .

5. $\iint\limits_{|x|+|y|\leqslant 1}(x+y)^2\,\mathrm{d}x\mathrm{d}y = $ _____ .

拓展阅读

通过学习我们可以发现，研究二元函数的微积分是通过研究一元函数微积分来进行的，例如二元函数的偏导数、全微分和二重积分与一元函数的相关问题有密切的联系，也有本质的不同，所以可以通过比较法，利用一元函数的相关内容来学习二元函数的微积分.

我们学习高等数学不仅要学习课本的相关内容，更重要的是要学习数学的思维方式，并以此进行创新能力的提升. 例如上面所述的比较法，如果使用得当，我们完全可以应到数学之外的知识学习上. 在学习新知识、思考新问题的时候可以利用比较法联想到已知的知识, 在它们之间找到联系和不同, 通过不断比较, 开拓思路, 举一反三, 从而达到使用已有知识解决新问题的目的.

本章小结

1. 本章主要介绍了空间直角坐标系、二元函数的概念、几何意义、极限与连续概念以及偏导数及全微分的计算.

2. 理解二元函数偏导数和全微分的概念要结合一元函数的导数和微分.

3. 对二元函数, 偏导数值的计算可有三种方法:

(1) 由偏导函数与偏导数值的关系, 可先求出偏导函数, 再代入指定点的坐标求出偏导数值.

(2) 由偏导数的几何意义, 可先代入指定点的一个坐标, 将二元函数化为一元函数求导.

(3) 直接根据偏导数的定义式求导.

4. 二元函数的可能极值点是两个一阶偏导数为零的点, 先求出一阶偏导数, 确定驻点, 然后用二元函数极值的充分条件确定是否为极值点, 是极大值点还是极小值点, 并求出相应的极值.

5. 求二重积分的方法是累次积分法. 也就是先把 x 看成常量, 对 y 进行积分, 然后再对 x 进行积分, 或者是先把 y 看成常量, 对 x 进行积分, 然后再对 y 进行积分. 对于累次积分的积分次序需要根据积分区域的类型进行判断.

（丰新胜　彭　磊）

复习题七

1. 求下列函数的定义域:

(1) $z = x + \sqrt{x - \sqrt{y}}$;

(2) $z = \arcsin \dfrac{x^2 + y^2}{16} + \sqrt{x^2 + y^2 - 9}$;

(3) $z = \ln(y^2 - 3x + 6)$;

(4) $z = \ln(y - x) + \dfrac{\sqrt{x}}{\sqrt{1 - x^2 - y^2}}$.

2. 求下列函数的极限:

(1) $\lim\limits_{\substack{x \to 1 \\ y \to 2}} \dfrac{xy}{\sqrt{xy + 1} - 1}$;

(2) $\lim\limits_{\substack{x \to 2 \\ y \to 2}} \dfrac{x^2 - y^2}{x - y}$;

(3) $\lim\limits_{\substack{x \to 0 \\ y \to 0}} \dfrac{xy}{\sqrt{2 - e^{xy}} - 1}$;

(4) $\lim\limits_{\substack{x \to 3 \\ y \to 0}} \dfrac{\tan xy}{y}$.

3. 求下列函数的间断点：

(1) $z = \dfrac{1}{x+y}$;

(2) $z = \dfrac{1}{\sin x \cos y}$.

4. 求下列函数的一阶偏导数：

(1) $z = xy^2 - \dfrac{x^3}{y}$;

(2) $z = \sin \dfrac{1}{x+y}$;

(3) $z = \ln\tan\dfrac{x}{y}$;

(4) $z = (1+xy)^x$.

5. 求下列偏导数：

(1) 设 $f(x, y) = x + y + \sqrt{x^2 + y^2}$, 求 $f_x(3, 4)$, $f_y(3, 4)$;

(2) 设 $f(x, y) = x + (y-2)\ln\sqrt{\dfrac{y}{x}}$, 求 $f_x(x, 2)$.

6. 求下列函数的二阶偏导数：

(1) $z = x^2 + y^4 - 2xy$;

(2) $z = \arctan\dfrac{y}{x}$.

7. 证明 $z = \ln(x^2 + y^2)$ 满足拉普拉斯方程 $\dfrac{\partial^2 z}{\partial x^2} + \dfrac{\partial^2 z}{\partial y^2} = 0$.

8. 求下列函数的全微分：

(1) $z = \mathrm{e}^{\frac{x}{y}}$.

(2) $z = \arccos\dfrac{x}{y}$.

9. 求函数 $z = x^y$, 当 $x = 1, y = 2$. $\Delta x = 0.04, \Delta y = 0.02$ 时的全微分.

10. 应用复合函数求导法则，求下列复合函数的偏导数或全导数：

(1) $z = \mathrm{e}^u \sin v$, $u = xy$, $v = x + y$, 求 $\dfrac{\partial z}{\partial x}$, $\dfrac{\partial z}{\partial y}$;

(2) $z = u^2 + v^2$, $u = x + y$, $v = x - y$, 求 $\dfrac{\partial z}{\partial x}$, $\dfrac{\partial z}{\partial y}$;

(3) $z = \dfrac{y}{1-x}$, $x = \sin t$, $y = \dfrac{1}{t}$, 求 $\dfrac{\mathrm{d}z}{\mathrm{d}t}$;

(4) $z = x^3 \ln y$, $x = \dfrac{u}{v}$, $y = 3u + 2v$, 求 $\dfrac{\partial z}{\partial u}$, $\dfrac{\partial z}{\partial v}$.

11. 已知函数 f 是可导函数, $f(x, y) = xy + xf\left(\dfrac{y}{x}\right)$, 证明: $x\dfrac{\partial z}{\partial x} + y\dfrac{\partial z}{\partial y} = z + xy$.

12. 求由下列方程所确定的隐函数的导数：

(1) $xy - \ln(e^{xy} + e^{-xy}) = 3$；

(2) $\ln(x + y^2) = \arctan \dfrac{y}{x}$

13. 求由下列方程所确定隐函数的偏导数：

(1) $x + 2y + 3z - 2\sqrt{xyz} = 0$ $\dfrac{\partial z}{\partial x} = -\dfrac{\sqrt{xyz} - yz}{3\sqrt{xyz} = xy}, \dfrac{\partial z}{\partial y} = -\dfrac{2\sqrt{xyz} - xz}{3\sqrt{xyz} = xy}$；

(2) $z^2 y - xz^3 = \arctan 2$.

14. 求下列函数的极值：

(1) $z = x^3 + y^3 - 3xy + 3$；

(2) $z = xy(2 - x - y)$.

15. 改变以下积分次序：

(1) $\displaystyle\int_0^4 dx \int_x^{2\sqrt{x}} f(x, y)\, dy$；

(2) $\displaystyle\int_0^2 dy \int_{y^2}^{2y} f(x, y)\, dx$；

(3) $\displaystyle\int_0^{\frac{1}{4}} dy \int_y^{\sqrt{y}} f(x, y)\, dx + \int_{\frac{1}{4}}^{\frac{1}{2}} dy \int_y^{\frac{1}{2}} f(x, y)\, dx$.

16. 计算下列二重积分：

(1) $\displaystyle\iint_D \dfrac{\sin x}{x} dx dy$，其中 D 由直线 $y = x^2, x = \pi, x$ 轴围成；

(2) $\displaystyle\iint_D e^{-y^2} dx dy$，其中 D 由 $y = x, y = 1, x = 0$ 围成.

扫一扫，
测一测

第一章

练习题 1-1

1. (1) $\left[-\dfrac{2}{3},+\infty\right)$;

(2) $(-\infty,-1)\bigcup(-1,1)\bigcup(1,+\infty)$

(3) $[-1,0)\bigcup(0,1]$;

(4) $(-2,2)$;

(5) $[0,+\infty)$;

(6) $\left\{x \left| x\in R \text{ 且 } x\neq\left(k+\dfrac{1}{2}\right)\pi-1, k\in Z\right.\right\}$;

(7) $[2,4]$;

(8) $(-\infty,0)\bigcup(0,3]$;

(9) $(-1,+\infty)$.

2. (1) 不同;

(2) 不同;

(3) 相同;

(4) 不同;

3. 证　设 $-l<x_1<x_2<0$, 则 $0<-x_1<-x_2<l$, 由 $f(x)$ 是奇函数, 得 $f(x_2)-f(x_1)=-f(-x_2)+f(-x_1)$. 因为 $f(x)$ 在 $(0,l)$ 内单调增加, 所以 $f(-x_1)-f(-x_2)>0$, 从而 $f(x_2)>f(x_1)$, 即 $f(x)$ 在 $(-l,0)$ 内也单调增加.

4. 证　(1) 设 $f_1(x)$, $f_2(x)$ 均为偶函数, 则 $f_1(-x)=f_1(x)$, $f_2(-x)=f_2(x)$.

令 $F(x)=f_1(x)+f_2(x)$, 于是 $F(-x)=f_1(-x)+f_2(-x)=f_1(x)+f_2(x)=F(x)$, 故 $F(x)$ 为偶函数.
同理可证两个奇函数的和是奇函数.

(2) 设 $f_1(x)$, $f_2(x)$ 均为偶函数, 则 $f_1(-x)=f_1(x)$, $f_2(-x)=f_2(x)$.

令 $F(x)=f_1(x)\cdot f_2(x)$, 于是 $F(-x)=f_1(-x)\cdot f_2(-x)=f_1(x)\cdot f_2(x)=F(x)$, 故 $F(x)$ 为偶函数.
同理可证两个奇函数的乘积是偶函数, 偶函数与奇函数的乘积是奇函数.

5. (1) 是偶函数;

(2) 既非偶函数又非奇函数;

(3) 是偶函数;

(4) 是奇函数;

(5) 既非偶函数又非奇函数;

(6) 是偶函数.

6. (1) 是周期函数,周期为 $l = 2\pi$;

(2) 是周期函数,周期为 $l = \dfrac{\pi}{2}$;

(3) 是周期函数,周期为 $l = 2$;

(4) 不是周期函数;

(5) 是周期函数,周期为 $l = \pi$.

7. (1) 反函数为 $y = x^3 - 1$;

(2) 反函数为 $y = \dfrac{1-x}{1+x}$;

(3) 反函数为 $y = \dfrac{-\mathrm{d}x + b}{cx - a}$;

(4) 反函数为 $y = \dfrac{1}{3}\arcsin\dfrac{x}{2}$;

(5) 反函数为 $y = \mathrm{e}^{x-1} - 2$;

(6) 反函数为 $y = \log_2 \dfrac{x}{1-x}$.

8. (1) $y = \sin^2 x$, $y_1 = \dfrac{1}{4}$, $y_2 = \dfrac{3}{4}$;

(2) $y = \sin 2x$, $y_1 = \dfrac{\sqrt{2}}{2}$, $y_2 = 1$;

(3) $y = \sqrt{1+x^2}$, $y_1 = \sqrt{2}$, $y_2 = \sqrt{5}$;

(4) $y = \mathrm{e}^{x^2}$, $y_1 = 1$, $y_2 = \mathrm{e}$.

9. (1) $x \in [-1,\, 1]$;

(2) $x \in [2n\pi,\, (2n+1)\pi]$, $n \in \mathbf{Z}$;

(3) $x \in [-a,\, 1-a]$;

10. 当 $0 \le t \le 1$ 时, $S(t) = \dfrac{1}{2}t^2$;

当 $1 < t \le 2$ 时, $S(t) = 1 - \dfrac{1}{2}(2-t)^2 = -\dfrac{1}{2}t^2 + 2t - 1$;

当 $t > 2$ 时, $S(t) = 1$.

$$S(t) = \begin{cases} \dfrac{1}{2}t^2, & 0 \le t \le 1, \\[2mm] -\dfrac{1}{2}t^2 + 2t - 1, & 1 < t \le 2, \\[2mm] 1, & t > 2. \end{cases}$$

练习题 1-2

1. (1) 收敛, $\lim\limits_{n \to \infty} \dfrac{1}{2^n} = 0$;

(2) 收敛, $\lim\limits_{n \to \infty} (-1)^n \dfrac{1}{n} = 0$;

(3) 收敛, $\lim\limits_{n\to\infty}\left(2+\dfrac{1}{n^2}\right)=2$;

(4) 收敛, $\lim\limits_{n\to\infty}\dfrac{n-1}{n+1}=1$;

(5) 发散;

(6) 收敛, $\lim\limits_{n\to\infty}\dfrac{2^n-1}{3^n}=0$;

(7) 发散;

(8) 发散.

2. 无界数列一定发散, 有界数列不一定收敛.

3. (1) $\lim\limits_{x\to-2}f(x)=0$;

(2) $\lim\limits_{x\to-1}f(x)=-1$;

(3) $\lim\limits_{x\to0}f(x)$ 不存在, 因为 $f(0^-)\neq f(0^+)$.

4. (1) 错; (2) 对; (3) 错; (4) 错; (5) 对; (6) 对.

5. 不一定. (举例略)

6. (1) $\lim\limits_{x\to\infty}\dfrac{2x+1}{x}=\lim\limits_{x\to\infty}\left(2+\dfrac{1}{x}\right)=2$.

(2) $\lim\limits_{x\to0}\dfrac{1-x^2}{1-x}=\lim\limits_{x\to0}(1+x)=1$.

7. $y=0$ 是函数图形的水平渐近线.

$x=-\sqrt{2}$ 及 $x=\sqrt{2}$ 都是函数图形的铅直渐近线.

8. $\dfrac{a}{2}$.

练习题1-3

1. (1) -9;

(2) 0;

(3) 0;

(4) $\dfrac{1}{2}$;

(5) $2x$;

(6) 2;

(7) $\dfrac{1}{2}$;

(8) 0;

(9) $\dfrac{2}{3}$;

(10) 2.

2. (1) ∞;

(2) ∞;

(3) ∞.

3. (1) 0;

(2) 0.

4. 证　因为 $1<\sqrt{1+\dfrac{1}{n}}<1+\dfrac{1}{n}$，且 $\lim\limits_{n\to\infty}1=1$，$\lim\limits_{n\to\infty}\left(1+\dfrac{1}{n}\right)=1$，由夹逼准则，即得证.

5. (1) ω；

   (2) 3；

   (3) $\dfrac{2}{5}$；

   (4) 1；

   (5) $\dfrac{1}{2}$.

6. (1) e^{-1}；

   (2) e^2；

   (3) e^2.

7. $a=4$，$b=10$.

练习题 1-4

1. (1) 分段函数 $f(x)$ 在 $[0,1)$ 及 $(1,2]$ 内连续，在 $x=1$ 处，$\lim\limits_{x\to 1^+}f(x)=\lim\limits_{x\to 1^+}(2-x)=1$，$\lim\limits_{x\to 1^-}f(x)=\lim\limits_{x\to 1^-}x^2=1$，且 $f(1)=1$，故函数 $f(x)$ 在 $x=1$ 处连续，函数 $f(x)$ 在 $[0,2]$ 上连续，(图略).

(2) 分段函数 $f(x)$ 在 $(-\infty,-1)$ 及 $(-1,+\infty)$ 内连续，因为 $\lim\limits_{x\to -1^+}f(x)=\lim\limits_{x\to -1^+}x=-1$，$\lim\limits_{x\to -1^-}f(x)=\lim\limits_{x\to -1^-}1=1$，且 $f(-1)=-1$，所以函数在 $x=-1$ 处间断，但右连续(图略).

2. (1) $x=1$ 为第一类间断点(可去间断点)，重新定义函数 $y_1=\begin{cases}\dfrac{x^2-1}{x^2-3x+2}, & x\neq 1,2,\\ -2, & x=1,\end{cases}$ 则函数

在 $x=1$ 处连续.

$x=2$ 为第二类间断点(无穷间断点).

(2) $x=0$ 为第一类间断点(可去间断点)，重新定义函数 $y_1=\begin{cases}\dfrac{x}{\tan x}, & x\neq k\pi,k\pi+\dfrac{\pi}{2},\\ 1, & x=0,\end{cases}$ $k\in\mathbf{Z}$，则

函数在 $x=0$ 处连续.

$x=k\pi,(k=\pm1,\pm2\cdots)$ 为第二类间断点(无穷间断点).

$x=k\pi+\dfrac{\pi}{2},(k\in\mathbf{Z})$ 为第一类间断点(可去间断点)，重新定义函数 $y_2=\begin{cases}\dfrac{x}{\tan x}, & x\neq k\pi,k\pi+\dfrac{\pi}{2},\\ 0, & x=k\pi+\dfrac{\pi}{2},\end{cases}$

$k\in\mathbf{Z}$，则函数在 $x=k\pi+\dfrac{\pi}{2},(k\in\mathbf{Z})$ 处连续.

(3) $x=0$ 为第二类间断点.

(4) $x=1$ 为第一类间断点(跳跃间断点).

3. (1) 对. 因为当 $x\to a$ 时，$\big\||f(x)|-|f(a)|\big\|\leqslant|f(x)-f(a)|\to 0$.

(2) 错. 例如 $f(x)=\begin{cases}1, & x\geqslant 0,\\ -1, & x<0.\end{cases}$

4. $\lim\limits_{x \to 0} f(x) = \dfrac{1}{2}$, $\lim\limits_{x \to -3} f(x) = -\dfrac{8}{5}$, $\lim\limits_{x \to 2} f(x) = \infty$.

5. 证　$\varphi(x) = \max\{f(x), g(x)\} = \dfrac{1}{2}[f(x) + g(x) + |f(x) - g(x)|]$,

$$\psi(x) = \min\{f(x), g(x)\} = \dfrac{1}{2}[f(x) + g(x) - |f(x) - g(x)|].$$

若 $f(x)$ 在点 x_0 连续，则 $|f(x)|$ 在点 x_0 也连续，且连续函数的和、差仍连续，故函数 $\varphi(x)$ 与 $\psi(x)$ 在点 x_0 也连续.

6. (1) $\sqrt{5}$;

(2) 1;

(3) 0;

(4) $\dfrac{1}{2}$;

(5) 2;

(6) $\cos \alpha$;

(7) 0;

(8) 2.

7. $a = 0$.

8. 证　设 $f(x) = x^5 - 3x - 1$，则 $f(x)$ 在区间 $[1, 2]$ 上连续，且 $f(1) = -3$，$f(2) = 25$，即端点的函数值异号；由零点定理，$\exists \xi \in (1, 2)$，使 $f(\xi) = 0$，证得方程 $x^5 - 3x - 1 = 0$ 在区间 $(1, 2)$ 内至少有一个实根 ξ.

9. 证　设 $f(x) = x^5 - 3x$，函数 $f(x)$ 在闭区间 $[1, 2]$ 上连续，$f(1) = -3 < 0$，$f(2) = 25 > 0$，由零点定理，存在 $\xi \in (1, 2)$，使 $f(\xi) = 0$，ξ 为方程的根.

10. 证　设 $f(x) = x - a\sin x - b$，函数 $f(x)$ 在闭区间 $[0, a + b]$ 上连续，且 $f(0) = -b < 0$，$f(a + b) = a[1 - \sin(a + b)]$. 当 $\sin(a + b) < 1$ 时，$f(a + b) > 0$. 由零点定理，存在 $\xi \in (0, a + b)$，使 $f(\xi) = 0$，ξ 为方程的根，它是正根，不超过 $a + b$. 当 $\sin(a + b) = 1$ 时，$f(a + b) = 0$，$a + b$ 就是满足条件的正根.

复习题一

1. (1) B; (2) B; (3) A; (4) B; (5) D; (6) C; (7) D; (8) A; (9) D; (10) D.

2. (1) 必要，充分；必要，充分；必要，充分；充要.

(2) $a = 2$，$b = -8$;

$a = 1$，$b = -\dfrac{1}{2}$.

(3) $a = 1$，$b = 2$，$F(x) = \begin{cases} x + 2, & x < 0, \\ 2x + 2, & 0 \leqslant x < 1, \\ x + 4, & x \geqslant 1. \end{cases}$

3. (1) ∞;

(2) $\dfrac{1}{2}$;

(3) e;

(4) $\dfrac{1}{2}$;

(5) $\dfrac{1}{a}$.

4. (1) $(-\infty, 0]$;

(2) $[1, e]$;

(3) $[0, \tan 1]$;

(4) $\left[2n\pi - \dfrac{\pi}{2}, 2n\pi + \dfrac{\pi}{2}\right]$, $n \in \mathbf{Z}$.

5. $x = 1$ 为函数的间断点,是跳跃间断点,属于第一类间断点.

6. 证　设 $f(x) = \sin x + x + 1$,则该函数在 $\left[-\dfrac{\pi}{2}, \dfrac{\pi}{2}\right]$ 上连续. 因为

$$f\left(-\dfrac{\pi}{2}\right) = \sin\left(-\dfrac{\pi}{2}\right) - \dfrac{\pi}{2} + 1 = -\dfrac{\pi}{2} < 0,$$

$$f\left(\dfrac{\pi}{2}\right) = \sin\left(\dfrac{\pi}{2}\right) + \dfrac{\pi}{2} + 1 = \dfrac{\pi}{2} + 2 > 0,$$

由介值定理,至少存在一点 $\xi \in \left(-\dfrac{\pi}{2}, \dfrac{\pi}{2}\right)$,使 $f(\xi) = 0$,所以方程 $\sin x + x + 1 = 0$ 在开区间 $\left(-\dfrac{\pi}{2}, \dfrac{\pi}{2}\right)$ 内至少有一个根.

第二章

练习题 2-1

1. (1) $-f'(x_0)$; (2) $f'(x_0)$.

2. (1) 0.75; (2) $3x - 4y + 4 = 0$.

3. 略

练习题 2-2

1. (1) $y' = -15 - 24x + 54x^2$

(2) $y' = -\sin^2 x + \cos^2 x = \cos 2x$

(3) $y' = 3e^x\{5x^4 \cos x + x^5 \cos x - x^5 \sin x\}$

(4) $y' = \arctan x + \dfrac{x}{1 + x^2}$

(5) $y' = 3^x \ln 3 \sqrt[3]{x^2} \arcsin x + 3^x \cdot \dfrac{2}{3\sqrt[3]{x}} \arcsin x + \dfrac{3^x \sqrt[3]{x^2}}{\sqrt{1 - x^2}}$

(6) $y' = \dfrac{5}{4}\sqrt[4]{x}(\arcsin x - \arccos x) + x^{\frac{5}{4}}\dfrac{2}{\sqrt{1 - x^2}}$

(7) $y' = \dfrac{e^x x^2 - 2xe^x}{x^4} = \dfrac{x - 2}{x^3}e^x$

(8) $y' = \dfrac{-\frac{1}{x}}{\ln^2 x} = -\dfrac{1}{x \ln^2 x}$

(9) $y' = \dfrac{\cos t(1+\cos t)+\sin t(1+\sin t)}{(1+\cos t)^2} = \dfrac{\cos t+\sin t+1}{(1+\cos t)^2}$

(10) $y' = \dfrac{-2x(1+x^2)-2x(1-x^2)}{(1+x^2)^2} = \dfrac{-4x}{(1+x^2)^2}$

2. (1) $y' = (\arctan u)'(x^2)' = \dfrac{1}{1+u^2} \cdot (2x) = \dfrac{2x}{1+x^4}$

(2) $y' = (3^u)'(\sin x)' = 3^u \ln 3 \cdot \cos x = 3^{\sin x} \ln 3 \cdot \cos x$

(3) $y' = \dfrac{1}{(x^2+x+1)\ln a} \cdot (x^2+x+1)' = \dfrac{2x+1}{(x^2+x+1)\ln a}$

(4) $= \dfrac{1}{3\sqrt[3]{[\ln(ax+b)]^2}} \cdot \dfrac{a}{ax+b}$

(5) $y' = e^{-2x^2+3x-1} \cdot (-4x+3)$

(6) $y' = 2(\arcsin \dfrac{x^2}{2}) \cdot \dfrac{1}{\sqrt{1-(\dfrac{x^2}{2})^2}} \cdot x = (\arcsin \dfrac{x^2}{2}) \cdot \dfrac{4x}{\sqrt{4-x^2}}$

(7) $y' = \dfrac{1}{1+(e^{\sqrt{x}})^2} \cdot e^{\sqrt{x}} \cdot \dfrac{1}{2\sqrt{x}} y = \dfrac{1}{2\sqrt{x}(1+e^{2\sqrt{x}})} \cdot e^{\sqrt{x}}$

(8) $y' = \dfrac{1}{x-\sqrt{1+x^2}} \cdot (1-\dfrac{1}{2\sqrt{1+x^2}} \cdot 2x) = \dfrac{1}{x-\sqrt{1+x^2}} \cdot (\dfrac{\sqrt{1+x^2}-x}{\sqrt{1+x^2}}) = -\dfrac{1}{\sqrt{1+x^2}}$

练习题 2-3

1. (1) $f'(x) = 6(x+10)^5$，$f''(x) = 30(x+10)^4$，$f''(-8) = 30 \times 2^4 = 480$

(2) $y'' = 2[\ln(1+x^2)+1] + 2x \cdot \dfrac{2x}{1+x^2} = 2[\ln(1+x^2)+1] + \dfrac{4x^2}{1+x^2}$

(3) $y'' = 2\{e^{f(2x)} \cdot 2[f'(2x)]^2 + e^{f(2x)} \cdot 2f''(2x)\} = 4e^{f(2x)}\{[f'(2x)]^2 + f''(2x)\}$

(4) $y'' = \dfrac{f''(x) \cdot f(x) - [f'(x)]^2}{f^2(x)}$

2. (1) $e^{-x}[-x^7+14x-42]$

(2) $\dfrac{1}{2}[5^{20}\sin 5x - \sin x]$

(3) $y^{(27)} = 3^5 \cdot (27)!$；$y^{(28)} = 0$

练习题 2-4

1. (1) $dy = (2ax+b)\,dx$

(2) $dy = (\sec x + 2^x \ln 2 + \dfrac{1}{2x\sqrt{x}})\,dx$

(3) $dy = 2e^{\sin 2x}\cos 2x\,dx$

(4) $dy = \dfrac{e^x}{1+e^{2x}}\,dx$

(5) $dy = \dfrac{2x}{3(1+x^2)}\,dx$

(6) $dy = e^{-x}(\sin x + \cos x)\,dx$

2. (1) 1.005;

   (2) 0.03;

   (3) −0.02;

   (4) 2.7455.

复习题二

1. (1) A;(2) A;(3) A 提示:自变量的增量为 $-\Delta x$;(4) C 提示:运用洛必达法则;

(5) D;(6) D;(7) D;(8) B;(9) B;(10) A　提示:讨论分段函数在交接点处是否可导应按导数定义判断;考察在某点得是否连续,应按左、右极限是否相等来判断.

2. (1) 99, $2\ln 10$;(2) 0;(3) 2;(4) 1;(5) (1, 7)、$\left(\dfrac{3}{2}, \dfrac{29}{4}\right)$;

(6) $-\mathrm{e}^{-x}$;(7) $-99!$;(8) $-f'(0)$;(9) $y=2x$;(10) $-\dfrac{1}{2}$.

3. (1) 解: $f'(a) = \lim\limits_{x\to a}\dfrac{f(x)-f(a)}{x-a} = \lim\limits_{x\to a}\dfrac{(x-a)\,\varphi(x)}{x-a} = \varphi(a)$;

(2) 解: $f'(x) = a^a x^{a^a-1} + ax^{a-1}a^{x^a}\ln a + x^a a^{a^x}\ln^2 a$;

(3) 解: 当 $t=\dfrac{\pi}{6}$ 时,曲线上的点为 $\left(\dfrac{1}{2}, \dfrac{1}{2}\right)$;

$$切线的斜率\, k = \dfrac{\mathrm{d}y}{\mathrm{d}x}\bigg|_{t=\frac{\pi}{6}} = \dfrac{\dfrac{\mathrm{d}y}{\mathrm{d}t}}{\dfrac{\mathrm{d}x}{\mathrm{d}t}}\bigg|_{t=\frac{\pi}{6}} = \dfrac{-2\sin 2t}{\cos t}\bigg|_{t=\frac{\pi}{6}} = -2,$$

所以,切线方程　$y-\dfrac{1}{2} = -2\left(x-\dfrac{1}{2}\right)$,即　$4x+2y-3=0$;

法线方程　$y-\dfrac{1}{2} = \dfrac{1}{2}\left(x-\dfrac{1}{2}\right)$,即　$2x-4y+1=0$;

(4) 解:方程的两边对 x 求 $1-\dfrac{\mathrm{d}y}{\mathrm{d}x}+\dfrac{1}{2}\cos y\dfrac{\mathrm{d}y}{\mathrm{d}x}=0 \Rightarrow \dfrac{\mathrm{d}y}{\mathrm{d}x}=\dfrac{2}{2-\cos y}$

继续求导　$\dfrac{\mathrm{d}^2 y}{\mathrm{d}x^2} = -\dfrac{2}{(2-\cos y)^2}\sin y\dfrac{\mathrm{d}y}{\mathrm{d}x} = \dfrac{4\sin y}{(\cos y-2)^3}$.

(5) 解:两边微分得 $2yf(x)\,\mathrm{d}y + y^2 f'(x)\,\mathrm{d}x + f(y)\,\mathrm{d}x + xf'(y)\,\mathrm{d}y = 2x\mathrm{d}x$ 即

$$\mathrm{d}y = \dfrac{2x - y^2 f'(x) - f(y)}{2yf(x) + xf'(y)}\,\mathrm{d}x.$$

第三章

练习题 3-1

1. 可以,因为符合洛必达法则的三个限制条件.

2. $\dfrac{1}{5}$.

3. $\dfrac{3}{2}$.

练习题 3-2

1. 证略　参考例 3-30.

2. 证明: 因 $f(x)$ 是多项式函数, 故在 $[x_1, x_2]$ 上 $f(x)$ 满足拉格朗日中值定理的条件是显然的, 把 $f'(x) = 2ax + b$ 代入 $\dfrac{f(x_2) - f(x_1)}{x_2 - x_1} = 2a\xi + b \, (x_1 < \xi < x_2)$,

$$\frac{(ax_2^2 + bx_2 + c) - (ax_1^2 + bx_1 + c)}{x_2 - x_1} = a(x_2 + x_1) + b.$$

整理可知:
$$\xi = \frac{x_2 + x_1}{2}.$$

3. 解: $f'(x) = 2x$ $f'(\xi) = 2\xi$ $\dfrac{f(2) - f(1)}{2 - 1} = 2\xi, \xi = \dfrac{7}{2}$.

练习题 3-3

1. $p = -1$.

2. 最大值 $y(-1) = e$; 最小值 $y(0) = 0$.

3. 长、宽均为 $\sqrt{2}R$ 时, 最大面积 $S\left(\dfrac{\sqrt{2}}{2}R\right) = 2R^2$.

练习题 3-4

1. 在定义域 $(-\infty, +\infty)$ 是凹函数.

2. 凹区间为 $(-\infty, 0)$, $\left(\dfrac{2}{3}, +\infty\right)$; 凸区间为 $\left(0, \dfrac{2}{3}\right)$.

3. $x + y = 4$.

复习题三

1. (1) $-\dfrac{1}{8}$; (2) 3; (3) 在 $x = -1$ 点处取极小值为 $f(-1) = -2$; 在 $x = 1$ 点处取极大值 $f(1) = 2$; (4) 在 $x = e$ 点处取极小值为 $f(e) = e$; (5) $(0, 1)$, $\left(\dfrac{2}{3}, \dfrac{11}{27}\right)$; (6) 3; (7) 13; (8) 1; (9) $(-2, 2)$; (10) $(e, +\infty)$.

2. (1) D; (2) A; (3) D; (4) A; (5) D; (6) C; (7) B; (8) D; (9) A; (10) B.

3. (1) $a = -3, b = 0, c = 1$.

(2) e^2.

(3) $f(x)$ 在 $\left(0, \dfrac{1}{2}\right)$ 是单调递减区间; 在 $\left(\dfrac{1}{2}, +\infty\right)$ 是单调递增区间.

(4) $f(x)$ 在 $(0, 1)$ 为单调递增区间; 在 $(1, +\infty)$ 为单调递减区间.

(5) $f(x)$ 在 $x = -1$ 点处取得极小值 $f(-1) = -3$; 在 $x = 1$ 点处取得极大值 $f(1) = 3$.

(6) $a = 2$.

(7) 在 $(-\infty, 2)$ 是曲线的下凹区间; 在 $(2, +\infty)$ 是曲线的上凹区间; 曲线的拐点为 $(2, 4)$.

(8) 点 $\left(-\dfrac{1}{2}, \dfrac{41}{2}\right)$ 是这曲线的拐点.

4. (1) 底宽 $x = \sqrt{\dfrac{40}{4 + \pi}}$ 时最省材料.

(2) 当 $t = 1.1630$ 时, 血药浓度最高, 且最高血药浓度为 28.9423.

(3) 当 $t = 1.66$ (月) 时, 婴儿的体重增长率 v 最快, 且 $t = 1.66$ 为唯一驻点.

5. 证明略.

第四章

练习题 4-1

1. (1) 否；(2) 是；(3) 否；(4) 是；(5) 否.

2. $y = \dfrac{1}{2}x^2 + 1$；

3. $f(t) = \dfrac{1}{2}at^2 + bt$；

4. (1) $\dfrac{1}{3}x^3 - \dfrac{3}{2}x^2 + 2x + C$；

   (2) $\dfrac{4^x}{\ln 4} + \dfrac{26^x}{\ln 6} + \dfrac{9^x}{\ln 9} + C$；

   (3) $\sin x - \cos x + C$；

   (4) $4\cot x + C$；

   (5) $3e^x + (2e)^x(\ln 2 + 1) + C$；

   (6) $\ln x + 2x^2 + C$；

   (7) $-\cot x - x + C$；

   (8) $4x - 6\sqrt{x} - 5\ln x + C$.

练习题 4-2

1. (1) $-\ln|1 - x| + C$；

   (2) $-\dfrac{1}{3}\cot 3x + C$；

   (3) $\ln|2 + x^2| + C$；

   (4) $\dfrac{1}{3}\sin x^3 + C$；

   (5) $\dfrac{1}{3}e^{x^3} + C$；

   (6) $-\dfrac{1}{4}\cos(2x^2 - 1) + C$；

   (7) $\ln|1 + e^x| + C$；

   (8) $-2\cos\sqrt{x} + C$.

2. 求下列不定积分

   (1) $\dfrac{1}{3}\ln\left|3 + x^3\right| + C$；

   (2) $-\dfrac{3}{8}(3 - 2x^2)^{\frac{2}{3}} + C$；

   (3) $2\arctan\sqrt{x} + C$；

   (4) $-\dfrac{1}{4}\cos^4 x + C$；

   (5) $\ln|\cos x| + C$；

   (6) $-\dfrac{1}{x\ln x} + C$；

(7) $\dfrac{1}{3}\left\{\ln|x-2|-\ln|x+1|\right\}+C$;

(8) $-\arcsin\dfrac{1}{x}+C$;

(9) $-\ln\left|1+\mathrm{e}^{-x}\right|+C$;

(10) $\dfrac{1}{2}\ln(\dfrac{2}{x}+\dfrac{\sqrt{4-x^2}}{x})+C$.

练习题 4-3

(1) $-\mathrm{e}^{-x}(x+1)+C$;

(2) $2x\sin\dfrac{x}{2}+4\cos\dfrac{x}{2}+C$;

(3) $\dfrac{x^3}{9}(3\ln x-1)+C$;

(4) $x\arcsin x+\sqrt{1-x^2}+C$;

(5) $-(\dfrac{\ln x}{x}+\dfrac{1}{x})+C$;

(6) $-\dfrac{1}{2}(x\cos 2x-\dfrac{1}{2}\sin 2x)+C$;

(7) $\dfrac{1}{3}\left[x^3\arctan x-\dfrac{1}{2}x^2+\dfrac{1}{2}\ln(1+x^2)\right]+C$;

(8) $\tan x\ln\cos x+\tan x-x+C$;

(9) $\dfrac{x}{2}\left[\cos(\ln x)+\sin(\ln x)\right]+C$;

(10) $\dfrac{\mathrm{e}^{-x}}{2}(\sin x-\cos x)+C$;

(11) $2\sqrt{x}\arcsin\sqrt{x}+2\sqrt{1-x}+C$;

(12) $3(\sqrt[3]{x^2}-2\sqrt[3]{x}+2)\,\mathrm{e}^{\sqrt[3]{x}}+C$.

练习题 4-4

(1) $\dfrac{1}{3}x^3-x^2+4x-8\ln|x+2|+C$;

(2) $\ln|x-2|+2\ln|x+5|+C$;

(3) $\dfrac{1}{3}x^3+\dfrac{1}{2}x^2+x+8\ln|x|-4\ln|x+1|-3\ln|x-1|+C$;

(4) $2\ln|x+1|-\ln|x^2-x+1|+2\sqrt{3}\arctan\dfrac{2x-1}{\sqrt{3}}+C$;

(5) $\ln|x+1|-\dfrac{1}{2}\ln(x^2+1)+C$;

(6) $\dfrac{1}{x+1}+\dfrac{1}{2}\ln|x^2+1|+C$;

(7) $-2\ln|x+2|+\ln|x+1|+\ln|x+3|+C$;

(8) $\dfrac{\sqrt{2}}{8}\ln\dfrac{x^2+\sqrt{2}x+1}{x^2-\sqrt{2}x+1}+\dfrac{\sqrt{2}}{4}\arctan(\sqrt{2}x+1)+\dfrac{\sqrt{2}}{4}\arctan(\sqrt{2}x-1)+C.$

复习题四

1. (1) C；(2) A；(3) D；(4) C；(5) A；(6) C；(7) B；(8) A；(9) C；(10) C.

2. (1) $F'(x)f(x)$；(2) 所有原函数；(3) $2\cos2x+C$；(4) $\sin x+C$；(5) $\dfrac{1}{1+x^2}$；(6) $\dfrac{2}{5}x^{\frac{5}{2}}+C$；

(7) 在 x 处切线为 $f(x)$ 的原函数；(8) x^2+C；(9) $\ln x$，$\dfrac{x^3}{3}$；(10) -2.

3. (1) $\arcsin x+c$；

(2) $\dfrac{1}{x-1}+\dfrac{1}{2(1-x)^2}+C$；

(3) $\dfrac{1}{3}\sin^3 x-\dfrac{1}{5}\sin^5 x+C$；

(4) $\ln(\ln x)-\ln x+C$；

(5) $\ln(\mathrm{e}^{2x}-1)+C$；

(6) $\dfrac{1}{2}\sec x\tan x+\dfrac{1}{2}\ln(\sec x+\tan x)+C$；

(7) $\ln(x+\sin x)+C$；

(8) $\dfrac{1}{2}\arcsin\dfrac{x^2}{2}+C$；

(9) $-\dfrac{\sqrt{3+x^2}}{3x}+C$；

(10) $x\ln(x^2+1)+2x-2\arctan x+C$.

第五章

练习题 5-1

1. (1) $\displaystyle\int_{-1}^{1}\dfrac{1}{x^2+1}\mathrm{d}x$；

(2) $\displaystyle\int_{-1}^{1}\left(\sqrt{1-x^2}\right)\mathrm{d}x$；

(3) $\displaystyle\int_{0}^{4}(t^2-t+2)\mathrm{d}t$.

2. $k(b-a)$.

3. $\dfrac{1}{2}\displaystyle\int_{-1}^{1}(x^2-x+1)\mathrm{d}x=\dfrac{4}{3}$.

4. (1) $\displaystyle\int_{2}^{3}x^2\mathrm{d}x<\int_{2}^{3}x^3\mathrm{d}x$；

(2) $\displaystyle\int_{1}^{2}\ln x\mathrm{d}x>\int_{1}^{2}\ln^2 x\mathrm{d}x$.

5. 4.

6. (1) 2π；

(2) 0.

1. $\varphi'(0) = 0; \varphi'\left(\dfrac{\pi}{4}\right) = \dfrac{\sqrt{2}}{2}$.

2. (1) $\cos x^2$;

   (2) $2x\sqrt{1+x^4}$;

   (3) $2xe^{x^2} - e^x - 2x + 1$;

   (4) $-\cot t$.

3. (1) $\dfrac{1}{2}$;

   (2) $\dfrac{1}{24}$.

4. $f(x) = 150x^2; c = -\sqrt[3]{\dfrac{4}{5}}$.

5. (1) 8;

   (2) $\dfrac{\pi}{6}$;

   (3) $\dfrac{\pi}{3}$;

   (4) 1;

   (5) $\dfrac{17}{4}$;

   (6) $\dfrac{2}{3} + e^2 - e$.

练习题 5-3

1. (1) $\dfrac{1}{6}(5\sqrt{5} - 1)$;

   (2) $e - 1$;

   (3) $\dfrac{1}{3}$;

   (4) $\dfrac{1}{8}$;

   (5) $\dfrac{1}{3}$;

   (6) 1;

   (7) $\arctan e - \dfrac{\pi}{4}$;

   (8) $2(\sqrt{2} - 1)$;

   (9) $2\ln 2 - 1$;

   (10) $\dfrac{1}{6}$;

   (11) $6\left(1 - \arctan 2 + \dfrac{\pi}{4}\right)$;

(12) 4π.

2. (1) 1;

(2) $1-\dfrac{2}{e}$;

(3) $\dfrac{1}{5}(e^x-2)$;

(4) 1.

3. (1) $\dfrac{\pi}{2}$;

(2) $\dfrac{2\sqrt{3}}{3}\pi-2\ln2$;

(3) 0;

(4) $\ln3$.

4. 证明略.

5. 证明略.

6. 证明略.

7. 证明略.

练习题 5-4

1. (1) $\dfrac{1}{6}$;

(2) $\dfrac{16}{3}$.

2. (1) $V_x=\dfrac{64}{15}\pi;V_y=\dfrac{8}{3}\pi$;

(2) $V_y=160\pi$.

3. $\dfrac{8}{3}\pi a^2b$.

4. $k\ln\left|\dfrac{b}{a}\right|$.

5. (1) 1；0.6;

(2) 1.012 5.

复习题五

1. (1) D；(2) D；(3) B；(4) A；(5) B；(6) C；(7) D；(8) D；(9) D；(10) C.

2. (1) $\dfrac{9}{14}$;

(2) $-2xf(x^2)$;

(3) $e^{x^2}-1$;

(4) 1;

(5) 3;

(6) 0;

(7) π;

(8) 1;

(9) 3;

(10) 8.

3. (1) $2\ln\dfrac{4}{3}$;

(2) $\dfrac{\pi}{4}$;

(3) $\dfrac{4}{3}\pi - \sqrt{3}$;

(4) $\dfrac{71}{3}$;

(5) 1;

(6) $\dfrac{\pi}{2} - \arcsin\dfrac{3}{4}$.

4. 最大值 $f(0)=0$, 最小值 $f(4)=-\dfrac{32}{3}$.

5. (1) $\dfrac{3}{2} - \ln 2$;

(2) $\dfrac{7}{6}$.

6. $\dfrac{\pi}{6}$.

7. $\dfrac{3\pi}{10}$.

8. $\dfrac{kb^4}{12}$.

第六章

练习题 6-1

1. (1) 一阶; (2) 二阶; (3) 三阶; (4) 一阶.

2. (1) 通解; (2) 不是方程的解; (3) 通解; (4) 特解.

3. (1) $y^2 - x^2 = 25$;

(2) $y = \sin\left(x - \dfrac{\pi}{2}\right)$.

练习题 6-2

1. (1) $y = C\mathrm{e}^{\frac{x}{y}}$;

(2) $\mathrm{e}^y - \mathrm{e}^x = C$;

(3) $(x^2+1)(y^2+1) = C$;

(4) $\sin x \sin y = C$.

2. (1) $y = C\mathrm{e}^{\frac{y}{x}}$;

(2) $\ln \dfrac{y}{x} = Cx + 1$.

3. (1) $y = Cx^2 + x^4$;

   (2) $y = (x^2 - 4x + C)(x - 2)$;

   (3) $y = (x + C)\mathrm{e}^{-\sin x}$;

   (4) $y = (x^2 + C)\mathrm{e}^{-x^2}$.

4. (1) $y = \ln\left(\dfrac{1}{2}\mathrm{e}^{2x} + \dfrac{1}{2}\right)$;

   (2) $\ln y = \tan \dfrac{x}{2}$;

   (3) $y^2 = 2x^2(\ln x + 2)$;

   (4) $y = \mathrm{e}^{-x}\left(\dfrac{1}{2}x^2 + 4\right)$;

   (5) $x = \dfrac{1}{2}y^2(y + 1)$.

练习题 6-3

1. (1) $y = C_1\mathrm{e}^x + C_2\mathrm{e}^{-2x}$;

   (2) $y = C_1 + C_2\mathrm{e}^{4x}$;

   (3) $y = (C_1 + C_2 x)\mathrm{e}^{5x}$;

   (4) $y = \mathrm{e}^{-3x}(C_1\cos 2x + C_2\sin 2x)$.

2. (1) $y = 4\mathrm{e}^x + 2\mathrm{e}^{2x}$;

   (2) $y = (2 + x)\mathrm{e}^{-\frac{x}{2}}$;

   (3) $y = \mathrm{e}^{2x}\sin 3x$.

练习题 6-4

1. (1) 8 倍；(2) $1\,250\left(\dfrac{10^4}{8}\right)$ 个.

2. $y = 81.25 + C\mathrm{e}^{-0.0016}$.

3. $\dfrac{x}{r - kt} = C\mathrm{e}^{rt}$.

复习题六

1. (1) B；(2) C；(3) D；(4) C；(5) A；(6) D.

2. (1) 函数导数的阶数；

   (2) 是；

   (3) $\ln|y| = \ln|x| - x + C$;

   (4) $u(x) = \dfrac{1}{x+1}\left[\dfrac{1}{2}(x+1)^2 + C\right]$;

   (5) $y = \mathrm{e}^2\mathrm{e}^{-3x}$;

   (6) $y = C_1\mathrm{e}^{-5x} + C_2\mathrm{e}^x$.

3. (1) $x^2 - y^2 = Cx$;

(2) $\cos y = C(1 + e^x)$;

(3) $y^2 = x^2(2\ln|x| + C)$;

(4) $y = \dfrac{x^3}{3} + \dfrac{3x}{2} + 2 + \dfrac{C}{x}$;

(5) $y = \dfrac{1}{x^2 - 1}(\sin x + C)$;

(6) $y = e^x(C_1 \cos x + C_2 \sin x)$.

4. (1) $\dfrac{x}{y} = -e^{(\frac{1}{x} - \frac{1}{y} - 2)}$;

(2) $y = e^{3x}\left(\dfrac{x^2}{2} + 2\right)$;

(3) $y = \dfrac{1}{x}(\pi - 1 - \cos x)$;

(4) $y = e^{-x} - e^{4x}$.

5. (1) $x^2 + y^2 = 25$;

(2) 30分钟后,容器内所含的盐量为171g.

第七章

练习题 7-1

1. $\{(x, y) \mid 1 \leqslant x^2 + y^2 \leqslant 4\}$.

2. $f(\sqrt{xy}, x - y) = xy + (x - y)^2$.

3. 2.

4. B.

5. B.

6. $y = -x$.

练习题 7-2

1. C.

2. $\left.\dfrac{\partial z}{\partial x}\right|_{\substack{x=2 \\ y=\frac{\pi}{3}}} = 2\sqrt{3}$, $\left.\dfrac{\partial z}{\partial y}\right|_{\substack{x=2 \\ y=\frac{\pi}{3}}} = 2$.

3. $\dfrac{\partial z}{\partial x} = -\dfrac{y}{x^2}\cot\dfrac{y}{x}$, $\dfrac{\partial z}{\partial y} = \dfrac{1}{x}\cot\dfrac{y}{x}$.

4. 3.

5. $e^{xy-2}(y\mathrm{d}x + x\mathrm{d}y)$.

练习题 7-3

1. $(2x + y)e^{\operatorname{arccot}\frac{y}{x}}$.

2. $-\dfrac{2xyf'(x^2 - y^2)}{f^2(x^2 - y^2)}$.

3. $\dfrac{\partial f}{\partial x}=\dfrac{1}{\sqrt{1-(x+\sin x)^2}}$, $\dfrac{\mathrm{d}z}{\mathrm{d}x}-\dfrac{1+\cos x}{\sqrt{1-(x+\sin x)^2}}$.

4. 0.

练习题 7-4

1. C.

2. C.

练习题 7-5

1. 1.

2. $\displaystyle\int_0^1 \mathrm{d}y \int_{2-y}^{1+\sqrt{1-y^2}} f(x,y)\,\mathrm{d}x$.

3. $\displaystyle\int_{-1}^0 \mathrm{d}y \int_{-2\arcsin y}^{\pi} f(x,y)\,\mathrm{d}x + \int_0^1 \mathrm{d}y \int_{\arcsin y}^{\pi-\arcsin y} f(x,y)\,\mathrm{d}x$.

4. $I=\displaystyle\int_{\frac{1}{\sqrt2}}^1 \mathrm{d}x \int_1^{2x^2} f(x,y)\,\mathrm{d}y + \int_1^{\sqrt2} \mathrm{d}x \int_{x^2}^2 f(x,y)\,\mathrm{d}y$, $I=\displaystyle\int_1^2 \mathrm{d}y \int_{\sqrt{\frac{y}{2}}}^{\sqrt y} f(x,y)\,\mathrm{d}x$.

5. $\dfrac{2}{3}$.

复习题七

1. (1) $D=\{(x,y)\,|\,x\geqslant 0,\ y\geqslant 0,\ y\leqslant x^2\}$;

   (2) $D=\{(x,y)\,|\,9\leqslant x^2+y^2\leqslant 16\}$;

   (3) $D=\left\{(x,y)\,\Big|\,x<\dfrac{y^2+6}{3}\right\}$;

   (4) $D=\{(x,y)\,|\,y-x>0,\ x\geqslant 0,\ x^2+y^2<1\}$.

2. (1) 2;

   (2) 4;

   (3) -2;

   (4) 3.

3. (1) $y=-x$;

   (2) $x=k_1\pi,\ y=k_2\pi+\dfrac{\pi}{2}$($k_1,k_2$为任意常数).

4. (1) $\dfrac{\partial z}{\partial x}=y^2-\dfrac{3x^2}{y}$, $\dfrac{\partial z}{\partial y}=2xy+\dfrac{x^3}{y^2}$;

   (2) $\dfrac{\partial z}{\partial x}=-\dfrac{1}{(x+y)^2}\cos\dfrac{1}{x+y}$, $\dfrac{\partial z}{\partial y}=-\dfrac{1}{(x+y)^2}\cos\dfrac{1}{x+y}$;

   (3) $\dfrac{\partial z}{\partial x}=\dfrac{2}{y}\csc\dfrac{2x}{y}$, $\dfrac{\partial z}{\partial y}=-\dfrac{2x}{y^2}\csc\dfrac{2x}{y}$;

   (4) $\dfrac{\partial z}{\partial x}=(1+xy)^x\left[\ln(1+xy)+\dfrac{xy}{1+xy}\right]$, $\dfrac{\partial z}{\partial y}=x^2(1+xy)^{x-1}$.

5. (1) $\dfrac{8}{5},\dfrac{9}{5}$;

   (2) 1.

6. (1) $\dfrac{\partial^2 z}{\partial x^2}=2,\dfrac{\partial^2 z}{\partial x\partial y}=-2,\dfrac{\partial^2 z}{\partial y^2}=12y^2$;

   (2) $\dfrac{\partial^2 z}{\partial x^2}=\dfrac{2xy}{(x^2+y^2)^2},\dfrac{\partial^2 z}{\partial y^2}=-\dfrac{2xy}{(x^2+y^2)^2},\dfrac{\partial^2 z}{\partial x\partial y}=\dfrac{y^2-x^2}{(x^2+y^2)^2}$.

7. 略.

8. (1) $\mathrm{d}z=\dfrac{1}{y}\mathrm{e}^{\frac{x}{y}}\left(\mathrm{d}x-\dfrac{x}{y}\mathrm{d}y\right)$;

   (2) $\mathrm{d}z=\dfrac{1}{y\sqrt{1-\dfrac{x^2}{y^2}}}\left(\dfrac{x}{y}\mathrm{d}y-\mathrm{d}x\right)$.

9. 0.08.

10. (1) $\dfrac{\partial z}{\partial x}=\mathrm{e}^{xy}[y\sin(x+y)+\cos(x+y)]$, $\dfrac{\partial z}{\partial y}=\mathrm{e}^{xy}[x\sin(x+y)+\cos(x+y)]$;

    (2) $\dfrac{\partial z}{\partial x}=4x,\dfrac{\partial z}{\partial y}=4y$;

    (3) $\dfrac{dz}{dt}=\dfrac{1}{t(1-\sin t)}\left(\dfrac{\cos t}{1-\sin t}-\dfrac{1}{t^2}\right)$;

    (4) $\dfrac{\partial z}{\partial u}=3\dfrac{u^2}{v^3}\ln(3u+2v),\dfrac{\partial z}{\partial v}=-3\dfrac{u^3}{v^4}\ln(3u+2v)+2\dfrac{u^3}{(3u+2v)v^3}$.

11. 略.

12. (1) $\dfrac{dy}{dx}=-\dfrac{y}{x}$;

    (2) $\dfrac{dy}{dx}=-\dfrac{2x+y}{2y-x}$.

13. (1) $\dfrac{\partial z}{\partial x}=-\dfrac{\sqrt{xyz}-yz}{3\sqrt{xyz}=xy},\dfrac{\partial z}{\partial y}=-\dfrac{2\sqrt{xyz}-xz}{3\sqrt{xyz}=xy}$;

    (2) $\dfrac{\partial z}{\partial x}=\dfrac{z^2}{2y-3xz},\dfrac{\partial z}{\partial y}=-\dfrac{z}{2y-3xz}$.

14. (1) 在点$(1,1)$处,取极大值2;

    (2) 在点$\left(\dfrac{2}{3},\dfrac{2}{3}\right)$处,取极大值$\dfrac{8}{27}$.

15. (1) $\displaystyle\int_0^4\mathrm{d}y\int_{\frac{y^2}{4}}^{y}f(x,y)\mathrm{d}x$;

    (2) $\displaystyle\int_0^4\mathrm{d}x\int_{\frac{x}{2}}^{\sqrt{x}}f(x,y)\mathrm{d}y$;

    (3) $\displaystyle\int_0^{\frac{1}{2}}\mathrm{d}x\int_{x^2}^{x}f(x,y)\mathrm{d}y$.

16. (1) π;

    (2) $\dfrac{1}{2}(1-\mathrm{e}^{-1})$.

［1］ 胡志敏，兰冰洁 . 数理基础［M］. 北京：人民卫生出版社，2019 .

［2］ 秦侠，吕丹 . 医用高等数学［M］. 7 版 . 北京：人民卫生出版社，2018 .

［3］ 同济大学数学科学学院 . 高等数学（上册）［M］. 8 版 . 北京：高等教育出版社，2023 .

［4］ 侯风波 . 高等数学（少学时）［M］. 5 版 . 北京：高等教育出版社，2019 .

［5］ 夏蔚 . 医用高等数学［M］. 北京：人民卫生出版社，2020 .

［6］ 胡桐春 . 应用高等数学［M］. 2 版 . 北京：航空工业出版社，2018 .

［7］ 张选群 . 医用高等数学［M］. 6 版，北京：人民卫生出版社，2016 .

［8］ 侯丽英，张圣勤 . 高等数学（医药类）［M］. 上海：复旦大学出版社，2021 .

［9］ 徐兵，李心灿 . 高等数学［M］. 5 版 . 北京：高等教育出版社，2022 .

［10］ 刘亚平 . 医用高等数学［M］. 北京：中国铁道出版社，2017 .